神经外科全媒体书系 · 第 1 辑 ·

丛书主编 ◎ 马廉亭

LUNAO SUNSHANG
CONG RENZHI ZHANGAI DE PINGGU DAO KANGFU

颅脑损伤
—— 从认知障碍的评估到康复

主　审 ◎ 徐国政
主　编 ◎ 宋　健
副主编 ◎ 林　盘　杨　铭　姚国杰

长江出版传媒
湖北科学技术出版社

图书在版编目(CIP)数据

颅脑损伤：从认知障碍的评估到康复/宋健主编. 一武汉：湖北科学
技术出版社,2021.8

(神经外科全媒体书系.第一辑)

ISBN 978-7-5706-0292-6

Ⅰ.①颅… Ⅱ.①宋… Ⅲ.①颅脑损伤－诊疗 ②颅脑损伤－康复医学

Ⅳ.①R651.1

中国版本图书馆 CIP 数据核字(2020)第 203087 号

策　　划：冯友仁

责任编辑：程玉珊　李　青　　　　　　　　　　　　　封面设计：胡　博

出版发行：湖北科学技术出版社　　　　　　　　　电话：027－87679485

地　　址：武汉市雄楚大街 268 号　　　　　　　　邮编：430070

　　　　　（湖北出版文化城 B 座 13－14 层）

网　　址：http://www.hbstp.com.cn

印　　刷：湖北金港彩印有限公司　　　　　　　　邮编：430023

787×1092　　　　　　1/16　　　　　12 印张　　　　　260 千字

2021 年 8 月第 1 版　　　　　　　　　　　2021 年 8 月第 1 次印刷

定价：150.00 元

《颅脑损伤——从认知障碍的评估到康复》

编 委 会

主　编　宋　健

主　审　徐国政

副主编　林　盘　杨　铭　姚国杰

编写人员（按照姓氏拼音为序）

曹成龙	陈奥博	丁慧超	冯　洁	高利臣
管江衡	黄　成	黄麒霖	雷　颉	刘邦鑫
刘彬彬	刘　敏	刘志文	卢锦江	马生辉
孙荣辉	王在贵	邬树凯	谢天浩	熊　飞
姚　顺	于　多	岳建人	张志浩	

秘　书　于　多

主　编

宋健，1981年生于山西交城，原第四军医大学本科、硕士，南方医科大学博士。现任中部战区总医院神经外科副主任，副主任医师，中国医师协会神经外科医师分会青年委员，湖北省神经外科医师协会常委，湖北省脑胶质瘤专家委员会常委，中国医疗保健国际交流促进会神经损伤学分会委员。入选湖北省医学拔尖人才计划，全军医学科技青年培育计划，武汉市中青年医学骨干人才培养工程。韩国延世大学访问学者。2016年中华神经外科中青年医师手

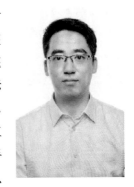

术竞赛全国总决赛一等奖获得者。南方医科大学、陆军军医大学、武汉科技大学研究生导师。目前主持国家自然科学基金2项，主持军队及省级科研课题6项。发表第一作者SCI论文10篇，获得军队科技进步三等奖2项。擅长脑肿瘤的外科精准治疗、癫痫及植物人促醒的外科手术及神经调控手术。

主　审

徐国政，1961年10月出生，1985年第一军医大学本科毕业并获学士学位。1986年3月分配至原广州军区武汉总医院神经外科，主要从事临床工作。1996年硕士毕业于同济医科大学，2010年武汉大学博士毕业。从事临床工作30余年，现为中部战区总医院神经外科主任医师，硕士、博士研究生导师，南方医科大学教授。1999年被原广州军区联勤部评为青年知识分子先进个人，2002年5月获

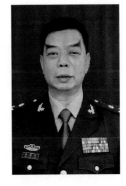

原广州军区卫生专业"1383"重点人才工程二级优秀人才奖，获国家、军队和湖北省科技、医疗成果奖28项，其中军队医疗成果二等奖第一研究者1项，军队科技进步三等奖第一研究者4项、湖北省科技进步三等奖第一研究者1项。获专利2项。

副 主 编

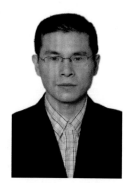

林盘，湖南师范大学心理学系、认知与人类行为湖南省重点实验室教授，西安交通大学生物医学工程博士，哈佛大学医学院麦克林附属医院脑影像中心博士后研究员，意大利特伦托大学心脑科学研究中心神经影像实验室博士后研究员。研究领域涉及认知神经科学与重大脑疾病、人脑功能核磁共振成像、脑复杂网络与认知性能的关系、脑神经信号处理、多模态核磁成像技术等。以第一作者、通信作者与合作者在 *Cerebral Cortex*、*Human Brain Mapping*、*Psychological Medicine* 等国际知名期刊与国际会议上发表论文100 多篇，SCI 检索论文 60 多篇，获国家发明专利 4 项。研究成果获陕西省高等学校科学技术奖一等奖，陕西省科学技术奖二等奖，江西省自然科学奖三等奖，吴文俊人工智能奖三等奖。

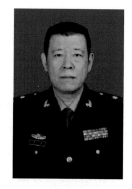

杨铭，现任中部战区总医院神经外科主任医师，硕士研究生导师，中华医学会神经外科学分会神经介入学组副组长，中国医师协会介入医师分会委员，湖北省医师协会神经外科医师分会主任委员，中国卒中学会神经介入分会常务委员，中国研究型医院学会脑血管病专业委员会副主任委员，国家卫生计生委脑卒中防治专家委员会缺血性卒中介入专业委员会常务委员，湖北省医学会神经外科学分会副主任委员，世界华人医师协会会员，武汉市临床重点专科评审专家。

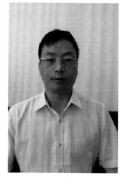

姚国杰，1971 年出生于安徽桐城，1995 年毕业于第四军医大学医疗系。2005 年获得第一军医大学博士学位。从事神经外科临床工作 20 余年，擅长颅底肿瘤和脑干肿瘤的显微外科治疗工作。现为湖北省医学会神经外科分会委员，湖北省中西医结合学会神经外科专业委员会副主任委员，南方医科大学硕士研究生导师，《中华临床医师杂志》特约编辑，《中华实验外科杂志》《中国临床神经外科杂志》编委。共撰写论文 20 篇，其中 14 篇在核心期刊发表，4 篇被SCI 收录。参加《创伤性假性动脉瘤和动静脉瘘》《介入神经放射外科学》《鞍区神经外科学》《现代微创外科学》《脑脊髓血管病血管内治疗学》《实用神经外科手册》的编写。获军队及省部级成果奖 10 个；承担和参与研究国家自然科学基金课题2 项，省部级课题 5 项。

50年前，当我开始神经外科生涯时，脑外伤的救治是在没有CT的情况下进行的。受限于客观条件，当时救治的目的更多是挽救生命，无暇顾及太多。随着CT的广泛应用和脑外伤救治理念的更新，近年来颅脑损伤的致残率及死亡率明显下降。但不可否认的是，相当一部分神经外科医生认为"手术效果不错"的外伤患者存在不同程度的认知功能障碍，在回归工作、社会的过程中遇到了困难。这不仅是目前神经外科医师关注的盲点，也恰恰是患者及家属最需要的。

幸运的是，神经外科的脑外伤救治总在与时俱进，从颅内压学说到ICP监护的广泛应用，从标准大骨瓣减压到慢性硬膜下血肿的新共识。每一次技术的进步、观念的更新，都对临床工作产生了巨大的推动作用。近年来，脑电、多模态成像等技术的进步，为探索人脑认知功能提供了有力的工具。对于脑外伤后的认知功能障碍的认知不断扩展，对临床处置产生了深远的影响，对患者的关注更全面、更长远。

宋健教授是我的学生和同事，他一直致力于脑科学研究与神经外科临床的结合。这本书从脑科学的角度对脑外伤后认知障碍做了不少解读，也介绍了大量国内外最新的康复理念与方法，有一定深度又通俗易懂，我推荐给广大神经外科工作者及脑外伤患者家属阅读。

马康平

前言 QIANYAN

颅脑损伤（head injury）指暴力作用于头颅引起的损伤，占全身损伤的 15％～20％。近年来，随着神经外科救治技术的进步，颅脑损伤的致残率及死亡率均大幅度降低，伴随着越来越多的颅脑损伤幸存者，颅脑损伤后患者的认知功能受损问题日益突出。目前临床对于颅脑损伤的评估处置及康复多关注意识水平（以格拉斯哥评分为代表）和肢体运动语言能力，对认知功能障碍的评估和相应康复重视不足。而认知功能障碍对于颅脑损伤患者是普遍存在的现象，不论轻重都在很大程度上影响患者回归工作及社会。不论是严重的植物生存状态，还是临床医师常常认为不需处理的脑震荡后遗症，越来越受到学界乃至社会的关注。

近年来，以神经影像和电生理为代表的脑认知技术的飞速发展为颅脑损伤后认知功能障碍的评估干预提供了更加客观有效的工具，也为我们更加深入地了解和构建颅脑损伤后认知功能的康复提供了可能。

本书旨在系统阐述颅脑损伤后发生认知神经功能障碍的概况，展示先进脑科学技术带来的认知功能障碍评估方法，介绍国内外最新的有关颅脑损伤后认知功能障碍的康复理念与方法。期待本书的出版不仅能够为临床医生和研究者打开颅脑损伤后认知功能障碍的认知神经科学视角，也为广大颅脑损伤患者及家属提供更多的对预后判断及康复的帮助。

感谢我们的患者及他们的家属，是他们的信任与支持鼓舞着我们不断前进。

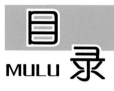

目录
MULU

第一章

颅脑损伤概述

第一节 颅脑损伤的流行病学

颅脑损伤是一个发病率很高的公共卫生问题，由于其高致死率和致残率，被称为"无声的流行病"。不同机构或组织对颅脑损伤的定义有所不同，同时不同国家地区对颅脑损伤的诊断及严重程度的分级也有一定的差异，这使得颅脑损伤的流行病学有较大的异质性。本章将从颅脑损伤的定义开始，依次介绍颅脑损伤的分级、流行病学特征及预后。

一、颅脑损伤的定义

颅脑损伤是指外力对脑造成的一种非退化性损伤，使大脑在结构上或者生理上受到破坏，可能会对认知、身体和社会心理功能造成暂时或永久性的损害，并伴有意识状态的减弱或改变。

但是不同机构及组织对颅脑损伤的定义有所不同，世界卫生组织对颅脑损伤的定义："一种由外力产生的机械能对头部造成的急性脑损伤，但不包括毒品、酒精、药物、其他损伤或者治疗其他损伤时（如全身性伤害、面部伤害或气管插管）产生的脑损伤，同时也不包括穿透性颅脑损伤。"尽管这个定义用得很广泛，但是对"急性颅脑损伤"并没有给出明确的定义，容易产生误解。此外，该定义也不包括穿透性颅脑损伤。

美国国立神经系统疾病和卒中研究所（National Institute of Neurological Disorders and Stroke，NINDS）对颅脑损伤的定义："颅脑损伤是一种后天性的脑损伤，是指由于突然受到的外力而导致的大脑损伤，包括头部受到猛烈的撞击或者物体刺穿颅骨进入脑组织。"与世界卫生组织的定义相比，其包括了穿透伤。此外，该定义还根据症状将颅脑损伤程度分为轻型、中型及重型三种。其中，轻型颅脑损伤的患者可能会保持清醒，或者有几秒到几分钟的意识丧失；还包括头痛、头昏、头晕、视力模糊、视疲劳、耳鸣、口腔异味、疲劳、嗜睡、睡眠模式改变，记忆力、注意力、专注力或者思维改变。中型或者重型颅脑损伤除可能会出现上述症状外，还可能出现剧烈的头痛、反复呕吐、恶心、抽搐或癫痫发作、昏睡、单侧或双侧瞳孔散大、言语含糊、四肢无力或麻木、共济失调、意识模糊、烦躁不安。

美国退伍军人事务部和国防部的报告（VA/DoD 2009）对于颅脑损伤的定义则更为具体，是指由外力导致的外伤性的结构性损伤及生理性破坏，且至少符合下列一项：①任何时长的意识丧失或意识水平下降（意识丧失）；②伤前或伤后事件的记忆力丧失（创伤后遗忘症）；③受伤时精神状态的任何改变（如思维混乱、迷失方向、思维缓慢等意识/心理状态改变）；④暂时的或永久性的神经系统缺陷（肌力下降，平衡障碍，视力改变，大小便失禁，轻瘫/麻痹，感觉丧失，失语等）；⑤颅内损伤。其中，外力包括以下事件：头部被物体撞击；头部撞击物体；虽未对大脑产生直接损害但大脑产生了加速/减速运动；异物穿过大脑；爆炸产生的冲击波等。以上标准定义了颅脑损伤所具备的条件，尽管并非所有受到外力冲击的人都被认为患有颅脑损伤，但任何具有此类事件的病史并表现出上述任何症状和体征的人都可以被认为患有颅脑损伤。

二、颅脑损伤的分级

颅脑损伤的严重程度可以分为轻、中、重三个级别。对于严重程度的分级有多种方法，其中应用最广泛的就是 GCS 评分。GCS 是用于评估脑损伤后患者意识和神经功能水平的量表。GCS 评分基于睁眼反应（1～4 分）、语言反应（1～6 分）和肢体运动（1～5 分），当患者昏迷时，则 GCS 评分少于 8 分。

VA/DoD 2009 中根据意识丧失时间（loss of consciousness，LOC）、意识状态（alteration of consciousness，AOC）、创伤后失忆（post traumatic amnesia，PTA）及影像学对颅脑损伤进行分级，该分级与 GCS 评分相对应。

轻型颅脑损伤/脑震荡：结构成像正常，LOC 为 0～30 min；AOC 为一瞬间到 24 h；PTA≤1 d。

中型颅脑损伤：结构成像正常/异常，LOC 为 30 min～24 h；AOC＞24 h；PTA 为 1～7 d。

重型颅脑损伤：结构成像正常/异常，LOC＞24 h；AOC＞24 h；PTA＞7 d。

虽然 VA/DoD 2009 中考虑了多个因素，较以往分级中更加重视意识心理因素，但是对颅脑损伤分级仍然有许多问题，如针对意识水平的评估往往会被多种其他因素所掩盖，包括药物镇静、麻痹或中毒等。近年来多种新技术被探索开发有望对颅脑损伤进行诊断分级，如功能磁共振成像、弥散张量成像、正电子发射断层扫描、脑电图神经电生理检查、神经心理学及其他标准化的功能测试等，其中神经电生理检查被认为能够灵敏地检测神经功能异常，定量脑电图（qEEG）和事件相关电位（ERP）被认为是很有前途的方法。但是这些新技术方法目前尚未普及，并未纳入常用的诊疗分级标准中。

三、颅脑损伤的流行病学特征

颅脑损伤被认为是人体最复杂器官的最为复杂的疾病之一，是目前导致死亡及残疾的主要原因，不但对个人及家庭造成很大的影响，而且会对整个社会的经济造成巨大的负担。颅脑损伤每年在全球范围内会对 5 000 万～6 000 万个体造成影响，其中有90％的比例为轻型颅脑损伤。但是需要注意的是，存在着一定数量的颅脑损伤患者并未就医，因此颅脑损伤的总体发病率可能会更高。近年来，颅脑损伤的流行病学特征在发生改变，从美国疾病控制中心的数据可以发现颅脑损伤总数在不断增加，但死亡率却在降低，这可能得益于医疗卫生体系救治水平的提高、大众安全意识的改变及结构化管理的进步。与死亡人数减少相对应的是与颅脑损伤直接相关的严重残疾者的人数在不断增加。

（一）发病率

目前不同国家地区报道的发病率及死亡率有很大的差异，使得对颅脑损伤进行全球分析有些困难。这里面一个重要原因是目前颅脑损伤的定义有多种，不同国家或地区采用不同的颅脑损伤定义，使得颅脑损伤的确诊标准不一致。许多报告缺乏年龄调整的数据，因此很难对不同地区的颅脑损伤数据进行比较。此外，许多国家和地区也并未进行过颅脑损伤的流行病学研究。这也为在全球范围内对颅脑损伤的流行病学进行研究带来了困难。

一些研究中显示，从基于人口的数据中统计（811/10 万～979/10 万）要比基于出院率的统计（47.5/10 万～643.5/10 万）高。一项荟萃分析中估计，全球颅脑损伤的发病率约为 939/10 万，其中，轻度颅脑损伤的发病率约为 740/10 万，重型颅脑损伤的发病率为 73/10 万。北美和欧洲的颅脑损伤发病率最高（分别为 1 299/10 万和1 012/10 万），非洲最低（801/10 万）。根据 Song 等人的估计，欧盟 28 个成员国中，每年至少会有 250 万新发颅脑损伤患者，美国每年大概也会有 350 万新发颅脑损伤患者；从基于人口的估计来看，美国的每年新病例数（1 090/10 万）约为欧盟（490/10 万）的 2 倍，但是美国（283 人/10 万）的住院总数却是欧盟（88/10 万）的 3 倍，这种差异并不一定真实存在，可能是由于统计的方法不同，如病例选择的标准不同或医院的入院标准不同导致。

在过去的 30 年中，中国尚无关于颅脑损伤的全国发病率数据。但是从 1980 年后进行的几项大规模的基于人口的统计研究可以发现，颅脑损伤的发病率为 55.4/10 万～64.1/10 万。相当于每年 770 060～890 990 例新的颅脑损伤患者。从这些数据可以看出，中国与发达国家（如美国或者欧洲国家）相比存在着一定的差异。造成这些的原因很有可能与我国对于轻型颅脑损伤患者的漏诊、误诊有关，对于症状较轻的轻型颅脑损伤的诊断达不到欧美等发达国家的水平。

（二）患病率

患病率是指某段特定时间内总人口中某病新旧病例之和所占的比例。与发病率相比，有关准确的患病率的资料更加缺乏。与前者面临的问题类似，颅脑损伤的定义与诊断的标准不同，直接导致了不同国家地区之间颅脑损伤患病率的巨大差别。发展中国家与发达国家的监测/报告系统存在着一定的差距，使得发展中国家的报告数量与发达国家存在一定的差异，如由于占据大部分数量的轻型颅脑损伤患者由于症状较轻，通常不需要进行住院治疗，因此这部分人员在监测报告系统较弱的国家或地区就容易被忽略。

在美国，每年大约有1 700万人会遭受颅脑损伤，其中有27.5万人需要住院治疗，5.2万人死亡，12.4万人残疾。一项基于发达国家荟萃分析发现颅脑损伤患者在男性人口中为12%～16.7%，在女性人口中占8.5%，因而可以发现男性患有颅脑损伤的概率几乎是女性的2倍，表明男性是颅脑损伤的危险因素。但该研究存在着一定的局限，因为该报道对于颅脑损伤入选标准中包含了LOC。事实上数量众多的轻型颅脑损伤患者并不存在LOC，因此实际的患病率要大于这些值。另一项队列研究表明，样本中至少有30%的人员在25岁之前会有颅脑损伤的经历，这也证明年轻人是颅脑损伤的高发人群。另外一份关于0～17岁儿童的报道中，0～4岁的患病率为0.6%，5～11岁为1.7%，12～14岁为3.9%，15～17岁为5.9%，表明随着年龄增长，患病率逐渐增高。而在所有年龄段一般人群中颅脑损伤的患病率为12%，考虑到颅脑损伤会对行为、认知及精神造成影响，表明颅脑损伤仍是一个公共卫生方面亟待解决的重要问题。

中国政府曾经在20世纪80年代对23个省市的颅脑损伤的患病率进行了调查，除了重庆（68.2人/10万）、贵州（1 056.7人/10万）、广东（1 419.6人/10万）以外的地区的患病率都是每10万人中有数百人。中国不同地区的经济、文化及习俗都有很大不同，并且由于年代久远，很难找到流行病学差异的原因，因此在中国需要进行更加详细的流行病学研究。

四、颅脑损伤的发病原因

造成颅脑损伤的原因众多，包括跌落、交通伤、暴力、运动损伤、战争中的火器伤（包括爆炸伤及弹药伤）。运动或者战时的火器伤造成颅脑损伤与平常的颅脑损伤相比较为特殊，将在下面的章节分别讲述。

在美国，跌落是颅脑损伤发病的首位原因，并且在儿童和老年人中尤其明显。在0～17岁的儿童中，与颅脑损伤相关的急诊中几乎一半（49%）是由跌倒引起的。65岁及以上的老年人与颅脑损伤相关的急诊中有81%是由于跌倒所引起。与外物的碰撞是与颅脑损伤相关急诊中的第二位原因（大约占17%），小于17岁的儿童中有28%是由于撞击物体所致。而因颅脑损伤住院治疗的首位原因和次位原因分别是跌落和交通伤。在高收入国家中，颅脑损伤的流行病学特征正在改变，道路交通造成的颅脑损伤数量正在不断减少。

在中国，颅脑损伤发病的主要原因略有不同，依次是道路交通伤（53%）、跌落伤（28.6%）、暴力伤（8%）及其他原因（11.6%）。每种原因所占比例在中国正在不断变化，交通伤及跌落伤呈现下降的趋势：与交通事故有关的颅脑损伤数量从2001—2010年的56.0%减少到2011—2016年的52.9%，跌落伤的比率也同样有所减少，由

2001—2010 年的 27.0%，减少到 2011—2016 年的 25.8%。尽管分布形式在发生变化，但每年与道路交通伤相关的颅脑损伤死亡人数从 2001 年的 83 000 人增加到了 2016 年的 388 000 人，这与中国经济发展带来的机动车数量的增加有关。我国庞大的电动车数量也是我国交通伤造成颅脑损伤患者数量增加的另一原因，电动车较高的速度及较低的防护直接增加了我国颅脑损伤患者数量。值得注意的是，由于酒驾造成的交通伤却呈下降趋势，这可能与中国将酒驾加入刑法有关。尽管如此，中国的道路交通伤发生率仍高于欧洲和美国，随着道路交通相关政策的不断完善，中国的颅脑损伤将会与发达国家的颅脑损伤流行病学特征一致，即与道路交通相关的颅脑损伤比例将不断下降，而与跌倒相关的比例将有所上升。

五、颅脑损伤的花费

颅脑损伤会导致大量死亡，并导致许多人终身残疾。全球范围内每年关于颅脑损伤的花费约在 4 000 亿美元。在美国，颅脑损伤占全部外伤死亡的 30%。根据美国疾病控制和预防中心（Centers for Disease Control and Prevention，CDC）的数据：美国 2014 年与颅脑损伤相关急诊约有 250 万人；大约超过 288 000 例患者住院，与颅脑损伤相关的近 57 000 例患者死亡。在美国，颅脑损伤的终生经济成本，包括直接和间接医疗成本，约为 765 亿美元（2010）。不同严重程度的颅脑损伤对个体影响不同，花费也有很大差异，其中致命的颅脑损伤和需要住院的颅脑损伤的费用（大部分为重型颅脑损伤）约占颅脑损伤医疗总费用的 90%。在澳大利亚，受伤后前 6 年的人均长期医疗康复费用从中型颅脑损伤的 124 703 美元增加到重型颅脑损伤的 202 456 美元。由于大多数研究都是根据医疗保险中报销花费进行统计，因此实际花费还要更高；此外许多轻型颅脑损伤由于诊断较为困难，多数会被遗漏而未被统计在内。中国在颅脑损伤治疗费用上尚无全国性的研究，一份对 2004 年中国东部的研究显示：每次住院的平均费用为 879 美元，每天的平均费用约为 79 美元。住院费用因颅脑损伤的原因而有所不同，其中因交通事故的中位数为 1 017 美元，因摔倒的中位数为 816 美元，因头部撞击的中位数为 490 美元。住院费用也因伤害类型而异，合并其他损伤的颅脑损伤平均为 918 美元，单独的颅脑损伤花费为 831 美元。

六、颅脑损伤的预后

目前用于颅脑损伤预后评估的最常用手段是格拉斯哥预后评分（Glasgow outcome scale，GOS），GOS 包括 5 个等级，分别为：1 分（死亡），2 分（植物生存状态，仅有最小反应），3 分（重度残疾，具有意识，但是日常生活需要他人帮助），4 分（中度残疾，虽然存在残疾，但是能够自己独立生活），5 分（恢复良好，能够进行大多数正常的日常工作，可伴有轻度的后遗症）。在日常实践中，为了简便可以将这 5 个等级简化分为 2 大类：预后良好（包括恢复良好和中度残疾）和预后不好（包括重度残疾、植物生存状态及死亡）。通常对颅脑损伤预后进行 GOS 评估的时间点为伤后 3 个月、6个月及12个月。

尽管GOS评分已经被广泛应用,但是其不能够对认知、情绪及行为的缺陷进行区分,因此GOSE评分(Glasgow outcome scale extended)被提出。GOSE是在GOS的基础上,分别将恢复良好、中度残疾及严重残疾划各分为2个等级,从而变为了8个等级,具体分别为:1分(死亡),2分(植物生存状态),3分(重度残疾低级,全天大部分时间需要他人照顾),4分(重度残疾高级,能够每天独自一人超过8h,但是不能够独自外出旅行或者购物),5分(中度残疾低级,不能工作或者只能在庇护工场工作),6分(中度残疾高级,工作能力下降;社交及休闲活动恢复水平小于受伤前的50%),7分(恢复良好低级,只有影响日常生活的小问题;社交及休闲活动恢复水平高于受伤前的50%),8分(恢复良好高级,没有目前与颅脑损伤相关的影响日常生活的问题)。

事实上从临床角度判断预后常用的指标是神经系统查体及GOS评分。高龄、GOS评分低、瞳孔反射消失和严重的颅外损伤预示着不良预后。GOS评分与死亡率呈明显的线性相关性;当年龄大于40岁时,年龄越大,预后越差。值得注意的是,高收入国家同中低收入国家中的首要因素并不相同。在高收入国家中,高龄与不良预后较为相关;而在中低收入国家中,GOS得分与不良预后相关性最大。尽管来自中低收入国家的患者在14 d时死亡率较高,但6个月的不良结局并无显著差异。

七、军事行动相关颅脑损伤

军事相关的颅脑损伤非常常见,并且一直是造成军事人员伤亡和残疾的主要原因之一。大量防护装甲及军事医学的进步是军事相关颅脑损伤发病率上升的原因之一,因为大量过去不能存活的战斗人员现在能够从战场返回得到救治。军事相关颅脑损伤大部分是由爆炸产生,事实上战争中与爆炸伤相关的伤害非常普遍,爆炸后可以产生三次伤害:由爆炸引起的气压变化产生的冲击波可直接造成原始爆炸伤;冲击波引起物体运动并对人员撞击造成的二次伤害;身体被弹飞产生的加速及减速运动造成的第三次伤害。通常这三种伤害可同时发生。另外一类军事相关的颅脑损伤为穿透性颅脑损伤,多由子弹或者弹片直接打中头颅所致,这一类型较为少见。颅脑损伤是伊拉克和阿富汗战争中的标志性伤害,占整个战争中战斗人员伤亡的20%~25%。

战争中可以发生各种程度的颅脑损伤,在美国,从2000—2016年的军事行动中有大约35万名军人曾被诊断患有颅脑损伤,其中轻型颅脑损伤占82%,中型颅脑损伤占9%,重型颅脑损伤及其他无法归类占9%;在美国本土服役的军人中也有15.2%~22.8%的人会有轻型颅脑损伤,这一部分人员并非是直接参与军事行动所致。这与非战争颅脑损伤的情况类似,即大部分为轻型颅脑损伤。军事行动中的轻型颅脑损伤通常会引起头痛、精神错乱、记忆力下降、注意力不集中、情绪改变、睡眠障碍、头晕及焦虑等,这些症状通常持续几小时或者几天就会消失。尽管轻型颅脑损伤缺乏明显的物理改变,大部分患者会选择直接返回工作而未接受进一步的诊疗,后续未再有相关症状，但是仍有 10％的患者会有持续症状并伴随着行为和认知上的改变，甚至会发展为慢性创伤性脑病。在战场上识别中型及重型颅脑损伤并不复杂，但是轻型颅脑损伤由于症状较轻易被忽视且症状容易与其他精神疾病（如创伤后应激综合征）相混淆，目前在战场上仍然缺乏灵敏性及特异性均较高的检测工具，因此在军事行动中对轻型颅脑损伤的诊断仍然较为困难。发展能够在战场上便于使用的用于评估轻型颅脑损伤的方法或者仪器变得越来越迫切。

八、体育运动中的颅脑损伤

体育运动相关的颅脑损伤大约占了整个颅脑损伤的 20％，其中脑震荡（轻型颅脑损伤的一种）占据了颅脑损伤中的 80％，并且呈现逐年上升的趋势，这可能与包括神经心理学测试、神经影像学及平衡和步态评估在内的脑震荡评估工具的开发和应用有关，使得漏诊误诊逐渐减少；另外一个原因是脑震荡长期危害的报道数量逐渐增加，导致大众对脑震荡越来越重视。但目前仍然存在部分人员认为脑震荡的危害不严重及运动员发生脑震荡后不愿退出竞赛等问题，使得目前脑震荡患者并不能得到有效的诊疗，也使得针对运动相关的颅脑损伤的流行病学调查无法得到有效的数据。

运动相关的脑震荡在不同运动中发病率不同，在橄榄球运动中颅脑损伤的发病率最高，每场橄榄球比赛中都会有 0.41 个人患有脑震荡，其中四分卫位置是脑震荡发病率最高的，接球手位置其次；在比赛中的发生率要高于平时训练；儿童的发病率要高于其他年龄段；同类运动中，由于女性的颈部肌肉力量弱于男性，因而在体育运动中女性发生脑震荡的风险要大于男性。

尽管多数运动相关的颅脑损伤会在发病后几天或者几周内恢复，但是仍有少数患者将会持续存在慢性症状。急性和慢性症状均包括认知障碍、情绪障碍、头痛、头晕。一份研究表明橄榄球运动员患有神经退行性疾病是普通人群的 3 倍，其中患有阿尔兹海默症及肌萎缩性脊髓侧索硬化症是普通人群的 4 倍；另外一份针对橄榄球运动员的调查发现，橄榄球运动员退休之后在注意力、处理速度、执行功能和认知灵活性上均要低于普通人，这可能与运动员在进行橄榄球运动时经常遭受到脑震荡有关。

九、小结

颅脑损伤是一个体量巨大，但是量化程度不高的公共卫生问题。关于发病率、患病率及死亡率等量化指标差异巨大，说明关于颅脑损伤流行病学的研究需要进一步制定统一标准及规范，如针对颅脑损伤的标准化定义、标准的数据化采集方法及数据展现形式等，从而可以对颅脑损伤的流行病学数据进行完善，尤其是患有轻型颅脑损伤患者的数据。目前针对发展中国家的研究相对匮乏，未来需要完善基于人口的颅脑损伤发病率、患病率及死亡率等数据，从而能够对颅脑损伤进行更准确的评估。除了这些指标之外，其他一些更高级的指标如寿命损失年数（YLL）、健康寿命损失年数（YLD）及残疾调整生命年数（DALYs）等也许能够更好地对颅脑损伤的流行病学特征进行描述，从而进一步对颅脑损伤进行量化。

第二节 颅脑损伤的病理生理学

颅脑损伤的病理生理过程极为复杂，当发生颅脑损伤时，会依次出现神经递质的释放、离子通透性改变、氧化应激及神经炎症等过程。不同种类的颅脑损伤其病理生理也有所不同，理解颅脑损伤的病理生理学有助于找到颅脑损伤的治疗靶点，本章将就颅脑损伤的病理生理学展开介绍。

一、颅脑损伤的分类

（一）原发性损伤和继发性损伤

颅脑损伤按照损伤的发生过程可以分为原发性损伤和继发性损伤。原发性损伤主要是受到外界机械力后直接出现的机械损伤，包括挫伤、撕裂伤、弥漫性轴索损伤、脑肿胀及颅内出血。而继发性损伤则是在原发性损伤的基础上发生的，涉及一系列的级联反应，发生的时间也是从数小时到数天不等，具体包括血脑屏障通透性增强、氧化应激、谷氨酸兴奋性毒性及神经炎症。

（二）局灶性损伤和弥漫性损伤

大脑局灶性损伤是由作用在颅骨上的碰撞直接产生的，并导致碰撞着力处的脑组织或对冲部位的脑组织受损。大脑的局灶性损伤包括硬膜下血肿、硬膜外血肿、脑实质内血肿和挫伤。局灶性损伤主要位于损伤的中心部位，会直接造成神经元和胶质细胞的死亡，并会出现供血不足或者血肿。此外，由于大脑具有弹性，会反向撞击颅骨，因此会在撞击点对侧出现对冲伤。弥漫性损伤与局灶性损伤不同，并非是由于直接碰触所致，其主要发生机制是头部受到撞击后，会产生快速的加速运动或者减速运动，而大脑各个部位具有异质性（与颅骨的固定程度不同），因此脑内各个部位具有不同的加速度，进而产生了巨大的剪切力，使机体的神经元轴突、少突胶质细胞及血管拉伸或者剪切，从而导致轴突损伤、脑水肿及缺血。弥漫性脑损伤则包括弥漫性轴索损伤、缺氧缺血性损伤和脑水肿。

（三）闭合伤、穿透伤及爆炸伤

根据受伤的物理性质，颅脑损伤可以分为三类：闭合性脑损伤，穿透伤及爆炸伤。闭合性脑损伤是由钝性损害造成的，通常是交通事故、跌倒或者体育活动所造成。钝性物撞击头部产生的冲击会对局部脑组织的神经元及血管直接造成伤害，同时撞击也会造成大脑移位，使得脑组织受压及血流减少，从而会对局部脑组织造成局灶性挫伤及对其他脑组织造成弥漫性损伤。穿透伤是外界异物直接刺透颅骨及硬脑膜到达脑实质，造成脑组织撕裂的损伤。穿透伤也会出现局灶性损伤、颅内出血、脑水肿及局部缺血。如果异物穿透人体（如子弹），还会造成组织空化，使脑组织损伤进一步加剧。此外，穿透伤使得脑组织暴露在外界环境中，因此与闭合性脑损伤相比，其感染风险要高。爆炸伤是在战争中常见的一种颅脑损伤，其原因是头部受到爆炸产生的冲击波撞击，能量穿过颅骨到达脑实质。冲击波中的能量会导致大脑变形，造成脑实质的弥漫性损伤，包括神经元死亡、轴突损伤、血脑屏障受损、血管痉挛、脑充血、挫伤及脑水肿等多种表现。此外，爆炸伤造成的颅脑损伤患者常常会伴有创伤后应激综合征（PTSD）。

二、颅脑损伤的发生过程

为了研究颅脑损伤的病理生理过程，研究人员建立了多个动物模型。目前较常用的颅脑损伤的研究模型有三种：液压冲击模型（fluid percussion）、控制性皮质撞击模型（controlled cortical impact）及重物坠落模型（weight-drop injury）。液体冲击模型是在颅骨开窗后向硬膜外腔快速注入盐水，从而导致大脑在颅骨内发生位移；控制性皮质撞击模型是在开颅后，使用空气活塞快速挤压脑组织；重物坠落损伤模型则是在特定高度释放一定质量的物体直接坠落到闭合的颅骨上，从而模拟颅脑损伤。通过改变不同的参数，可以模拟出不同程度的颅脑损伤，从而产生不同的病理生理过程。

（一）兴奋性氨基酸的释放

在颅脑损伤的急性期（1 h之内），机体内一项非常重要的变化就是兴奋性氨基酸（谷氨酸）的大量累积。谷氨酸产生的兴奋性毒性是TBI继发性细胞死亡的重要机制之一。生理状态下，机体由受体、酶及转运蛋白构成的神经元——星形胶质细胞系统对突触外的谷氨酸进行调节，在突触前神经元中，谷氨酰胺被谷氨酰胺酶转换为谷氨酸，然后再被囊状谷氨酸转运蛋白包装，并进一步释放到突触中；释放后的谷氨酸可能与突触后受体结合，也可通过兴奋性氨基酸转运蛋白移入星形胶质细胞或者神经元，也可能溢出到突触外空间。突触外的谷氨酸被重摄取进入星形胶质细胞或者神经元，会在酶的作用下转化为α-酮戊二酸进入三羧酸循环，并进一步转化为谷氨酰胺。在颅脑损伤后，谷氨酸大量积聚的原因有两个：第一个原因是谷氨酸源头产生的增多，在颅脑损伤发生后，大量死亡的神经元会在突触前膜位置释放氨基酸，使得突触后膜外谷氨酸浓度上升；第二个原因是星形胶质细胞上谷氨酸转运蛋白的减少，使得谷氨酸的回收机制遭到破坏。由于谷氨酸的大量累积，谷氨酸受体被大量激活。

谷氨酸受体包括离子型谷氨酸受体和代谢性谷氨酸受体。离子型谷氨酸受体家族中的NMDA受体和AMPA受体通过与谷氨酸的结合，可以让多种离子（Na^+、K^+及Ca^{2+}）进入细胞；同时由于大量离子的流动，会同时造成细胞膜电位的改变。其中，Ca^{2+}作为第二信使能够激活多个下游信号通路，如蛋白激酶C、钙调蛋白依赖性蛋白激酶Ⅱ、丝裂原活化激活蛋白激酶及蛋白磷酸酶，进一步发生细胞反应。蛋白激酶C能够与NMDA受体耦联，从而进一步增强突触后神经元的Ca^{2+}内流。此外，NMDA

受体的激活后会促进 NADPH 氧化酶亚基 NOX2 产生活性氧（reactive oxygen species，ROS），这将会对细胞进一步产生细胞毒性。代谢性谷氨酸受体有三个亚型，只有第一亚型受体对 Ca^{2+} 产生调节作用，其通过与谷氨酸结合后调节 Ca^{2+} 及下游通路。一旦激活后，会产生 IP3，IP3 通过与内质网上的 IP3 受体结合，将内质网内的 Ca^{2+} 释放到细胞质内，并进一步触发后续的信号级联过程；此外，内质网中 Ca^{2+} 的消耗会刺激细胞外的 Ca^{2+} 通过细胞质膜上的 SOCs 或者 SMOCs 通道进入细胞，使得细胞内 Ca^{2+} 进一步增加；同时，代谢性谷氨酸受体的激活能够增强 NMDA 受体介导的 Ca^{2+} 内流增加。细胞质内过量 Ca^{2+} 能够介导产生包括黄嘌呤脱氢酶、磷脂酶 A2 及一氧化氮合酶（NOS）等多种氧化酶，会进一步促进 NO 的生成。Ca^{2+} 还会激活促进细胞凋亡的多种酶（钙调神经磷酸酶、钙蛋白酶和半胱氨酸蛋白酶等）直接促进细胞的死亡。综上，大量谷氨酸的释放会造成十分严重的影响，其激活的谷氨酸受体会直接造成细胞内包括 Ca^{2+} 在内的多种离子的失衡，并会激活多种信号通路，释放细胞毒性物质直接对细胞造成伤害。

（二）离子浓度的改变

颅脑损伤发生后，另外一个非常重要的病理生理变化就是细胞内外离子浓度的变化。当发生颅脑损伤以后，谷氨酸受体会大量激活，使得突触后膜上对 K^+ 及 Ca^{2+} 的通透性发生改变。大量的 K^+ 进入突触后膜会直接破坏细胞的膜电位。在细胞生理情况下，细胞膜的电位主要通过 Na-K 泵来维持，Na-K 泵通过消耗 ATP 来保证细胞膜内外 Na^+ 及 K^+ 的浓度差，从而维持细胞的离子平衡。Katayama 等人发现，在轻型颅脑损伤中，胞外的 K^+ 能够增加到 $1.4\sim2.2$ 倍，随着损伤的加重，K^+ 可以增加到 $4.3\sim5.9$ 倍，表明细胞外 K^+ 的浓度与颅脑损伤的严重程度呈正相关，此外通过注射兴奋性谷氨酸拮抗剂能够减弱 K^+ 的增加，提示 K^+ 的增加可能与谷氨酸释放的增加有关。如前所述，在颅脑损伤中，Ca^{2+} 的增加除了对膜电位产生影响及激活一系列后续通路产生细胞毒性物质外，Ca^{2+} 的过度增加还会进入线粒体并诱导氧化应激损害线粒体的功能。Ca^{2+} 是神经传递的重要成分，并且被认为是与学习和记忆有关的必要物质。有研究发现，Ca^{2+} 的累积可能与认知功能障碍存在相关性，通过对大鼠的 Ca^{2+} 浓度监测及在水迷宫中的表现，可以发现大鼠的认知功能受损与 Ca^{2+} 浓度的增加有关，当浓度降到正常时，大鼠的认知缺陷也消失。总之，颅脑损伤造成的细胞内离子浓度的变化能够直接对细胞功能产生影响，而且能通过一系列的级联反应，对细胞造成进一步的损伤。

（三）葡萄糖代谢的障碍

颅脑损伤发生后，葡萄糖的代谢水平也会发生改变，具体表现为短暂升高后不断衰减。众所周知，葡萄糖是机体的主要供能物质，葡萄糖通过糖酵解和三羧酸循环产生 ATP，因此可以利用葡萄糖的代谢情况对颅脑损伤后大脑的代谢状态进行监测。在实验室及临床上通常采用葡萄糖代谢率（cerebral metabolic rate of glucose，CMRglc）作为葡萄糖代谢的指标，其主要原理是先利用化学同位素对葡萄糖进行标记，然后通过生成的放射自显影图像的灰度值来量化葡萄糖的摄取情况。在动物模型及人体中，均发现颅脑损伤后大脑会出现一过性的CMRglc升高，然后接着是长时间的下降。

颅脑损伤发生后葡萄糖代谢水平的短暂性升高可能与兴奋性谷氨酸的积累有关，通过注射兴奋性谷氨酸拮抗剂可以抑制这一短暂升高的发生；但也有报道指出可能与谷氨酸导致的离子浓度改变有关，细胞在增加能量生成来恢复细胞稳态。在成年大鼠的癫痫损伤模型中，发现上升期过后的抑制期与颅脑损伤的严重程度呈正相关，受伤程度越重抑制期越长。此外，在动物模型中该抑制期的长短还与受伤者的年龄呈正相关，年龄越大则抑制期越长。

葡萄糖代谢水平在短暂上升之后下降的机制目前仍然不清楚，推测可能是以下几种原因。①血液供应减少：目前多种动物模型中，均发现脑血流量的减少，并且血液中的葡萄糖浓度并没有下降，推测可能是脑血流量的下降导致。②葡萄糖转运蛋白功能受损：在颅脑损伤发生后，葡萄糖转运蛋白的免疫活性降低，并且在脑挫伤部位的葡萄糖转运功能下降，提示葡萄糖转运蛋白受到损伤。③DNA合成的抑制作用：颅脑损伤发生后，细胞内的DNA修复酶活性增加，直接导致了NAD^+的浓度降低，而NAD^+是糖酵解中3-磷酸甘油醛脱氢酶的重要辅助因子，因此$NAD+$的减少直接对糖酵解产生抑制作用；由于DNA的合成需要戊糖作为原料，因此葡萄糖的磷酸戊糖途径增加，进一步抑制了葡萄糖的糖酵解途径。

（四）氧化应激反应

氧化应激是造成细胞继发性死亡的另一个重要机制。自由基的产生与代谢异常几乎同时出现。自由基是一种具有很强活性的分子，由于其自身带有未配对电子，因此具有极强的氧化性。自由基能够对细胞膜、蛋白质及DNA造成损伤。自由基中一大类是ROS，包括O^{2-}、$\cdot OH$、H_2O_2、$\cdot NO$。线粒体是ROS的主要产生场所，在正常代谢活动中，细胞产生的ROS数量极少，能够很快被机体自身代谢掉，不会对机体造成损伤。当颅脑损伤发生后，谷氨酸及Ca^{2+}会导致线粒体产生大量的ROS，这些自由基在将内源性抗氧化剂（超氧化物歧化酶、谷胱甘肽过氧化物酶、过氧化氢酶）耗尽后大量累积。目前在多个动物损伤模型中均观察到了ROS的增加，尽管ROS的存在时间不长，但是由于持续产生，因此ROS的损害不容小觑。大量的NO与自由基超氧化物反应生成过氧亚硝基，过氧亚硝基能够直接产生氧化性损伤。过氧亚硝基能够被氧化标志物（如3-NT、4-HNE等）所检测。多项在体研究表明颅脑损伤发生后，同侧皮质和海马的3-NT和4-HNE水平升高，这可能与颅脑损伤发生后受损皮质与海马的突触可塑性受损有关。ROS不仅能够与蛋白质、DNA发生反应，而且能够与膜磷脂中的不饱和脂肪酸反应，使得生物膜的脂质过氧化，损害生物膜结构，并改变生物膜的通透性，造成细胞器的损坏；此外，还能够使得 DNA 片段化引起突变，并造成中性粒细胞的聚集，使得 ROS 的产生进一步增加，最终造成大脑内广泛神经元的死亡。

（五）线粒体的损害

线粒体功能障碍是颅脑损伤的一个标志性事件。线粒体是细胞氧化供能的主要场所，由内膜和外膜构成，部分内膜向内凹陷形成嵴。线粒体的损伤会直接造成细胞能量供应障碍并且产生细胞毒性物质。如前所述，颅脑损伤发生后大量的 Ca^{2+} 及 ROS 的积累会直接对线粒体的功能造成损害，使得线粒体无法产生足够的 ATP。目前认为线粒体功能障碍导致细胞死亡存在着两种可能：一种可能是过度的谷氨酸刺激能够激活 NADPH 氧化酶，产生氧化应激，激活多聚 ADP 核糖聚合酶，导致 NAD＋的衰竭，使得线粒体生成 ATP 障碍，导致细胞因为缺少能量死亡；另一种可能是线粒体 Ca^{2+} 积累引起膜电位改变，造成大量自由基的产生，进一步激活多聚 ADP 核糖聚合酶，导致 NAD＋浓度降低，同样使得细胞不能生成 ATP，最终导致细胞缺少能量死亡。此外，线粒体膜上的线粒体通透性转换孔（穿过内膜及外膜，将线粒体基质与线粒体外相连通的超分子通道）被激活，内膜开放程度增加，使得更多的离子能够进入线粒体，造成线粒体内外离子浓度的失平衡，从而进一步损坏线粒体的功能。再者，反复出现的线粒体损伤会导致细胞凋亡和坏死通路的激活，线粒体中存在于内外膜之间的蛋白质，如细胞色素 C 和凋亡诱导因子会释放到细胞质中，导致细胞的死亡。

（六）细胞坏死/凋亡

当发生颅脑损伤后，损伤部位会同时出现细胞坏死和细胞凋亡。细胞坏死的过程不需要 ATP，而细胞凋亡必须要有功能性良好的线粒体供能。因此，当线粒体大量损坏导致能量衰竭时，主要发生细胞坏死。此外，有人认为细胞凋亡或坏死的发生与细胞内 Ca^{2+} 水平有关，相对较低的细胞内钙离子浓度有利于细胞凋亡，而较高的细胞内钙离子浓度则有利于细胞坏死。细胞坏死是由于组织受到外界直接机械冲击后，细胞会依次经历兴奋性氨基酸神经递质的过度释放、代谢衰竭及生物膜的裂解，其在形态上已经变得不再完整。细胞的碎片会被认为是外界"抗原"，会进一步继发炎症反应，将碎片清除，变成瘢痕组织。而细胞凋亡则是一个有序的过程，在细胞凋亡开始的一段时间并不明显，细胞仍然能够保证自身的完整性及正常的能量供应，当经过数小时至数天后，细胞凋亡开始变得明显，磷脂酰丝氨酸的易位能够触发不断进展的膜崩解、核膜裂解、染色质浓缩和 DNA 片段化，然后再通过细胞外机制去除"凋亡小体"产生的细小颗粒。由于细胞的凋亡是一个延迟的过程，因此针对细胞凋亡有望成为干预颅脑损伤发展的靶点。

（七）神经炎性反应

神经炎性反应是一个慢性的过程，可以在颅脑损伤发生后持续数年。当大脑受到损伤后，炎症反应首先被激活，中性粒细胞、单核细胞和淋巴细胞穿过血脑屏障，释放前列腺素、促炎性细胞因子等炎症调节因子。这些炎症调节因子通过增加趋化因子和细胞黏附分子的表达，进一步促进小胶质细胞和免疫细胞进入大脑。小胶质细胞属于机体的巨噬细胞，颅脑损伤时参与炎症反应的主要有两种表型，即 M1 型和 M2 型。当脂多糖和干扰素 γ 存在时，M1 型会被激活。M1 型会导致多种促炎性细胞因子、神经毒性分子、自由基的释放，同时还能够增加组织相容性复合体 Ⅱ 的表达。其中，促炎性细胞因子包括 IL-1β、IL-6、IL-2、TNFα 及 INFδ，这些细胞因子不但会增加机体的炎性反应，还会对血脑屏障产生一定程度的破坏作用；血脑屏障是内皮细胞组成，能够阻止血源性病原体和免疫细胞进入，当血脑屏障被破坏时，更多的炎性分子进入血脑屏障使得血脑屏障通透性进一步增强，使得渗透压增加，引起脑水肿及颅内压增高；神经毒性分子和自由基会直接造成细胞的死亡；而组织相容性复合体 Ⅱ 则被认为促进了神经退变。因此，M1 型能够帮助机体防御和吞噬异物及坏死细胞，但同时也会对健康组织造成损害。当小胶质细胞与 IL-4 或 IL-13 接触时，会激活 M2 表型。M2 型能够抑制促炎细胞因子的产生，同时能够释放抗炎分子（IL-10、转化生长因子 1β 等）。有研究表明，M2 型可促进神经突的延伸并穿过抑制性表面生长。此外，M2 型也被认为能够促进血管生成、帮助组织修复及抑制破坏性免疫反应。激活的小胶质细胞能够激活星形胶质细胞，活化后的星形胶质细胞能够通过上调神经营养因子来参与颅脑损伤部位的修复。这些神经营养因子能够帮助轴突修复、促进细胞增殖及抑制神经元凋亡。此外，星形胶质细胞还能够降低细胞外兴奋性谷氨酸水平，从而减少兴奋性谷氨酸的毒性。尽管神经胶质瘢痕确实可以保护大脑的健康部分免受损伤部位的神经毒素的伤害，但星形胶质细胞也会对机体产生一定的抑制作用。星形胶质细胞会迁移到损伤部位，在那里释放硫酸软骨素蛋白聚糖，并形成抑制性细胞外基质，形成神经胶质瘢痕。这种瘢痕能够抑制轴突的再生，从而影响了受损组织内神经网络之间功能性连接的修复，而网络之间的连接的断开被认为与认知障碍有关。

（八）网络功能障碍

颅脑损伤中的弥漫性轴索损伤常常会损害大脑中的白质束，从而会影响大脑的网络连接。而颅脑损伤患者的认知功能障碍被认为与大脑固有网络之间的连接遭到破坏有关。大脑中两个重要的网络就是默认模式网络（default mode network，DMN）和显著性网络（salience network，SN）。DMN 由具有高代谢活动和高度协调活动的脑区组成，其两个核心节点分别位于后扣带回皮质和腹侧前额叶皮质。当机体沉思不关注外界时，DMN 会被激活；当机体注意到外界刺激时，SN 会被激活。而让注意力转移到外部刺激的关键是抑制内部刺激，SN 能够通过与 DMN 之间存在的连接抑制 DMN 的活动，从而将机体的注意力从内部转向外界刺激。而当颅脑损伤发生后，SN 与 DMN 之间的连接发生中断，因而使得患者产生认知功能障碍。总之，网络之间的失联为轴索损伤所致，重建这些网络之间的连接被认为可能会对恢复认知起到一定的帮助作用。

此外，在认知方面，TBI患者可能存在着注意力下降、记忆障碍及整体执行功能的缺陷，这些症状推测可能由额叶、皮质下系统、白质束及轴突的损伤引起。

（九）脑血流量的改变

目前存在多种影像学手段可以对脑血流量进行监测，从中可以发现颅脑损伤患者在早期可能会出现局灶性缺血或者全脑缺血。缺血的发生机制：一是由于脑的机械性移位引起的血管形态学改变（扭曲）造成的血压下降；二是NO或胆碱能神经递质的释放不足及前列腺素的释放增加导致的血管收缩。尽管缺血组织的体积占全脑比例可能不高（小于10％），但是其预后仍然较差，这提示脑缺血的发生与较差的神经系统预后（死亡或者植物状态）有关。有些患者在颅脑损伤早期会出现一过性的脑血流量增加，但是紧接着血流量减少，最终转化为脑缺血。这可能是由于血管平滑肌受到损伤无法对血管进行调节有关。充血导致的颅内压增高会对血管产生压迫，并最终导致缺血的发生。

机体主要通过血管的收缩舒张来对脑血流量进行控制。当发生颅脑损伤以后，脑血管的自动调节能力减弱，无法通过控制血管收缩或者舒张来应对脑灌注压的升高或降低。无论何种程度的颅脑损伤均会出现一过性或持续性的血管调节能力减弱。值得注意的是血管自动收缩机制的破坏程度与受伤的严重程度并不一致。此外，血管的自动收缩机制相对于自动扩张具有更强的耐受性，提示大脑对低脑灌注压更加敏感。脑血管痉挛是决定颅脑损伤患者预后的一项重要因素，当发生脑血管痉挛时，往往提示着患者大脑已经遭受到了严重的损伤。脑血管痉挛与灌注不足有很强的相关性，研究表明，血管痉挛的患者中有50％会发生灌注不足。脑血管痉挛的发生有多个原因：①钾通道活性的降低导致血管平滑肌细胞的去极化，直接使平滑肌细胞收缩；②NO释放的减少及内皮素的增加，会直接造成血管平滑肌舒张作用的减少；③前列腺素释放对血管的收缩作用，最终造成脑血管的痉挛，因此针对这些靶点进行干预，可能会对脑血管痉挛起到一定的缓解作用。

由上可知，颅脑损伤的病理生理是一个极为复杂的过程，涉及谷氨酸水平的升高、胞内钙离子的大量释放、过量的氧化应激反应、能量代谢紊乱、细胞的坏死、脑内血流量的改变等，这些都会最终造成脑功能的障碍，导致一系列的运动感觉障碍及意识记忆障碍。（视频二维码1-1）

视频二维码1-1

三、颅脑损伤的类型

（一）脑震荡

脑震荡属于轻型颅脑损伤的一种。其特征是短暂的意识丧失和创伤后遗忘，其持续时间大多不超过30 min。由于其病程较短，因此相关的病理生理学研究较为困难。过去认为脑震荡是一种可逆的功能障碍，不存在结构损坏。但是现在观点认为脑震荡中存在着持续性的脑损伤，其范围也从昏迷几秒钟到持续长时间的神经功能丧失及结构损坏。意识的丧失被认为与脑干的网状激活系统功能受损有关。此外，反复的脑震荡损伤具有累积效应，可能会引起慢性创伤性脑病。脑震荡被认为与细胞受到牵扯剪切有关，由于轴突最长，因此轴突也容易受到影响，脑震荡也被认为是一种没有永久性病理改变的轻度弥漫性轴索损伤。此外，由于细胞外离子浓度的改变及兴奋性谷氨酸的释放会激活下游通路，因此会进一步造成大脑能量供应危机。所以损伤的程度决定了是可逆性神经元抑制还是永久性损伤。正是由于脑震荡的症状持续时间相差很大，因此有的学者认为应该避免使用"脑震荡"这个专业术语，防止大众产生误解。

(二) 脑挫伤

与脑震荡不同，挫伤已经产生了结构性损害，通常指脑组织的出血性坏死。脑挫伤可能与多次微出血、小血管渗入脑组织有关。脑挫伤时会发生失去意识，并且与脑震荡相比情况更严重。由于大脑相对较软，因此当头部受到打击时，大脑容易被颅底、小脑幕或者大脑镰所挫伤。挫伤在急性期可以表现为出血性坏死和脑肿胀，然后巨噬细胞会逐渐清除坏死的脑组织及血液，最终形成淡黄色斑块。挫伤是局部损伤，其发生部位最常见的是额叶的下方、额极和颞叶的下方。尽管挫伤通常在大脑皮质最为严重，但可以通过皮质延伸到皮质下白质，形成楔形区域的出血和坏死。挫伤可能在撞击的部位形成，也可能在对侧形成，也就是对冲伤。

(三) 弥漫性轴索损伤

弥漫性轴索损伤是一种由外伤导致的轴突损伤，可表现为局灶性、多灶性或弥漫性，常见于机动车事故和头部无保护的撞击。其产生机制：创伤性剪切力导致细胞膜的通透性增加，使得钙离子大量涌入，进而发生线粒体肿胀、微管破裂，导致轴浆运输中断，紧接着细胞骨架成分和膜细胞器会在损伤部位积聚，这些变化在 $3\sim6\,h$ 会进一步发展为轴突肿胀。当旋转加速度引起剪切力导致轴突纤维和髓鞘广泛破坏时，就会发生弥漫性轴突损伤。一些轻微的轴突损伤可以恢复，但是大多数轴突最终会发生断裂。部分患者的轴突从颅脑损伤发生到轴突断裂会持续数年之久，并与后续残疾有很大关联。此外，继发的水肿往往增加颅内压造成进一步的损伤。在临床上，弥漫性轴索损伤很少单独出现，常常与其他损伤一同出现。当发生严重弥漫性轴索损伤时，患者会在损伤后立即失去意识，表现为昏迷状态或者进入持续植物状态。

(四) 慢性创伤性脑病

慢性创伤性脑病是一种在拳击运动员和橄榄球运动员中常见的神经退行疾病，其确诊较为困难，只能在患者死后神经病理检查中确诊。慢性创伤性脑病的症状包括注意力不集中、情绪和行为障碍及记忆缺失等，并可能进展为帕金森病。在慢性创伤性脑病中大脑会发生萎缩，侧脑室和第三脑室扩张，胼胝体会变薄。显微镜下可以观察到高磷酸化 tau 蛋白作为神经纤维缠结存在于整个大脑，并且该 tau 蛋白与阿尔兹海默症中的 tau 蛋白类似。反复的脑震荡被认为是慢性创伤性脑病的发病原因：反复的脑震荡能够触发脑内 tau 蛋白和 beta 淀粉样蛋白的释放，这与大脑兴奋性毒性、代谢障碍和神经炎症共同导致了神经退行性病变。

（五）摇晃婴儿综合征

摇晃婴儿综合征是婴儿剧烈摇晃时发生的一种颅脑外伤，是婴儿非意外头部外伤的重要原因之一。摇晃婴儿综合征的症状包括硬膜下出血、蛛网膜下腔出血和视网膜出血。由于婴儿头部相对于身体较大，且颈部肌肉欠发达，难以在晃动时支撑头部，因此当婴儿受到摇晃时，大脑的加速和减速会导致严重的创伤性脑损伤，此外还可能会导致颈椎损伤。在严重的情况下，机械效应会直接造成缺氧和缺血性脑病。通常只需 3～5 s 的摇晃就会使大脑在颅骨内来回弹动，造成脑内出血或者肿胀，进而产生缺血缺氧性脑病等严重后果。目前针对摇晃婴儿综合征的外科干预并不理想，因此对家长的教育在该病的预防上变得十分重要。

四、不同程度颅脑损伤的病理生理学

（一）轻型颅脑损伤的病理生理学

轻型颅脑损伤是由头部受到钝性物体撞击或者头部发生急剧的加速或者减速导致。其症状表现较轻，目前没有良好的技术手段进行确诊，因此非常容易漏诊及误诊。临床上轻型颅脑损伤的主要诊断是根据 GCS 评分（13～15 分）。在轻型颅脑损伤初期，患者可能会遭受短暂的意识丧失（或改变）、头痛、头晕、易怒、疲劳、一过性的意识混乱、迷失方向、受伤时记忆缺失（失忆症）、注意力不集中及癫痫等，这些症状可能会消失，也可能会发展为持续性的症状，一直持续数月到数年不等。

当头部受到撞击后，颅内较为柔软的大脑会直接与颅骨的内表面发生撞击，如果受力足够大，大脑还会在颅内发生"弹跳"现象，因此，损伤会在撞击的位置或者撞击的对侧位置（对冲伤）。除了大脑撞击颅骨外，大脑产生的旋转运动可能会对大脑白质内的轴突产生拉伸或者撕裂，造成弥漫性轴索损伤。轴突可能会由于轴浆运输的阻断会出现膨大，最终发生断开，造成神经连接之间的中断。此外，轻型颅脑损伤发生时还常常会伴有持续性的促炎性细胞因子上调、少突胶质细胞数量减少和神经胶质反应。在颅脑损伤发生后，根据受伤的严重程度还会发生持续数小时至数天的脑血流量减少，但是在接下来的数天到数周的时间里，受损区域的血管密度会增加，脑血流也逐渐恢复正常。

（二）中、重型颅脑损伤的病理生理学

中型颅脑损伤的 GCS 评分在 9～12 分，症状包括持续数小时的意识丧失，持续数天至数周的精神错乱，以及持续几个月的身体、认知行为障碍。重型颅脑损伤的 GCS 评分则在 9 分以下，症状包括持续数天到数月的长期昏迷或者植物状态。两种程度的患者在经历损伤后，都可能会出现身体不适（头痛、恶心、呕吐、瞳孔扩大、言语含糊、失语及感觉缺陷）、认知障碍（包括记忆力、注意力、专注力等）及情绪失常（烦

躁、攻击、动机），但是中型颅脑损伤可能在经过治疗或者康复后能够取得大部分恢复，而重型颅脑损伤则可能会永远保持昏迷的状态。

与轻型颅脑损伤类似，中型和重型颅脑损伤也是由于大脑与颅骨的碰撞，伴有或者不伴有颅骨碎片（或其他异物）进入脑组织。①撞击的位置及严重程度直接与患者的结局相关，此外，由于大脑的脆弱性，任何进入大脑的物体（包括颅骨碎片或者外界异物），都会机械性地撕裂神经元胞体、剪切轴突、破坏神经连接及损害血管，血液及免疫细胞能够通过破坏的血脑屏障进入大脑。②神经元、星形胶质细胞、小胶质细胞会释放炎症因子（如 TNF、IL-1β、IL-6 等）到病灶周围区域，产生进一步的炎症反应和水肿。这些与胶质增生、脱髓鞘及持续细胞凋亡有关。③脑血流量也会发生降低，这些可能与血压降低、血管舒张功能受损及颅内压增高有关，大脑还会在接下来几天出现灌注不足及血管痉挛等病理生理现象，并出现脑的氧气供应和新陈代谢率下降。这些都对颅脑损伤发生后的大脑恢复产生严重影响。

五、小结

大脑是人体最复杂的器官，而颅脑损伤的原因也多种多样，因此颅脑损伤的病理生理是一个复杂的过程。颅脑损伤的发生包括多个阶段，每一阶段都相互影响。目前针对颅脑损伤的临床前研究，已经发现有多种干预措施被认为能够对颅脑损伤进行有效的干预，但是这些方法向临床的转化上仍然罕见报道，一个很大的局限性就是目前颅脑损伤的研究模型并不能够完整真实地反映颅脑损伤的病理生理学，因此针对颅脑损伤的病理生理学仍需探索，从而能够寻找潜在的颅脑损伤治疗靶点。

第三节 颅脑损伤的传统影像学诊断技术

外伤性颅脑损伤是世界性的重大医疗问题，最常见的原因包括机动车事故伤、摔伤、运动相关损伤和殴打损伤、爆炸相关伤害等。常规的神经影像学，包括计算机断层扫描（computerized tomography，CT）及磁共振成像（magnetic resonance imaging，MRI）等检查，这些检查在颅脑损伤的诊断、预后和治疗中起了至关重要的作用。

一、常规 CT 在颅脑损伤中的应用

根据北美放射学会神经影像学适用性标准，在中重度急性闭合性颅脑损伤（TBI）（格拉斯哥昏迷评分＜13 分）的情况下，CT 扫描是神经影像首选检查。该检查能够快速检测颅内急性出血（包括脑内出血、急性硬膜下或硬膜外血肿）、急性脑挫裂伤、脑疝、颅骨骨折及神经外科需要干预的各种颅内损伤等，特别是颅内急性出血，其敏感性较高；但它的局限性也很突出，其对弥漫性轴索损伤、脑水肿及颅内压增高后引起

相关脑缺血等病变则敏感性不高。

在中重度 TBI 中，CT 凭借成像速度快、适用条件不受限、能够对脑内解剖结构清晰显示等优点，常被作为临床检查颅脑损伤的首选。特别是急性出血在 CT 上的敏感性达 99.6%，因为出血的 CT 值取决于红细胞的比积、血红蛋白的浓度、血凝块的收缩、血凝块的溶解和降解等因素，早期出血期血块凝固收缩使局部血红蛋白浓度明显增加，继而 CT 值明显上升。CT 在检测脑挫裂伤中，由于损伤区域脑实质水肿，通常表现低密度影，可混有出血呈稍高密度。通常直接暴力所致颅脑损伤时，影像学上常常表现复杂，包括颅骨骨折、硬膜外或硬膜下血肿等，12 h 内 CT 检测的敏感性可达 90%。（视频二维码 1-2）

视频二维码 1-2

由于大多数的颅脑损伤属于轻型，轻型颅脑损伤神经影像学检查应参照新奥尔良标准或加拿大 CT 颅脑检查规则执行，往往在 CT 上无异常征象，国外学者对 2 152 例轻型颅脑损伤患者首诊 CT 做了统计，检查结果 99% 为阴性，但其他的影像学检查可能有阳性发现。

二、常规 MRI 在颅脑损伤中的应用

MRI 由于成像的高分辨率、多方位多序列、无辐射等优点，在中枢神经系统疾病中诊断价值远远超过 CT，但由于它的时效性、成像时病患的自身条件受限等缺点，导致它在急性期颅脑损伤中临床应用的价值低于 CT。但在 TBI 非急性期的检测，包括出血、弥漫性轴索损伤、脑水肿及颅内压增高后引起相关脑缺血病变等敏感性均优于 CT。常规 MRI 序列包括 T_1WI、T_2WI 及相关的衍生序列，我们在这里把弥散加权成像（diffusion weighted imaging，DWI）也作为常规序列来讨论，因为它在实际工作中某些方面的重要性已经超过了其他常规序列。

由于 MRI 对脑解剖结构的高分辨率成像，MRI 常规序列（包括 T_1WI、T_2WI）对颅脑损伤的定位比 CT 更准确，脑内可精确到每个核团，脑外可精确到脑膜内外；而且对小脑和脑干损伤的显示明显优于 CT，这有助于神经外科医生对颅脑损伤的诊治及预后评估。

非急性期的颅脑损伤，MRI 能确切地观察损伤的范围，也能观察复杂颅脑损伤的各种特征。脑水肿在 T_1WI 上呈低信号、T_2WI 呈高信号表现；亚急性出血由于血液中铁蛋白的弛豫时间缩短，因此在 T_1WI 呈高信号，T_2WI 由急性期的低信号渐渐转变成高信号（图 1-1）（视频二维码 1-3、视频二维码 1-4）。弥漫性轴索损伤（diffuse axonal injury，DAI）对神经外科医生相当棘手，并且 CT 检出率较低，当临床考虑到 DAI 时，MRI 为首选检查，T_1WI 可以检测范围较大的非急性期的出血灶，T_2WI 对小灶状出血较其他常规序列敏感，主要是因为在 T_2WI 图像上含铁血黄素的沉积与正常脑实质背景有天然的信号色差对比，有利于我们观察小出血的范围和部位。

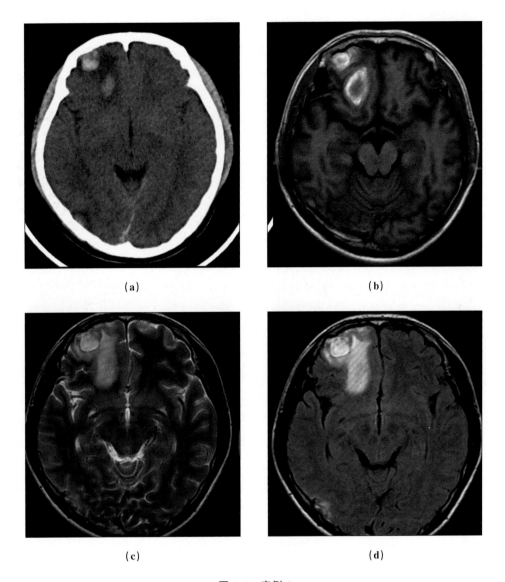

（a）　　　　　　　　　　　　（b）

（c）　　　　　　　　　　　　（d）

图 1-1　病例 1

男性，43 岁，头部外伤 5 h，（a）颅脑损伤急性期 CT 图像；（b）同一患者 MRI-T_1WI 图像；（c）MRI-T_2WI 图像；（d）MRI-FLAIR 图像

视频二维码 1-3

视频二维码 1-4

对于颅内压增高后引起脑缺血、脑梗死、脑水肿，DWI 最敏感。DWI 不同于其他的常规序列，它具有成像时间短、针对性较强的特点，最早应用于缺血性脑病变。DWI 在临床上主要用于超早期脑缺血诊断的应用，急性脑缺血缺氧主要造成细胞毒性水肿，尤其是神经元/胶质细胞毒性水肿，如急性脑梗死、早期坏死灶（未液化者）、缺氧缺血性脑病，在 DWI 上表现为高信号。与常规 FSE 序列相比，DWI 能更早地检出梗死。在颅脑损伤应用上，无论是颅脑损伤后的血管源性水肿或细胞毒性水肿，均伴有水分子的净移位变化，因此在 DWI 信号均会有改变。表观弥散系数（apparent diffusion coefficient，ADC）是 DWI 独有的一个重要参数，它反映组织的细胞内和细胞间隙水分子状态。当水分子发生弥散受限时，ADC 值会随之降低，并且它不受 T_2 穿透效应的影响，可以用来直接判断血管源性水肿与细胞毒性水肿，ADC 下降提示细胞毒性水肿，反之则提示血管源性水肿。全脑的 ADC 值对颅脑损伤的预后评估具有重要的意义。

当颅脑损伤合并其他性质的病变时，如肿瘤、颅内感染时，常规 MRI 平扫序列及增强 MRI 能鉴别病灶，帮助神经外科医生对治疗进行评估。颅脑损伤合并肿瘤时，常规 MRI 序列可清晰地确定病灶范围，而增强 MRI 则对肿瘤良恶性定性起到关键性作用，并有利于神经外科医生制定合适的治疗方案。

随着 MRI 成像序列的不断改进和发展及超高场强 MRI 的普及，MRI 的成像分辨率有所提高，成像时间也有所缩短，因此其适用范围在扩大，其在颅脑损伤上的应用优势也会越来越大。普通的成像序列虽然是首选的手段，但普通的成像序列往往包括的信息量有限，对临床医生的指导仍有很大的局限性，这时我们应利用强大的功能成像序列作为新的辅助手段，从而为我们提供更丰富的信息，进一步为我们的工作指明方向。下面我们将重点阐述讨论神经影像学功能成像技术。

三、MRI 及 CT 的灌注成像在颅脑损伤中的应用

美国神经外科医师学会（American College of Neurosurgeons）认为，对可疑颅脑损伤患者进行治疗的首要目标是预防继发性损伤，继发性颅脑损伤在很大程度上是可以预防的。事实上，与脑水肿和颅内压相关的继发性缺血性改变是近半数颅脑损伤患者死亡的主要原因。对健康成人来讲，脑血流量通过血管舒张和血管收缩来自动调节，从而使脑血流量（cerebral blood flow，CBF）平均血压维持在 $50 \sim 150$ mmHg。然而 TBI 发生后，大脑的自动调节功能受损，这时正常的 CBF 除通过调节全身的血压和血氧饱和度来维持外，还受到颅内容积的影响，即血肿对颅内压（intracranial pressure，ICP）的影响。这个理论被称为蒙-凯利学说。正常情况下，大脑、脑脊液和脑血管内的血液维持正常的张力，当颅内出现血肿时，最初颅内压保持正常，随着血肿不断地增大从而挤压脑脊液和血管内静脉血，一旦进入失代偿期，血肿的体积即使增加一点点，ICP 也会呈指数级的增长。脑灌注压（cerebral perfusion pressure，CPP）等于平均动脉压与颅内压的差值，因此，ICP 的上升会导致 CPP 和 CBF 的显著下降，导致大脑缺血、缺氧。

灌注成像是最常用的神经影像功能成像，常用手段为 CT 及 MRI。灌注 CT（perfusion，CTP）是通过静脉注射一种不可扩散的造影剂（即残留在血管中的造影剂）来完成 CT 灌注成像。灌注磁共振成像（perfusion-weighted imaging，PWI），可通过动态磁化率加权对比静脉注射基于钆造影剂的非扩散造影剂进行 MRI 灌注成像。另外，在磁共振灌注成像中有一种技术可以不用静脉注射造影剂达到灌注成像的目的，称为动脉自旋标记（arterial spin labeling，ASL）的无造影剂对比技术，原理是内源性动脉血被磁化，标记为可扩散流动示踪剂，该技术现广泛用于临床。灌注成像的关键指标包括脑血容量（cerebral blood volume，CBV）、脑血流量 CBF、平均通过时间（mean passage time，MTT）和最大浓度时间（time to peak，TTP）。CBV 的计算方法是每 100 g 脑组织中血液的体积（ml）。MTT 是血液从动脉输入到静脉引流的平均时间，等于 CBV 除以 CBF。CBF 是每分钟 100 g 大脑中血液的毫升数，是反映脑灌注最重要的参数（图 1-2）。

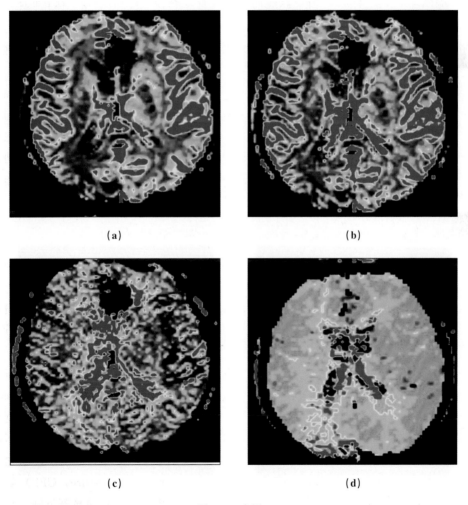

图 1-2　病例 2

　　28 岁，女性，颅脑外伤右顶枕叶脑挫伤，行磁共振灌注成像：（a）CBF 右顶枕叶病区低灌注；（b）CBV 右顶枕叶病区低灌注；（c）MTT 延长；（d）TTP 延长

灌注成像最常用于脑卒中评估，但在颅脑损伤中也有较广泛的应用。多项研究发现颅脑损伤患者存在损伤区域灌注缺陷，灌注异常可能与脑水肿、球旁集合和高颅压有关。在 CT 平扫上损伤区域一般表现为低密度区，该区域是否完全缺血坏死无法判断，而损伤坏死区在灌注上呈低灌注表现，能有效对其鉴别。有些 TBI 患者，在入院时普通 CT 可能表现为正常，这时临床与影像表现不匹配，可以通过灌注成像来观察脑部有无缺血损伤区域。此外，60％以上严重的 TBI 患者中灌注成像结果有异常改变，因此灌注成像可以有效地指导临床治疗方案。

然而，脑灌注成像也有局限性。CTP 是 CT 扫描中进行静脉注射造影剂成像，因此有两个问题需要注意及把控。①辐射剂量对患者的危害，每个医疗机构应该把辐射剂量控制在合理安全的范围内，对某些特殊的患者应采取必要的防护措施。②造影剂用药安全问题，因为 CT 造影剂为碘剂，需要严格把控患者的适用范围、禁忌证；对绝对禁忌证的患者禁止行 CTP 检查，推荐其他检查。对检查患者应做好碘剂过敏试验，防止在检查中出现危重或危及生命的过敏反应，一旦发生需做好急救措施。

与 CT 相比，磁共振灌注成像虽然相对安全，且可采取无静脉注射造影的灌注成像（ASL）代替注射造影剂的灌注成像，但是由于成像时间过长，对患者检查中的耐受性相对要求较高，而且也有少部分禁忌证患者无法接受检查。

四、MRI 磁敏感成像在颅脑损伤中的应用

磁敏感加权成像（susceptibility weighted imaging，SWI）利用高分辨率梯度回波扫描产生幅度图（magnitude imaging）与相位图（phase image）融合图像，经过处理后对磁性较为敏感的物质产生的信号放大，有效提高了颅内微出血灶的检出。通常用于脑卒中、脑血管畸形的检测，也利于颅脑损伤的诊断及评估预后（图 1-3）。

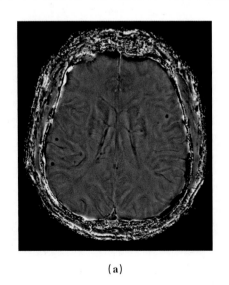
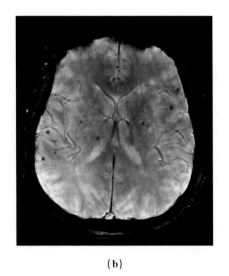

(a)　　　　　　　　　　　　　　　　(b)

图 1-3　病例 3

女性，头部外伤后头痛 3 d，磁敏感成像（SWI）显示两侧大脑半球散在微小出血灶（低信号）。(a) 相位图；(b) 幅度图

颅脑损伤患者中，弥漫性轴索损伤是比较常见的，有学者研究显示，SWI 是通过微血管剪切伤反映轴突损伤的，因此对于观察弥漫性轴索损伤内的出血灶是常规 MRI 的数倍，其敏感性达 99.5%，包括一些隐匿性出血（常规 MRI 及 CT 无法检测到），对于颅脑损伤早期诊断及临床上评估病情发展及预后具有重要的意义，可以提供更加准确可靠的信息。

SWI 也有一定局限性，一方面是它的适用范围与普通 MRI 一致，成像时间较长，要求接受检查的患者耐受性好；另一方面是用来评估轴突损伤时定量分析较困难，这和在 CT 上使用钙化评分来评估冠脉病变的情况相类似。

五、MRI 弥散张量成像在脑损伤中的应用

前面章节我们介绍了 DWI 序列在颅脑损伤中的作用，其只用于检测脑细胞急性水肿、缺血，却无法对颅脑损伤进行损伤程度及预后的评估。磁共振弥散张量成像（diffusion tensor imaging，DTI）是 DWI 衍生的特殊序列，能有效观察并追踪脑白质纤维束走行及结构特点。

与 DWI 不同的是，它加入了"张量"的概念，让矢量方向多元化。我们可以将弥散张量视为一个球体，DTI 的图像对于每个扩散梯度方向都有一个张量数值，每个数值代表该部位水分子的扩散状态，最后每个部位生成至少 6 个扩散梯度方向，综合生成一组向量，用于生成大脑白质结构连接图，现在 DTI 协议中最多可产生 30 个张量方向。

DTI 参数主要包括平均弥散率（mean diffusivity，MD）、各向异性分数（fractional anisotropy，FA）、相对各向异性（relative anisotropy，RA）、容积比指数（volume ratio，VR），而常用于临床评估病情的指标主要是 MD 和 FA。MD 表示某个区域的平均弥散能力，MD 只与弥散的大小有关，与方向无关，MD 越大，该部位含自由水越多。FA 是水分子各向异性成分占整个弥散张量的比例，与组织的扩散方向有关，正常情况下 FA 越大，该部位或组织水分子扩散具有一定规律方向性，如大脑白质纤维，FA 值趋近 1；FA 值越小代表该部位或组织水分子的方向无规律，趋近 0，如脑脊液等。

常规的 MRI 可以清晰地显示脑白质与灰质结构及差异性，但无法显示大脑白质纤维的走行方向，因而无法从影像解剖上观察白质纤维的信息。DTI 利用水分子在脑组织内依赖特定方向性这个特点，利用 FA 的特性通过计算机模拟合成技术，能显示完整的大脑白质纤维走行结构图并获得其功能特征。通过 DTI 获得的大脑白质纤维成像图，称为弥散张量纤维束成像（diffusion tensor tractography，DTT），用于观察脑内白质纤维相互连接的网格结构。

DTI 适用于中枢神经系统的各类疾病，包括脑缺血、变性、脑退行性疾病等，而在颅脑损伤中对于 DAI 价值更高。脑损伤后，病变部位 FA 值随着严重程度而下降，MD 值则升高。美国学者对全国的橄榄球联盟退役球员做了研究，认知受损组的两侧额

叶、顶叶、胼胝体和颞叶 FA 值均有不同程度的下降。DA 对 I 由于剪切力对脑组织的影响，脑内各部分的密度和刚性不同，因此会引起牵拉伤，导致大脑白质纤维损伤甚至断裂，行 DTI 检查可发现损伤部位 FA 值明显下降；颅脑损伤所致的 DAI 在初期（24 h 内），FA 呈轻度下降，随时间推移会有明显下降。有学者对不同程度的 DAI 行 DTI 研究，重型 DAI 患者的 FA 值下降程度明显大于中型和轻型组，表明 DTI 对颅脑损伤特别是 DAI 有重要的价值（图 1-4）。

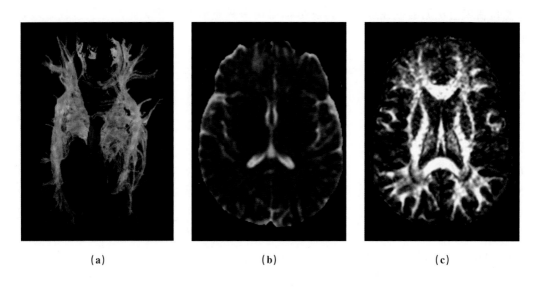

(a)　　　　　　　　(b)　　　　　　　　(c)

图 1-4　病例 4

男性，41 岁，急性颅脑损伤，右额叶挫伤，MRI 弥散张量成像，（a）Average DC 图；（b）纤维束示踪图，显示右额叶纤维束较对侧减少、稀疏；（c）FA 图显示病变区 FA 值减低

但 DTI 也有局限性，仅在特定 TBI 人群研究中的检测比较敏感，目前还没有研究证明 DTI 可以用于诊断单个患者的轻度颅脑损伤。

六、神经影像学新技术的展望

常规的神经影像学及功能成像技术对颅脑损伤的辅助诊断在各个方面均显示出很大的优势，包括诊断及鉴别诊断、病理过程、损伤机制、损伤部位、治疗前后及预后的评估都具有很大的意义，但各种检查手段方法也有相对的局限性及不足，因此神经影像学未来发展的空间仍然很大，目前该领域主要在两个方向发展。

（1）继续开发神经影像功能成像新技术，特别是 MRI 多序列多参数及多模态的成像，弥补现有成像技术的不足，更好地为颅脑损伤的诊治服务。

（2）建立规范的神经影像数据库，利用计算机辅助诊断和机器学习、人工智能，找出神经影像学与颅脑损伤的病因学、临床或预后相关性及因素，提高诊断的时效性，早期预测疾病结果，并最终指导临床治疗方向。

第四节　颅脑损伤的临床处置原则

颅脑损伤患者应根据其损伤程度采取相应的临床治疗措施，轻型颅脑损伤患者大多只需保守治疗，而重型颅脑损伤患者可能须行去骨瓣减压术等外科处理。重型颅脑损伤是临床上常见的一种危重症，也是死亡率和致残率较高的疾病之一。通过对颅脑损伤患者进行积极有效的临床干预，能够极大地提高患者的预后。本节就重型颅脑损伤患者目前较新的临床处置原则及研究进行简要介绍。

一、颅脑损伤患者的急救与转运

颅脑损伤患者病情危重、变化迅速，急救应从受伤现场开始，根据患者受伤及查体情况，对伤情进行初步判断后，予以对应的急救处置，包括开放气道、心肺复苏、止血、液体复苏、吸氧、脱水等治疗。对有呼吸、循环障碍的患者，应及时建立人工气道、辅助呼吸、液体复苏等，确保患者血氧饱和度不低于 90% 及收缩压不低于 90 mmHg，并尽量保持患者脑灌注压的稳定。当颅脑损伤患者出现脑疝的征象时，如果条件允许可通过轻度的过度换气进行急救，一般将呼气末 CO_2 分压维持在 30～35 mmHg，即可降低颅内压，但发挥作用时间短暂，只能作为急救措施。

应根据颅脑损伤患者的危重程度、转运路途及转运工具的情况，来综合判断患者能否进行转运。将颅脑损伤患者迅速转运至有救治能力的医疗机构，进行更高级别的生命支持治疗，尽快完善头颅 CT 等相关检查，以及时明确诊断，根据伤情判断是否需行急诊手术，并予以其他相应的处置。在院前急救中，转运越及时，医疗机构的救治水平越高，患者的死亡率和致残率也就越低。

二、颅脑损伤患者的特殊监测措施

颅脑损伤患者入院后都应进行相应的重症监护，对患者进行实时监测，一旦病情出现变化，可以尽早发现患者的潜在危险，并及时采取相应的干预措施。在颅脑损伤患者的救治过程中，除了常规的生命体征监测外，还可以采取一些特殊的监测措施，为患者治疗方案的选择提供更加科学的判断依据。目前最常用且最有意义的特殊监测手段是颅内压监测，其他特殊监测措施还包括脑灌注压监测、脑电图监测及脑微透析技术等。

（一）颅内压监测

颅内压（intracranial pressure，ICP）是指颅腔内不可压缩组织（如脑组织、脑血容量和脑脊液）对颅腔壁产生的压力，正常成人侧卧位时颅内压为 5～15 mmHg，颅脑损伤后颅内压升高是导致继发性脑损伤的重要原因，有研究表明颅脑损伤患者的颅内压持续高于 22 mmHg 时，其死亡率明显增加。颅内压监测目前已成为神经重症监护的重要手段。颅内压监测可分为有创和无创两大类，大多采用的是有创颅内压监测。根据监测部位的不同，有创颅内压监测分为脑室内监测、脑实质内监测、蛛网膜下腔监测、硬膜下或硬膜外监测等。脑室内导管法监测颅内压是最为精确、可靠的，同时可以通过导管引流脑脊液而起到部分治疗作用，是目前颅内压监测的金标准。目前临床上进行颅内压监测的指征如下。①重型颅脑损伤患者（GCS 3～8 分），头颅 CT 异常者（颅内血肿、脑挫伤、脑肿胀、脑积水及基底池受压等）。②颅脑损伤患者头颅 CT 无明显异常，但合并以下两项及以上特征者：年龄＞40 岁，单侧或双侧肢体动作异常（去大脑强直、去皮质强直、偏瘫等），收缩压＜90 mmHg。对重型颅脑损伤患者进行颅内压监测，可以尽早发现患者颅内伤情变化，可以更为直观、准确地评估其病情进展，进而指导临床治疗，尤其在针对部分患者是否进行手术及手术时机的选择上尤为重要，有助于提高颅脑损伤患者的治疗效果，降低其死亡率。

而无创颅内压监测目前多处于研究阶段，根据不同的监测原理，无创颅内压监测分为脑电阻抗监测、鼓膜移位监测、经颅多普勒监测、近红外光谱监测、视神经鞘直径监测、前囟测压监测等技术，但由于上述无创监测技术的要求高、精度差，还无法运用到临床。

（二）脑灌注压监测

脑灌注压（cerebral perfusion pressure，CPP）是平均动脉压（mean arterial blood pressure，MAP）减去颅内压，对患者进行脑灌注压的监测是在颅内压监测的基础上进行的。当脑灌注压维持在 70～120 mmHg 时，其颅内的血管能够发挥自动调节的功能，从而能够维持颅内血流量的恒定。在颅脑损伤中，颅内血管的调节机制受到损害，导致脑灌注压的调节失衡。通常认为脑灌注压＜50 mmHg 是颅内出现局部缺血灶的阈值，若患者脑灌注压持续低于50 mmHg，提示其预后不佳。研究表明，颅脑损伤患者的脑灌注压应维持在 50～70 mmHg，这样既能满足脑组织代谢所需的血流量，又能维持颅内低水平的毛细血管静水压，从而有利于损伤后脑组织水肿的吸收。

（三）脑电图监测

在重型颅脑损伤患者中，早期创伤后癫痫的发病率为 10％～20％；癫痫大发作会增加患者颅内压升高的程度和时长，死亡率也会随之增加。颅脑损伤患者脑电图（electroencephalogram，EEG）的异常程度与脑组织的损伤程度呈正相关，而且越早对患者进行脑电图监测，其异常脑电图的阳性率也就越高，随着颅脑损伤患者的恢复，其异常的脑电图也有不同程度的改善；对颅脑损伤患者进行早期动态的脑电图监测，可以有效发现其脑组织的异常电活动，从而进一步指导治疗、判断疗效及预后。

（四）脑微透析技术

脑微透析技术是将一种尖端由半渗透性膜制成的微导管置入待检测的脑实质中，通过透析原理来收集局部脑组织产生的代谢产物，包括葡萄糖、乳酸、丙酮酸、甘油和谷氨酸等，在进一步分析上述代谢产物的量及比例之后，可以得出脑组织局灶即时的能量代谢情况，进而判断脑组织是否发生了脑缺血等继发性损伤。对颅脑损伤患者进行脑微透析监测，可以在患者的临床征象恶化和颅内压升高之前，发现脑缺血等继发性损伤，因此可以将部分患者的救治时间窗口前移，从而提高救治能力。微透析还可以监测脑组织对部分药物的渗透情况，判断不同情况下药物透过血脑屏障的能力及其有效浓度，从而更好地指导临床用药。但脑微透析监测同样存在很大的限制，不仅有创，且只能监测局部病灶，想要推广到临床使用仍须进一步改进和优化。

随着各种监测技术的不断发展，这增强了对颅脑损伤患者监测的实时性与全面性，可以更好地监测患者病理生理的变化情况，进一步提高对患者的救治能力。了解各种监测方式的优缺点，并根据患者具体情况采用个体化的监测措施和治疗方案，才能进一步地降低颅脑损伤患者的病死率和致残率。

三、颅脑损伤患者的治疗措施

颅脑损伤患者治疗的首要原则是维持足够的脑血流量灌注，避免脑组织缺氧，具体来说就是要维持颅内压低于 20 mmHg，脑灌注压在 50～70 mmHg。颅脑损伤患者应根据其具体的损伤情况采取对应的治疗措施，应进行个体化的药物治疗及综合处置，下文将简要介绍颅脑损伤患者治疗措施中的去骨瓣减压手术治疗、部分常规用药及有望发挥更多治疗作用的药物及措施等。

（一）手术治疗

颅脑损伤患者是否要进行紧急手术治疗，取决于有无急性进行性颅内压增高及脑组织受压的程度。去骨瓣减压术是通过去除部分颅骨、清除颅内血肿及部分失活的脑组织，以达到降低颅内压的目的，从而减少脑组织的进一步受压、缺氧等，是治疗难治性颅内高压的最后手段，通常作为二线的治疗方案。去骨瓣减压术可以有效降低部分难治性颅内高压颅脑损伤患者的病死率，改善其预后。其手术的指征：①颅脑损伤出现脑疝征象者；②CT 显示挫伤、出血、水肿等导致占位效应明显者（中线移位、基地池受压等）；③颅内压进行性升高，颅内压＞30 mmHg，并持续 30 min 以上者。根据患者受伤的具体情况，行一侧或双侧去骨瓣减压术，去除骨瓣的面积，单侧约为 12 cm×15 cm，双侧约为 10 cm×25 cm。一般术后 3～4 个月，患者病情稳定后，可行颅骨修补术。

（二）药物治疗

1. 脱水药

甘露醇对颅脑损伤后出现的脑疝和颅内压增高有确切的治疗作用，治疗剂量为 0.25～1 g/kg，在快速静滴甘露醇 15～30 min 后开始起渗透脱水的作用，效果一般可维持 4h 左右。3%的高渗盐溶液也可以作为脱水药来治疗颅脑损伤患者，高渗盐可以降低患者的脑血管张力，从而增加脑组织氧分压和脑血流量，减轻脑组织水肿；一般对甘露醇疗效不佳的颅内高压患者可选择高渗盐。甘露醇有导致肾衰的风险，因此要警惕患者的肾功能，而高渗盐则有导致肺水肿的风险；在对颅脑损伤患者进行脱水治疗时，应注意维持其水电解质平衡，并将患者的血浆渗透压控制在 320 mmol/L 以下。

2. 纳洛酮

纳洛酮属于阿片类受体拮抗剂，可透过血脑屏障竞争性抑制阿片类受体来发挥作用。纳洛酮可以有效减少颅脑损伤患者脑组织中内源性内啡肽的继发性损伤作用，并可以减少炎性介质的释放，抑制氧自由基的产生，减少脂质过氧化反应，提高神经元细胞膜上的 Na^+-K^+-ATP 酶的活性，进而改善患者脑组织的缺氧，减轻其颅内压的增高。目前临床上常用的治疗剂量为 0.3 mg/kg，滴注 3 d 后，剂量调整为 4.8 mg/d，并连用 7 d。

3. 抗癫痫药

颅脑损伤后患者癫痫的发生率与损伤时脑组织的具体部位息息相关，尤其当患者的脑组织出现创伤后瘢痕时，癫痫的发生率将会明显增加。早期癫痫发作会导致患者颅内压的急剧升高，加剧脑组织的损伤，尤其当颅脑损伤患者合并穿通伤、颅骨凹陷性骨折、皮质挫伤、硬膜下血肿或硬膜外血肿等早期癫痫的高危因素时，应常规应用抗癫痫药 7 d，以预防癫痫发作，但一般对于创伤后迟发性癫痫，原则上不建议预防用药。

4. 他汀类药物

他汀类药物是羟甲基戊二酰辅酶 A 还原酶的抑制剂，主要作用是减少胆固醇的合成；但研究表明其还具有减轻神经元损伤、减轻炎症反应、减少细胞凋亡的作用。不仅在动物实验中证实他汀类药物有利于神经损伤的修复，而且还在一项临床实验中发现，有他汀类药物服用史的老年颅脑损伤患者，其生存率及预后都相对较好。他汀类药物有望成为治疗颅脑损伤的一类新药，但需进一步的基础和临床研究。

5. 促红细胞生成素

促红细胞生成素（erythropoietin，EPO）是一种内源性激素，主要作用是促进机体内血细胞红系分化增殖，并促进造血，其能否用于治疗颅脑损伤患者还有争议。曾有研究表明促红细胞生成素具有保护神经、促进神经再生的作用，可能会改善颅脑损伤患者的预后，但有增加深静脉血栓的风险。最近的多中心临床随机对照实验表明并不支持上述的结论。因此，促红细胞生成素对重型颅脑损伤患者的预后是否有影响仍不明确，仍需进一步的研究。

（三）其他治疗措施

1. 高压氧治疗

高压氧（hyperbaric oxygen）治疗是指患者在高于 1 个大气压的环境中吸入 100% 纯氧的治疗。高压氧治疗可以改善颅脑损伤患者脑组织内线粒体的功能，增加三磷酸腺苷的合成，提高脑组织氧分压，进而降低颅内压、减轻脑水肿，同时还能抑制脑组织损伤后毒性物质的产生，减轻继发性损伤。虽然高压氧治疗可以降低颅脑损伤患者的病死率、改善预后，但由于其疗效有限，且存在着损伤患者耳朵、鼻窦及肺等组织的风险，因而并未被纳入颅脑损伤患者的标准治疗中。目前高压氧的具体治疗时机、剂量和疗程都存在着一定的争议，需要更深入的研究，以提高其在颅脑损伤患者治疗中的作用。

2. 亚低温治疗

在治疗颅脑损伤患者时，亚低温治疗可以降低患者的颅内压、降低脑组织代谢、抑制内源性有害因子、减轻线粒体功能紊乱等，一直被认为是一种有效的治疗方式。但近期一些临床试验表明，亚低温治疗可能对颅脑损伤患者无效，甚至会导致部分患者的预后更差，但仍然认为可以对部分难治性颅内高压患者发挥有效的作用。只有对亚低温治疗进行更多的基础和临床研究，且以下问题取得更加统一的标准后，如治疗时患者的筛选、低温的方式、治疗的时间窗、复温的时间及并发症的防治等，亚低温治疗才可能作为颅脑损伤患者的常规治疗手段。

3. 预防血栓形成

颅脑损伤是深静脉血栓形成的独立危险因素；颅脑损伤患者在未采取任何预防措施的情况下，其深静脉血栓的发生率高达20%，且肺栓塞的发生率为0.38%。一般对颅脑损伤患者早期采用被动活动肢体或弹力袜等物理方式来预防其深静脉血栓的发生；在对颅脑损伤患者进行连续CT检查，显示其无进一步出血征象，以及在有创操作24h后，可对患者给予药物预防血栓形成的治疗。

4. 营养支持治疗

颅脑损伤患者由于伤后的应激反应，导致机体多处于高代谢状态，应对患者进行早期的营养支持治疗，可降低死亡率和感染率。颅脑损伤患者应当按照其平均静息代谢消耗能量的140%来补充，早期对颅脑损伤患者进行肠外营养治疗是较为安全的，多在其伤后24～72 h开始进行，待患者伤后3～5 d胃肠道功能有所恢复后，应由肠外营养过渡到肠内营养，在对患者进行肠外营养治疗时应警惕高血糖的发生。

5. 干细胞移植治疗

在颅脑损伤患者的治疗中，干细胞和神经祖细胞移植作为一种新的再生性治疗方式具有很大的发展潜力，研究表明将干细胞移植到受损的脑组织后，可分化成神经元细胞，并产生抑制炎症及局部的神经营养作用。据已报道的两项临床试验研究表明，颅脑损伤患者越年轻、越早进行干细胞移植治疗，其预后也就越好；而且在干细胞移植治疗中，间充质干细胞的应用前景最好。但是在具体的治疗细节上仍存在诸多难题，如干细胞的最佳移植类型、移植剂量、移植途径及监测指标等，目前都没有统一的标准，而且在起效机制方面仍没有完全明确。

颅脑损伤患者的治疗，应根据具体情况进行个性化分析，采取相应的综合治疗方案。及时、有效的院前急救转运和手术治疗是抢救重型颅脑损伤患者的首要措施；有效的监测措施能够及时反映患者的病情变化进而指导治疗；药物治疗主要是防治脑水肿，降低颅内压，避免脑组织缺氧，减轻继发性脑损伤；高压氧及其他治疗方式可能会改善患者预后，但需要更多的基础和临床研究。目前神经营养药物种类繁多，但多数效果不确切，本章节未做介绍。颅脑损伤的救治仍是世界性难题，很难在短期内取得突破性进展，仍需大量的基础研究和临床实验，才有可能逐步提高对颅脑损伤患者的治疗效果。

参考文献

[1] COBURN K. Traumatic brain injury：the silent epidemic [J]. AACN clinical issues in critical care nursing，1992，3(1)：9-18.

[2] National Institute of Neurological Disorders and Stroke. Traumatic Brain Injury Information Page [EB]. https://www. ninds. nih. gov/Disorders/All-Disorders/Traumatic-Brain-Injury-Information-Page/2019-12-25.

[3] CIFU D，HURLEY R，PETERSON M，et al. VA/DoD clinical practice guideline for management of concussion/mild traumatic brain injury [J]. Journal of Rehabilitation Research & Development，2009，46(6)：1-60.

[4] MAAS A I，STOCCHETTI N，BULLOCK R. Moderate and severe traumatic brain injury in adults [J]. The Lancet Neurology，2008，7(8)：728-741.

[5] BALESTRERI M，CZOSNYKA M，Chatfield D A，et al. Predictive value of Glasgow Coma Scale after brain trauma：change in trend over the past ten years [J]. Journal of neurology，neurosurgery and psychiatry，2004，75(1)：161-162.

[6] STOCCHETTI N，PAGAN F，CALAPPI E，et al. Inaccurate early assessment of neurological severity in head injury [J]. Journal of neurotrauma，2004，21(9)：1131-1140.

[7] SONG S Y，LEE S K，EOM K S. Analysis of Mortality and Epidemiology in 2617 Cases of Traumatic Brain Injury：Korean Neuro-Trauma Data Bank System 2010-2014 [J]. Journal of Korean Neurosurgical Society，2016，59(5)：485-491.

[8] DEWAN M C，RATTANI A，GUPTA S，et al. Estimating the global incidence of traumatic brain injury [J]. Journal of neurosurgery，2018，130(4)：1-18.

[9] JIANG J Y，GAO G Y，FENG J F，et al. Traumatic brain injury in China [J]. The Lancet Neurology，2019，18(3)：286-295.

[10] TROPEANO M P，SPAGGIARI R，ILEYASSOFF H，et al. A comparison of publication to TBI burden ratio of low- and middle-income countries versus high-income countries：how can we improve worldwide care of TBI? [J]. Neurosurgical focus，2019，47(5)：E5.

[11] FROST R B，FARRER T J，PRIMOSCH M，et al. Prevalence of traumatic brain injury in the general adult population：a meta-analysis [J]. Neuroepidemiology，2013，40(3)：154-159.

[12] MCKINLAY A，GRACE R C，HORWOOD L J，et al. Prevalence of traumatic brain injury among children，adolescents and young adults：prospective evidence from a birth cohort [J]. Brain injury，2008，22(2)：175-181.

[13] HAARBAUER-KRUPA J，LEE A H，BITSKO R H，et al. Prevalence of Parent-Reported Traumatic Brain Injury in Children and Associated Health Conditions [J]. JAMA Pediatrics，2018，172(11)：1078-1086.

[14] TAYLOR C A, BELL J M, BREIDING M J, et al. Traumatic Brain Injury-Related Emergency Department Visits, Hospitalizations, and Deaths[J]Morbidity and mortality weekly report Surveillance summaries, 2017, 66(9): 1-16.

[15] YUAN Q, LIU H, WU X, et al. Characteristics of acute treatment costs of traumatic brain injury in Eastern China--a multi-centre prospective observational study [J]. Injury, 2012, 43 (12): 2094-2099.

[16] JENNETT B, BOND M. Assessment of outcome after severe brain damage [J]. Lancet (London, England), 1975, 1(7905): 480-484,

[17] DECUYPERE M, KLIMO P. Spectrum of traumatic brain injury from mild to severe [J]. The Surgical clinics of North America, 2012, 92(4): 939-957.

[18] PEREL P, ARANGO M, CLAYTON T, et al. Predicting outcome after traumatic brain injury: practical prognostic models based on large cohort of international patients [J]. BMJ (Clinical research ed), 2008, 336(7641): 425-429.

[19] WEPPNER J, LINSENMEYER M, IDE W. Military Blast-Related Traumatic Brain Injury [J]. Current Physical Medicine and Rehabilitation Reports, 2019, 7(4): 323-332.

[20] MAYORGA M A. The pathology of primary blast overpressure injury [J]. Toxicology, 1997, 121(1): 17-28.

[21] OWENS B D, KRAGH J F, JR., WENKE J C, et al. Combat wounds in operation Iraqi Freedom and operation Enduring Freedom [J]. The Journal of trauma, 2008, 64(2): 295-299.

[22] THEADOM A, STARKEY N J, DOWELL T, ET AL. Sports-related brain injury in the general population: an epidemiological study [J]. Journal of science and medicine in sport, 2014, 17(6): 591-596.

[23] REGISTER-MIHALIK J K, GUSKIEWICZ K M, MCLEOD T C, et al. Knowledge, attitude, and concussion-reporting behaviors among high school athletes: a preliminary study [J]. Journal of athletic training, 2013, 48(5): 645-653.

[24] PRIEN A, GRAFE A, RÖSSLER R, et al. Epidemiology of Head Injuries Focusing on Concussions in Team Contact Sports: A Systematic Review [J]. Sports medicine (Auckland, NZ), 2018, 48(4): 953-969.

[25] PELLMAN E J, POWELL J W, VIANO D C, et al. Concussion in professional football: epidemiological features of game injuries and review of the literature--part 3 [J]. Neurosurgery, 2004, 54(1): 81-96.

[26] THEADOM A, MAHON S, HUME P, et al. Incidence of Sports-Related Traumatic Brain Injury of All Severities: A Systematic Review [J]. Neuroepidemiology, 2020, 54(2): 192-199.

[27] MARAR M, MCILVAIN N M, FIELDS S K, et al. Epidemiology of concussions among United States high school athletes in 20 sports [J]. The American journal of sports medicine, 2012, 40 (4): 747-755.

[28] LEHMAN E J, HEIN M J, BARON S L, et al. Neurodegenerative causes of death among retired National Football League players [J]. Neurology, 2012, 79(19): 1970-1974.

[29] HUME P A, THEADOM A, LEWIS G N, et al. A Comparison of Cognitive Function in Former

Rugby Union Players Compared with Former Non-Contact-Sport Players and the Impact of Concussion History [J]. Sports medicine (Auckland, NZ), 2017, 47(6): 1209-1220.

[30] WINKLER E A, MINTER D, YUE J K, et al. Cerebral Edema in Traumatic Brain Injury: Pathophysiology and Prospective Therapeutic Targets [J]. Neurosurgery clinics of North America, 2016, 27(4): 473-488.

[31] ROSENFELD J V, MAAS A I, BRAGGE P, et al. Early management of severe traumatic brain injury [J]. Lancet (London, England), 2012, 380(9847): 1088-1098.

[32] PUDENZ R H, SHELDEN C H. The lucite calvarium: a method for direct observation of the brain: cranial trauma and brain movement [J]. Journal of neurosurgery, 1946, 3(6): 487-505.

[33] ANDRIESSEN T M, JACOBS B, VOS P E. Clinical characteristics and pathophysiological mechanisms of focal and diffuse traumatic brain injury [J]. Journal of cellular and molecular medicine, 2010, 14(10): 2381-2392.

[34] GENTRY L R, GODERSKY J C, THOMPSON B. MR imaging of head trauma: review of the distribution and radiopathologic features of traumatic lesions [J]. AJR American journal of roentgenology, 1988, 150(3): 663-672.

[35] BLACK K L, HANKS R A, WOOD D L, et al. Blunt versus penetrating violent traumatic brain injury: frequency and factors associated with secondary conditions and complications [J]. The Journal of head trauma rehabilitation, 2002, 17(6): 489-496.

[36] LING G S, ECKLUND J M. Traumatic brain injury in modern war [J]. Current opinion in anaesthesiology, 2011, 24(2): 124-130.

[37] CERNAK I, NOBLE-HAEUSSLEIN L J. Traumatic brain injury: an overview of pathobiology with emphasis on military populations [J]. Journal of Cerebral Blood Flow & Metabolism, 2010, 30(2): 255-266.

[38] PRINS M, GRECO T, ALEXANDER D, et al. The pathophysiology of traumatic brain injury at a glance [J]. Disease models & mechanisms, 2013, 6(6): 1307-1315.

[39] NAMJOSHI D R, GOOD C, CHENG W H, et al. Towards clinical management of traumatic brain injury: a review of models and mechanisms from a biomechanical perspective [J]. Disease models & mechanisms, 2013, 6(6): 1325-1338.

[40] DORSETT C R, MCGUIRE J L, DEPASQUALE E A, et al. Glutamate Neurotransmission in Rodent Models of Traumatic Brain Injury [J]. Journal of neurotrauma, 2017, 34(2): 263-272.

[41] VAN LANDEGHEM F K, WEISS T, OEHMICHEN M, et al. Decreased expression of glutamate transporters in astrocytes after human traumatic brain injury [J]. Journal of neurotrauma, 2006, 23(10): 1518-1528.

[42] MELDRUM B S. Glutamate as a neurotransmitter in the brain: review of physiology and pathology [J]. The Journal of nutrition, 2000, 130(4S Suppl): 1007-1015.

[43] LUO P, FEI F, ZHANG L, et al. The role of glutamate receptors in traumatic brain injury: implications for postsynaptic density in pathophysiology [J]. Brain research bulletin, 2011, 85(6): 313-320.

[44] BRUSTOVETSKY T, BOLSHAKOV A, BRUSTOVETSKY N. Calpain activation and Na+/

Ca2+ exchanger degradation occur downstream of calcium deregulation in hippocampal neurons exposed to excitotoxic glutamate [J]. Journal of neuroscience research, 2010, 88(6): 1317-1328.

[45] GIROUARD H, WANG G, GALLO E F, et al. NMDA receptor activation increases free radical production through nitric oxide and NOX2 [J]. The Journal of neuroscience : the official journal of the Society for Neuroscience, 2009, 29(8): 2545-2552.

[46] WEBER J T. Altered calcium signaling following traumatic brain injury [J]. Frontiers in pharmacology, 2012, 3:60.

[47] LEWÉN A, MATZ P, CHAN P H. Free radical pathways in CNS injury [J]. Journal of neurotrauma, 2000, 17(10): 871-890.

[48] NG S Y, LEE A Y W. Traumatic Brain Injuries: Pathophysiology and Potential Therapeutic Targets [J]. Frontiers in cellular neuroscience, 2019, 13:528.

[49] KATAYAMA Y, BECKER D P, TAMURA T, et al. Massive increases in extracellular potassium and the indiscriminate release of glutamate following concussive brain injury [J]. Journal of neurosurgery, 1990, 73(6): 889-900.

[50] KAWAMATA T, KATAYAMA Y, HOVDA D A, et al. Administration of excitatory amino acid antagonists via microdialysis attenuates the increase in glucose utilization seen following concussive brain injury [J]. Journal of Cerebral Blood Flow & Metabolism, 1992, 12(1): 12-24.

[51] DESHPANDE L S, SUN D A, SOMBATI S, et al. Alterations in neuronal calcium levels are associated with cognitive deficits after traumatic brain injury [J]. Neuroscience letters, 2008, 441(1): 115-119.

[52] SATCHELL M A, ZHANG X, KOCHANEK P M, et al. A dual role for poly-ADP-ribosylation in spatial memory acquisition after traumatic brain injury in mice involving NAD+ depletion and ribosylation of 14-3-3gamma [J]. Journal of neurochemistry, 2003, 85(3): 697-708.

[53] YOSHINO A, HOVDA D A, KAWAMATA T, et al. Dynamic changes in local cerebral glucose utilization following cerebral conclusion in rats: evidence of a hyper- and subsequent hypometabolic state [J]. Brain research, 1991, 561(1): 106-119.

[54] HOVDA D, LE H, LIFSHITZ J, et al. Long-term changes in metabolic rates for glucose following mild, moderate and severe concussive head injuries in adult rats [J]. J Neurosci, 1994, 20:845.

[55] Thomas S, Prins M L, Samii M, et al. Cerebral metabolic response to traumatic brain injury sustained early in development: a 2-deoxy-D-glucose autoradiographic study [J]. Journal of neurotrauma, 2000, 17(8): 649-665.

[56] GOLDING E M, ROBERTSON C S, BRYAN R M, JR. The consequences of traumatic brain injury on cerebral blood flow and autoregulation: a review [J]. Clinical and experimental hypertension, 1999, 21(4): 299-332.

[57] BALABANOV R, GOLDMAN H, MURPHY S, et al. Endothelial cell activation following moderate traumatic brain injury [J]. Neurological research, 2001, 23(2-3): 175-182.

[58] HATTORI N, HUANG S C, WU H M, et al. Correlation of regional metabolic rates of glucose with glasgow coma scale after traumatic brain injury [J]. Journal of nuclear medicine : official

publication, Society of Nuclear Medicine, 2003, 44(11): 1709-1716.

[59] HALL E D, DETLOFF M R, JOHNSON K, et al. Peroxynitrite-mediated protein nitration and lipid peroxidation in a mouse model of traumatic brain injury [J]. Journal of neurotrauma, 2004, 21(1): 9-20.

[60] SINGH I N, SULLIVAN P G, DENG Y, et al. Time course of post-traumatic mitochondrial oxidative damage and dysfunction in a mouse model of focal traumatic brain injury: implications for neuroprotective therapy [J]. Journal of Cerebral Blood Flow & Metabolism, 2006, 26 (11): 1407-1418.

[61] DENG Y, THOMPSON B M, GAO X, et al. Temporal relationship of peroxynitrite-induced oxidative damage, calpain-mediated cytoskeletal degradation and neurodegeneration after traumatic brain injury [J]. Experimental neurology, 2007, 205(1): 154-165.

[62] ANSARI M A, ROBERTS K N, SCHEFF S W. Oxidative stress and modification of synaptic proteins in hippocampus after traumatic brain injury [J]. Free radical biology & medicine, 2008, 45(4): 443-452.

[63] SCHIMMEL S J, ACOSTA S, LOZANO D. Neuroinflammation in traumatic brain injury: A chronic response to an acute injury [J]. Brain circulation, 2017, 3(3): 135-142.

[64] BRENNAN A M, SUH S W, WON S J, et al. NADPH oxidase is the primary source of superoxide induced by NMDA receptor activation [J]. Nature neuroscience, 2009, 12(7): 857-863.

[65] ABRAMOV A Y, DUCHEN M R. Mechanisms underlying the loss of mitochondrial membrane potential in glutamate excitotoxicity [J]. Biochimica et biophysica acta, 2008, 1777 (7-8): 953-964.

[66] ROBERTSON C L. Mitochondrial dysfunction contributes to cell death following traumatic brain injury in adult and immature animals [J]. Journal of bioenergetics and biomembranes, 2004, 36 (4): 363-368.

[67] ANKARCRONA M, DYPBUKT J M, BONFOCO E, et al. Glutamate-induced neuronal death: a succession of necrosis or apoptosis depending on mitochondrial function [J]. Neuron, 1995, 15 (4): 961-973.

[68] WERNER C, ENGELHARD K. Pathophysiology of traumatic brain injury [J]. British journal of anaesthesia, 2007, 99(1): 4-9.

[69] GIUNTA B, OBREGON D, VELISETTY R, et al. The immunology of traumatic brain injury: a prime target for Alzheimer's disease prevention [J]. Journal of neuroinflammation, 2012, 9: 185.

[70] FLUITER K, OPPERHUIZEN A L, MORGAN B P, et al. Inhibition of the membrane attack complex of the complement system reduces secondary neuroaxonal loss and promotes neurologic recovery after traumatic brain injury in mice [J]. The Journal of Immunology, 2014, 192(5): 2339-2348.

[71] BELLANDER B M, SINGHRAO S K, OHLSSON M, et al. Complement activation in the human brain after traumatic head injury [J]. Journal of neurotrauma, 2001, 18(12): 1295-1311.

[72] PEARN M L, NIESMAN I R, EGAWA J, et al. Pathophysiology Associated with Traumatic Brain Injury: Current Treatments and Potential Novel Therapeutics [J]. Cellular and molecular

neurobiology，2017，37(4)：571-585.

[73] SHARP D J，SCOTT G，LEECH R. Network dysfunction after traumatic brain injury [J]. Nature reviews Neurology，2014，10(3)：156-166.

[74] NORTON L，HUTCHISON R M，YOUNG G B，et al. Disruptions of functional connectivity in the default mode network of comatose patients [J]. Neurology，2012，78(3)：175-181.

[75] BOUMA G J，MUIZELAAR J P，STRINGER W A，et al. Ultra-early evaluation of regional cerebral blood flow in severely head-injured patients using xenon-enhanced computerized tomography [J]. Journal of neurosurgery，1992，77(3)：360-368.

[76] INOUE Y，SHIOZAKI T，TASAKI O，et al. Changes in cerebral blood flow from the acute to the chronic phase of severe head injury [J]. Journal of neurotrauma，2005，22(12)：1411-1418.

[77] KELLY D F，KORDESTANI R K，MARTIN N A，et al. Hyperemia following traumatic brain injury：relationship to intracranial hypertension and outcome [J]. Journal of neurosurgery，1996，85(5)：762-771.

[78] KELLY D F，MARTIN N A，KORDESTANI R，et al. Cerebral blood flow as a predictor of outcome following traumatic brain injury [J]. Journal of neurosurgery，1997，86(4)：633-641.

[79] DEWITT D S，PROUGH D S. Traumatic cerebral vascular injury：the effects of concussive brain injury on the cerebral vasculature [J]. Journal of neurotrauma，2003，20(9)：795-825.

[80] POVLISHOCK J T，BECKER D P，CHENG C L，et al. Axonal change in minor head injury [J]. Journal of neuropathology and experimental neurology，1983，42(3)：225-242.

[81] Giza C C，Hovda D A. The Neurometabolic Cascade of Concussion [J]. Journal of athletic training，2001，36(3)：228-235.

[82] SHARP D J，JENKINS P O. Concussion is confusing us all [J]. Practical neurology，2015，15(3)：172-186.

[83] MCKEE A C，DANESHVAR D H. The neuropathology of traumatic brain injury [J]. Handbook of clinical neurology，2015，127：45-66.

[84] JOHNSON V E，STEWART W，SMITH D H. Axonal pathology in traumatic brain injury [J]. Experimental neurology，2013，246：35-43.

[85] MCKEE A C，CANTU R C，NOWINSKI C J，et al. Chronic traumatic encephalopathy in athletes：progressive tauopathy after repetitive head injury [J]. Journal of neuropathology and experimental neurology，2009，68(7)：709-735.

[86] STERN R A，DANESHVAR D H，BAUGH C M，et al. Clinical presentation of chronic traumatic encephalopathy [J]. Neurology，2013，81(13)：1122-1129.

[87] Altimier L. Shaken baby syndrome [J]. The Journal of perinatal & neonatal nursing，2008，22(1)：68-76.

[88] MIAN M，SHAH J，DALPIAZ A，et al. Shaken Baby Syndrome：a review [J]. Fetal and pediatric pathology，2015，34(3)：169-175.

[89] DIKMEN S，MACHAMER J，FANN J R，et al. Rates of symptom reporting following traumatic brain injury [J]. Journal of the International Neuropsychological Society：JINS，2010，16(3)：401-411.

[90] HAYWARD N M, TUUNANEN P I, IMMONEN R, et al. Magnetic resonance imaging of regional hemodynamic and cerebrovascular recovery after lateral fluid-percussion brain injury in rats [J]. Journal of cerebral blood flow & metabolism, 2011, 31(1): 166-177.

[91] DIXON K J. Pathophysiology of Traumatic Brain Injury [J]. Physical medicine and rehabilitation clinics of North America, 2017, 28(2): 215-225.

[92] STEIN D M, HU P F, BRENNER M, et al. Brief episodes of intracranial hypertension and cerebral hypoperfusion are associated with poor functional outcome after severe traumatic brain injury [J]. The Journal of trauma, 2011, 71(2): 364-373.

[93] MARIN J R, WEAVER M D, YEALY D M, et al. Trends in visits for traumatic brain injury to emergency departments in the United States [J]. Jama, 2014, 311(18): 1917-1919.

[94] Centers for Disease Control and Prevention. Nonfatal traumatic brain injuries related to sports and recreation activities among persons aged≤ 19 years[J]. MMWR: Morbidity and mortality weekly report, 2011, 60(39): 1337-1342.

[95] CORRIGAN J D, SELASSIE A W, ORMAN J A . The epidemiology of traumatic brain injury. [J]. J Head Trauma Rehabil, 2010, 12(2):72-80.

[96] SHETTY V S, REIS M N, AULINO J M, et al. ACR Appropriateness Criteria Head Trauma [J]. Journal of the American College of Radiology : JACR, 2016, 13(6): 668-679.

[97] LIVINGSTON D H, LAVERY R F, PASSANNANTE M R, et al. Emergency department discharge of patients with a negative cranial computed tomography scan after minimal head injury [J]. Annals of surgery, 2000, 232(1): 126-132.

[98] MOWER W R, HOFFMAN J R, HERBERT M, et al. Developing a decision instrument to guide computed tomographic imaging of blunt head injury patients [J]. The Journal of trauma, 2005, 59(4): 954-959.

[99] HERGAN K, SCHAEFER P W, SORENSEN A G, et al. Diffusion-weighted MRI in diffuse axonal injury of the brain [J]. European radiology, 2002, 12(10): 2536-2541.

[100] GALLOWAY N R, TONG K A, ASHWAL S, et al. Diffusion-weighted imaging improves outcome prediction in pediatric traumatic brain injury [J]. Journal of neurotrauma, 2008, 25(10): 1153-1162.

[101] GARNETT M R, BLAMIRE A M, CORKILL R G, et al. Abnormal cerebral blood volume in regions of contused and normal appearing brain following traumatic brain injury using perfusion magnetic resonance imaging [J]. Journal of neurotrauma, 2001, 18(6): 585-593.

[102] ALLEN C J, BALDOR D J, HANNA M M, et al. Early Craniectomy Improves Intracranial and Cerebral Perfusion Pressure after Severe Traumatic Brain Injury [J]. The American surgeon, 2018, 84(3): 443-450.

[103] CHAPLEAU W, AL-KHATIB J, HASKIN D, et al. Advanced trauma life support (ATLS ©): the ninth edition [J]. The journal of trauma and acute care surgery, 2013, 74 (5): 1363-1366.

[104] MCGEHEE B E, POLLOCK J M, MALDJIAN J A. Brain perfusion imaging: How does it work and what should I use? [J]. Journal of magnetic resonance imaging : JMRI, 2012, 36(6):

1257-1272.

[105] WINTERMARK M, REICHHART M, CUISENAIRE O, et al. Comparison of admission perfusion computed tomography and qualitative diffusion- and perfusion-weighted magnetic resonance imaging in acute stroke patients [J]. Stroke, 2002, 33(8): 2025-2031.

[106] DETRE J A, LEIGH J S, WILLIAMS D S, et al. Perfusion imaging [J]. Magnetic resonance in medicine, 1992, 23(1): 37-45.

[107] DEIBLER A R, POLLOCK J M, KRAFT R A, et al. Arterial spin-labeling in routine clinical practice, part 1: technique and artifacts [J]. AJNR American journal of neuroradiology, 2008, 29(7): 1228-1234.

[108] WINTERMARK M, MAEDER P, THIRAN J P, et al. Quantitative assessment of regional cerebral blood flows by perfusion CT studies at low injection rates: a critical review of the underlying theoretical models [J]. European radiology, 2001, 11(7): 1220-1230.

[109] WINTERMARK M, THIRAN J P, MAEDER P, et al. Simultaneous measurement of regional cerebral blood flow by perfusion CT and stable xenon CT: a validation study [J]. AJNR American journal of neuroradiology, 2001, 22(5): 905-914.

[110] LATCHAW R E, YONAS H, HUNTER G J, et al. Guidelines and recommendations for perfusion imaging in cerebral ischemia: A scientific statement for healthcare professionals by the writing group on perfusion imaging, from the Council on Cardiovascular Radiology of the American Heart Association [J]. Stroke, 2003, 34(4): 1084-1104.

[111] AXEL L. Cerebral blood flow determination by rapid-sequence computed tomography: theoretical analysis [J]. Radiology, 1980, 137(3): 679-686.

[112] AXEL L. A method of calculating brain blood flow with a CT dynamic scanner [J]. Advances in neurology, 1981, 30:67-71.

[113] AXEL L. Tissue mean transit time from dynamic computed tomography by a simple deconvolution technique [J]. Investigative radiology, 1983, 18(1): 94-99.

[114] BIVARD A, LEVI C, SPRATT N, et al. Perfusion CT in acute stroke: a comprehensive analysis of infarct and penumbra [J]. Radiology, 2013, 267(2): 543-550.

[115] LEV M H, SEGAL A Z, FARKAS J, et al. Utility of perfusion-weighted CT imaging in acute middle cerebral artery stroke treated with intra-arterial thrombolysis: prediction of final infarct volume and clinical outcome [J]. Stroke, 2001, 32(9): 2021-2028.

[116] WINTERMARK M, REICHHART M, THIRAN J P, et al. Prognostic accuracy of cerebral blood flow measurement by perfusion computed tomography, at the time of emergency room admission, in acute stroke patients [J]. Annals of neurology, 2002, 51(4): 417-432.

[117] LIU W, WANG B, WOLFOWITZ R, et al. Perfusion deficits in patients with mild traumatic brain injury characterized by dynamic susceptibility contrast MRI [J]. NMR in biomedicine, 2013, 26(6): 651-663.

[118] KOCHANEK P M, HENDRICH K S, DIXON C E, et al. Cerebral blood flow at one year after controlled cortical impact in rats: assessment by magnetic resonance imaging [J]. Journal of neurotrauma, 2002, 19(9): 1029-1037.

［119］ NIE S，PENG D C，GONG H H，et al. Resting cerebral blood flow alteration in severe obstructive sleep apnoea：an arterial spin labelling perfusion fMRI study ［J］. Sleep & breathing = Schlaf & Atmung，2017，21(2)：487-495.

［120］ DOSHI H，WISEMAN N，LIU J，et al. Cerebral hemodynamic changes of mild traumatic brain injury at the acute stage ［J］. PloS one，2015，10(2)：e0118061.

［121］ ZAVORSKY G S，SMOLIGA J M. Risk of Concussion for Athletes in Contact Sports at Higher Altitude vs at Sea Level：A Meta-analysis ［J］. JAMA neurology，2016，73(11)：1369-1370.

［122］ WINTERMARK M，VAN MELLE G，SCHNYDER P，et al. Admission perfusion CT：prognostic value in patients with severe head trauma ［J］. Radiology，2004，232(1)：211-220.

［123］ HONDA M，ICHIBAYASHI R，SUZUKI G，et al. Consideration of the Intracranial Pressure Threshold Value for the Initiation of Traumatic Brain Injury Treatment：A Xenon CT and Perfusion CT Study ［J］. Neurocritical care，2017，27(3)：308-315.

［124］ METTING Z，RÖDIGER L A，DE JONG B M，et al. Acute cerebral perfusion CT abnormalities associated with posttraumatic amnesia in mild head injury ［J］. Journal of neurotrauma，2010，27(12)：2183-2189.

［125］ BENDINELLI C，BIVARD A，NEBAUER S，et al. Brain CT perfusion provides additional useful information in severe traumatic brain injury ［J］. Injury，2013，44(9)：1208-1212.

［126］ BENDINELLI C，COOPER S，EVANS T，et al. Perfusion Abnormalities are Frequently Detected by Early CT Perfusion and Predict Unfavourable Outcome Following Severe Traumatic Brain Injury ［J］. World journal of surgery，2017，41(10)：2512-2520.

［127］ WINTERMARK M，MAEDER P，VERDUN F R，et al. Using 80 kVp versus 120 kVp in perfusion CT measurement of regional cerebral blood flow ［J］. AJNR American journal of neuroradiology，2000，21(10)：1881-1884.

［128］ BEAUCHAMP M H，DITCHFIELD M，BABL F E，et al. Detecting traumatic brain lesions in children：CT versus MRI versus susceptibility weighted imaging (SWI) ［J］. Journal of neurotrauma，2011，28(6)：915-927.

［129］ TONG K A，ASHWAL S，HOLSHOUSER B A，et al. Hemorrhagic shearing lesions in children and adolescents with posttraumatic diffuse axonal injury：improved detection and initial results ［J］. Radiology，2003，227(2)：332-339.

［130］ BEAUCHAMP M H，BEARE R，DITCHFIELD M，et al. Susceptibility weighted imaging and its relationship to outcome after pediatric traumatic brain injury ［J］. Cortex；a journal devoted to the study of the nervous system and behavior，2013，49(2)：591-598.

［131］ BASSER P J，JONES D K. Diffusion-tensor MRI：theory，experimental design and data analysis—a technical review ［J］. NMR in biomedicine，2002，15(7-8)：456-467.

［132］ JOHANSEN-BERG H，BEHRENS T E. Diffusion MRI：from quantitative measurement to in vivo neuroanatomy ［M］. Academic Press，San Diego，2013.

［133］ JONES D K，LEEMANS A. Diffusion tensor imaging ［J］. Methods in molecular biology (Clifton，NJ)，2011，711：127-144.

［134］ MORI S，WAKANA S，VAN ZIJL P C，et al. MRI atlas of human white matter ［M］.

Elsevier，2005.

[135] Skare S，Hedehus M，Moseley M E，et al. Condition number as a measure of noise performance of diffusion tensor data acquisition schemes with MRI [J]. Journal of magnetic resonance，2000，147(2)：340-352.

[136] JOHANSEN-BERG H. Behavioural relevance of variation in white matter microstructure [J]. Current opinion in neurology，2010，23(4)：351-358.

[137] BETTCHER B，LIBON D，KAPLAN E，et al. Encyclopedia of clinical neuropsychology [M]. Springer，2011.

[138] CHU Z，WILDE E A，HUNTER J V，et al. Voxel-based analysis of diffusion tensor imaging in mild traumatic brain injury in adolescents [J]. AJNR American journal of neuroradiology，2010，31(2)：340-346.

[139] MAYER A R，LING J，MANNELL M V，et al. A prospective diffusion tensor imaging study in mild traumatic brain injury [J]. Neurology，2010，74(8)：643-650.

[140] MAC DONALD C L，JOHNSON A M，COOPER D，et al. Detection of blast-related traumatic brain injury in U.S. military personnel [J]. The New England journal of medicine，2011，364(22)：2091-2100.

[141] HART J，JR.，KRAUT M A，WOMACK K B，et al. Neuroimaging of cognitive dysfunction and depression in aging retired National Football League players：a cross-sectional study [J]. JAMA neurology，2013，70(3)：326-335.

[142] WALLACE E J，MATHIAS J L，Ward L. Diffusion tensor imaging changes following mild，moderate and severe adult traumatic brain injury：a meta-analysis [J]. Brain imaging and behavior，2018，12(6)：1607-1621.

[143] SHENTON M E，HAMODA H M，Schneiderman J S，et al. A review of magnetic resonance imaging and diffusion tensor imaging findings in mild traumatic brain injury [J]. Brain imaging and behavior，2012，6(2)：137-192.

[144] NIOGI S N，MUKHERJEE P. Diffusion tensor imaging of mild traumatic brain injury [J]. The Journal of head trauma rehabilitation，2010，25(4)：241-255.

[145] WARE J B，HART T，WHYTE J，et al. Inter-Subject Variability of Axonal Injury in Diffuse Traumatic Brain Injury [J]. Journal of neurotrauma，2017，34(14)：2243-2253.

[146] MOURÃO-MIRANDA J，BOKDE A L，BORN C，et al. Classifying brain states and determining the discriminating activation patterns：Support Vector Machine on functional MRI data [J]. NeuroImage，2005，28(4)：980-995.

[147] DE MARTINO F，VALENTE G，STAEREN N，et al. Combining multivariate voxel selection and support vector machines for mapping and classification of fMRI spatial patterns [J]. NeuroImage，2008，43(1)：44-58.

[148] FRISTON K J. Modalities，modes，and models in functional neuroimaging [J]. Science (New York，NY)，2009，326(5951)：399-403.

[149] WINTERMARK M，COOMBS L，DRUZGAL T J，et al. Traumatic brain injury imaging research roadmap [J]. AJNR American journal of neuroradiology，2015，36(3)：E12-23.

[150] TAN P G, CINCOTTA M, CLAVISI O, et al. Review article: Prehospital fluid management in traumatic brain injury [J]. Emergency medicine Australasia : EMA, 2011, 23(6): 665-676.

[151] WIJAYATILAKE D S, JIGAJINNI S V, SHERREN P B. Traumatic brain injury: physiological targets for clinical practice in the prehospital setting and on the Neuro-ICU [J]. Current opinion in anaesthesiology, 2015, 28(5): 517-524.

[152] CECIL S, CHEN P M, CALLAWAY S E, et al. Traumatic brain injury: advanced multimodal neuromonitoring from theory to clinical practice [J]. Critical care nurse, 2011, 31(2): 25-36.

[153] DI IEVA A, SCHMITZ E M, CUSIMANO M D. Analysis of intracranial pressure: past, present, and future [J]. The Neuroscientist : a review journal bringing neurobiology, neurology and psychiatry, 2013, 19(6): 592-603.

[154] 中国医师协会神经外科医师分会,中国神经创伤专家委员会. 中国颅脑创伤颅内压监测专家共识 [J]. 中华神经外科杂志, 2011, 10: 1073-1074.

[155] MAREHBIAN J, MUEHLSCHLEGEL S, EDLOW B L, et al. Medical Management of the Severe Traumatic Brain Injury Patient [J]. Neurocritical care, 2017, 27(3): 430-446.

[156] HARARY M, DOLMANS R G F, Gormley W B. Intracranial Pressure Monitoring-Review and Avenues for Development [J]. Sensors (Basel, Switzerland), 2018, 18(2):425.

[157] CARNEY N, TOTTEN A M, O'REILLY C, et al. Guidelines for the Management of Severe Traumatic Brain Injury, Fourth Edition [J]. Neurosurgery, 2017, 80(1): 6-15.

[158] KAWOOS U, MCCARRON R M, AUKER C R, et al. Advances in Intracranial Pressure Monitoring and Its Significance in Managing Traumatic Brain Injury [J]. International journal of molecular sciences, 2015, 16(12): 28979-28997.

[159] REIS C, WANG Y, AKYOL O, et al. What's New in Traumatic Brain Injury: Update on Tracking, Monitoring and Treatment [J]. International journal of molecular sciences, 2015, 16(6): 11903-11965.

[160] DE LIMA OLIVEIRA M, KAIRALLA A C, FONOFF E T, et al. Cerebral microdialysis in traumatic brain injury and subarachnoid hemorrhage: state of the art [J]. Neurocritical care, 2014, 21(1): 152-162.

[161] MAO X, MIAO G, HAO S, et al. Decompressive craniectomy for severe traumatic brain injury patients with fixed dilated pupils [J]. Therapeutics and clinical risk management, 2015, 11: 1627-1633.

[162] LI M, CHEN T, SHU-DA CHEN J C, et al. Comparison of equimolar doses of mannitol and hypertonic saline for the treatment of elevated intracranial pressure after traumatic brain injury: a systematic review and meta-analysis [J]. 2015, 94(17): e668.

[163] ZHANG H, WANG X, LI Y, et al. Naloxone for severe traumatic brain injury: a meta-analysis [J]. PloS one, 2014, 9(12): e113093.

[164] ENGLANDER J, CIFU D X, DIAZ-ARRASTIA R, et al. Seizures after traumatic brain injury [J]. Archives of physical medicine rehabilitation, 2014, 95(6): 1223.

[165] WIBLE E F, LASKOWITZ D T. Statins in traumatic brain injury [J]. Neurotherapeutics, 2010, 7(1): 62-73.

[166] SCHNEIDER E B, EFRON D T, MACKENZIE E J, et al. Premorbid statin use is associated with improved survival and functional outcomes in older head-injured individuals [J]. The Journal of trauma, 2011, 71(4): 815-819.

[167] NICHOL A, FRENCH C, LITTLE L, et al. Erythropoietin in traumatic brain injury (EPO-TBI): a double-blind randomised controlled trial [J]. Lancet (London, England), 2015, 386 (10012): 2499-2506.

[168] WANG Y, CHEN D, CHEN G. Hyperbaric oxygen therapy applied research in traumatic brain injury: from mechanisms to clinical investigation [J]. Medical gas research, 2014, 4(1): 1-5.

[169] HONEYBUL S. Reconsidering the role of hypothermia in management of severe traumatic brain injury [J]. Journal of clinical neuroscience: official journal of the Neurosurgical Society of Australasia, 2016, 28:12-15.

[170] DIETRICH W D, BRAMLETT H M. Therapeutic hypothermia and targeted temperature management in traumatic brain injury: Clinical challenges for successful translation [J]. Brain research, 2016, 1640(Pt A): 94-103.

[171] JAMJOOM A A, JAMJOOM A B. Safety and efficacy of early pharmacological thromboprophylaxis in traumatic brain injury: systematic review and meta-analysis [J]. Journal of neurotrauma, 2013, 30(7): 503-511.

[172] JUSTO MEIRELLES C M, DE AGUILAR-NASCIMENTO J E. Enteral or parenteral nutrition in traumatic brain injury: a prospective randomised trial [J]. Nutricion hospitalaria, 2011, 26 (5): 1120-1124.

[173] GENNAI S, MONSEL A, HAO Q, et al. Cell-based therapy for traumatic brain injury [J]. British journal of anaesthesia, 2015, 115(2): 203-212.

第二章

颅脑损伤后认知功能障碍

第一节 认知功能障碍概述

认知（cognition）是人体获得知识或信息加工的过程，它包括注意、执行、感觉、记忆和语言等。但是，应该明确的是，所有的认知功能都是综合的，一种认知功能的任何障碍都会影响到其他认知功能。认知功能障碍（cognitive impairment）包括注意力、记忆力、执行功能、高级语言功能等受损，而有关颅脑损伤（traumatic brain injuries，TBI）后认知功能障碍的确切机制至今尚不完全清楚。

颅脑损伤后神经行为障碍包括躯体症状和神经精神症状，与颅脑损伤类型、严重程度和持续时间密切相关。躯体症状包括头痛、头晕、恶心、疲劳或嗜睡及睡眠模式的改变。神经精神症状包括行为障碍和认知功能障碍。行为障碍表现为人格改变、抑郁和焦虑等症状。大多数颅脑损伤患者的神经精神症状持续 3 个月后可缓解，少数可持续数年。

一般认为，认知功能障碍是与认知相关的大脑皮质结构破坏、神经递质系统的异常及炎症反应等因素所致。

（一）脑组织结构性损伤

额叶、颞叶、顶叶、海马等大脑许多脑区都参与关键认知功能的正常表达。任何一脑区受损都可能导致认知功能障碍，特别是额叶、海马等功能区表现尤为突出。研究表明额叶受损可导致注意、记忆和执行功能等多种认知功能受损；例如，前额叶背外侧皮质（dorsolateral prefrontal cortex）局灶性损伤可导致工作记忆和计划缺陷；冷漠与皮质下病变和右半球功能障碍有关。意识障碍是局灶性额叶损伤患者的特征，损伤后的自我参照洞察力水平与右前额叶背侧皮质的完整性相关。颞叶内侧的海马与记忆功能联系密切，受损后主要表现为近记忆力受损，而远期记忆力保持良好。决策是一个复杂的认知功能，Newcombe 及其同事（2011）研究了中、重型 TBI 患者的弥散张量成像（DTI）数据发现，风险决策等的缺陷与丘脑、背侧纹状体和尾状体等皮质下结构的异常有关。冲动性与双侧眶额回、岛叶和尾状体的 DTI 异常相关；而理性决策障碍与双侧前额叶背外侧皮质、额叶上回、右前额叶皮质和腹内侧前额叶皮质、腹侧纹状体和海马的改变相关。

（二）神经递质系统受损

TBI 可导致神经传导功能异常，主要包括神经递质改变及其受体功能异常，从而造成认知功能障碍。神经元之间通过突触相互连接，在突触之间可通过神经递质传递电活动信息。中枢神经系统最常见的兴奋性递质为谷氨酸，最常见的抑制性神经递质为 γ-氨基丁酸（γ-aminobutyric acid，GABA），脊髓内的抑制性神经元递质为甘氨酸。乙酰胆碱和去甲肾上腺素为自主神经系统最常见的神经递质，但也可出现在中枢神经系统。脑内与注意、记忆等认知功能相关的递质，包括乙酰胆碱、去甲肾上腺素、多巴胺、5-羟色胺、γ-氨基丁酸、谷氨酸盐、神经营养因子等。

研究报道在轻度闭合型 TBI 的小鼠中并未见明显脑组织形态结构损伤，但其空间学习、记忆能力明显受损，推究原因可能在于其神经递质系统受损。Donald 等对控制性皮质撞击模型大鼠脑内胆碱标志物的研究，提示基底前脑胆碱能系统功能受损是 TBI 后认知功能障碍的重要原因。另外 γ-氨基丁酸增高可导致前额叶皮质抑制性神经元活动增强，从而使大鼠工作记忆减退。乙酰胆碱是中枢神经系统重要的神经递质，乙酰胆碱能递质及其受体改变与注意定向障碍有关，TBI 患者脑脊液中乙酰胆碱含量显著升高，其升高程度与颅脑损伤的伤情和预后也显著相关。去甲肾上腺素类递质改变与注意警觉障碍密切相关，多巴胺神经递质改变则会导致注意执行控制障碍，提高上述神经递质受体水平，对改善 TBI 后认知障碍有一定的作用。故而上述与认知功能相关的神经递质及其受体的变化，既可作为颅脑损伤合并认知功能障碍模型内在机制的观察指标，又可作为疗效改善的参考指标。

（三）炎症反应

TBI 后可引发以炎性因子和炎性细胞因子上调为特征的急性炎症反应，已证实脑缺血损伤后在受损区域有大量炎性因子（黏附因子、细胞因子和补体活化因子等）表达和炎症细胞浸润，炎症反应具有神经保护作用，但过度表达反而可加重脑组织损伤。脑组织缺氧、缺血、炎症反应和自由基反应均可加重脑组织损伤，从而造成认知功能障碍。

综上所述，认知障碍的发病机制十分复杂，且不同的发病机制并不是孤立存在的，它们之间存在着密切联系，共同导致了认知障碍的发生。正是由于发病机制的复杂性和目前研究的局限性，人们还很难完整、具体地解释 TBI 后认知障碍的发病机制。后续我们将就认知功能的几个部分分别阐述其概念及颅脑损伤对认知功能的影响。

第二节　注　意

一、概述

注意（attention）是心理活动对一定对象的指向和集中，是伴随着感觉、知觉、记忆、思维、想象等心理过程的一种共同的心理特征。指向性和集中性是注意的两个基本特征，指向性是心理活动有选择地反映一些现象而离开其余对象；集中性是心理活动停留在被选择对象上的强度或紧张程度。指向性表现为对出现在同一时间的许多刺激的选择；集中性表现为对干扰刺激的抑制。注意的产生及其范围和持续时间取决于外部刺激的特点和人的主观因素。人们常说的注意，通常是选择性注意，即注意有选择加工某些刺激而忽视其他刺激的倾向。它是人的感觉（视觉、听觉、味觉等）和知觉（意识、思维等）同时对一定对象的选择指向和集中（对其他因素的排除）。人在注意的时候，总是在感知着、记忆着、思考着、想象着或体验着注意对象。人在同一时间内不能感知很多对象，只能感知环境中的少数对象。而要获得对事物的清晰、深刻和完整的反映，就需要使心理活动有选择地指向有关的对象。人在清醒的时候，每一瞬间总是注意着某种事物。通常所谓"没有注意"，只不过是对当前所应当指向的事物没有注意，而注意了其他无关的事物。

二、注意力的分类

目前广泛认可的模型将注意力分为两个领域，强度（在给定任务中调节注意力水平的能力）和选择性（在环境中选择任务相关刺激的能力）。强度领域包含位相性警觉（phasic alterness）和持续性注意力（sustained attention），位相性警觉指的是当刺激前有警告信号时的反应能力，给予外源性时间提示线索，提示靶刺激即将出现，在有线索提示条件下，对出现的目标刺激的反应速度会明显增快；持续性注意力指的是单调的长时间任务中保持稳定注意水平的能力。选择性领域包含集中性注意力（focused attention）和分散性注意力（divided attention），集中性注意力指的是对相关刺激的集中能力，从而丢弃无关的、分散注意力的刺激；而分散性注意力指的是同时执行两个或多个不同任务的能力。

基于对注意力各方面测试的因素分析研究，Mirsky 等人将注意力分为四个部分：①专注执行；②维持；③编码；④转变。目前认为这 4 个部分的功能由大脑不同区域调节，这些区域一旦受损，则会导致相应的注意力过程中的特定缺陷。

其他分类：依据使用通道可以将注意力划分为视觉注意力、听觉注意力和触觉辅从注意力；根据沟通出发位置可将注意力划分为视觉主动注意力、视觉被动注意力、听觉主动注意力和听觉被动注意力；根据沟通对象空间位置状态可将注意力划分为视觉主动动态注意力、视觉被动动态注意力、听觉主动动态注意力和听觉被动动态注意力；根据语义功能又可将注意力划分为语听注意力使用系统和视触注意力使用系统。

三、TBI 与注意障碍

注意障碍（attentional impairment）在颅脑损伤后很常见，注意力缺陷常可以用强度来量化，用选择性来限定。常见的注意障碍表现为难以将注意力集中在一项任务执行或长时间的思考上（如在做了或想了其他事情之后，很难再回到任务或原先的想法上），或无法同时进行多项活动等。这些问题会对独立生活、人际关系、休闲活动、学习和就业能力等产生普遍影响。许多日常活动依赖于完整的注意力能力（如机动车的驾驶过程）。神经影像学研究发现，有注意力缺陷的 TBI 患者的额顶叶注意力网络的激活发生了改变。注意网络中，中央前回、双侧扣带回、内侧额叶、中额叶和额上脑回的活动更为活跃。也间接反映了额顶叶为注意力的功能区域。下面我们将从传统的分类上，简要阐述 TBI 对注意的影响。

颅脑损伤后可同时引起注意功能多个成分的障碍，包括唤醒/警觉（维持特定程度的准备或唤醒状态以接收信息传入）、选择性注意（selective attention，从广泛的刺激领域中选择目标信息并抑制不相关刺激的能力）、持续性注意（sustained attention，长时间对信息或任务保持注意）、分散性注意（divided attention，同时在两个或多个信息源或任务需求之间分配注意力的能力）、信息处理速度（information processing speed，中枢神经系统处理信息以使认知活动发生的速度）及监督控制方面（supervisory control，涉及低层次注意过程的"自上而下"协调，以执行与驱动力和意图一致的复杂、非常规任务；此层级基本特征为对有限的注意能力进行分配）等功能的障碍。这些注意的成分反映了多个神经网络之间的相互作用，其中后顶叶区、额叶背侧、扣带回区域与基底神经节、丘脑和上丘脑之间协同产生空间选择性注意网络，局灶性或弥漫性颅脑损伤通过破坏这些回路引起注意障碍。

（一）TBI 与选择性注意

选择性注意（selective attention）是在有干扰物存在的情况下有选择地关注与任务相关的信息，而忽略不相关和分散注意力的信息。在日常生活中，一个人必须有选择地注意环境中的某些特征，同时忽略或积极地压制其他特征。例如，在一个繁忙的十字路口开车，你必须注意到一个行人走在路边，而忽略其他视觉干扰，如广告牌。选择性注意的减少会使人在处理如此复杂的环境时处于危险之中。许多遭受中型至重型颅脑损伤（TBI）的人会经常抱怨注意力不集中。为此，选择性注意力缺陷或无法过滤无关信息已俨然成为 TBI 后的一个特殊问题；考虑到选择性注意的复杂性，已有在不同的视觉搜索范式（视觉搜索任务和视觉非搜索任务等）的背景下对其进行了研究。许多研究使用强调搜索抑制作用的视觉搜索任务来检查选择性注意力，如 Stroop 任务。研究人员认为，患有 TBI 的人须花费比控制对照组更长的时间来完成这些任务，因为他们无法有效滤除或抑制不相关的信息（如 Stroop 色词任务上颜色的书面名称），因此其选择性注意力受到损害。尽管有几项研究发现，与对照组相比，患有 TBI 的成年人在急性期（损伤后<2 个月）和长期随访中的抑制作用均较对照组差，但其他研究者却没有发现健康对照组和实验组之间存在明显差异。研究人员还使用视觉非搜索任务来检查选择性注意力。例如，Posner 开发了 COAT 测试（covert orienting of attention tesk）用来研究注意力的隐蔽定向性；有关 COAT 的研究发现，尽管患有慢性 TBI（恢复期）的受试者反应时间（RTs）较慢，但是在集中注意力方面并没有群体差异。因此，TBI 组的反应时间较慢被认为是处理速度减慢的结果，而不是注意力的削弱。慢性 TBI 患者在使用 COAT 时注意力集中度受损，但这被认为是实验的样本量太小所致。为了更全面地评估选择性注意力，已经开发出了既可以衡量注意力集中又可以衡

量分散的注意力的范式。多项选择反应时间测试（MCRT）是通过计算机对注意功能进行评估的，Stuss 等人使用此任务发现 TBI（受伤后 2～144 个月）的个体在集中注意力和分散注意力方面均存在缺陷。但相反的是，Schmitter 和 Kibby 进行了一项包括搜索条件和非搜索条件的任务，发现当目标与干扰因素之间的可分辨性较高时，患有慢性 TBI（伤后＞1 年）的恢复期参与者在简单的非搜索任务中具有完整良好的表现，而在搜索任务中变得更加困难。

（二）TBI 与持续性注意

持续性注意（sustained attention）是在低刺激条件下，长时间持续保持注意力的能力；由于神经病理改变、疲劳、睡眠障碍或抑郁等因素，TBI 患者在维持持续性注意方面特别容易受损；虽然对持续性注意开展了一些研究，但至今仍不确定 TBI 是否会对持续性注意产生影响。早期关于持续性注意的研究，主要使用相对较长的任务（＞10 min）进行评估，目的是检查对任务执行时间的影响。这些研究的重点主要在两个方面：警惕性下降和可变性的反应时间。这些任务主要需要患者对目标和非目标做出连续的应答，或者只对不经常出现的目标应答。这些研究的结果参差不齐，有几项结果表明，并没有足够的证据表明 TBI 患者存在持续的注意力缺失，而其他几项研究却得出与健康对照相比，实验组存在持续性注意障碍。造成结果的差异可能是实验采取的方法或研究的重点不一致所致。持续性注意障碍的显现可能与受伤的部位相关，对 TBI 患者的损伤研究表明，额顶叶网络在持续性注意中起作用；在简单的反应时间任务中，额叶和顶叶受损的 TBI 患者比健康对照组反应时间更长，错过的目标更多。部分研究也探讨了疲劳、睡眠障碍或抑郁因素对持续注意的影响，其中疲劳也会影响整体注意力的表现。

（三）TBI 与分散性注意

分散性注意（divided attention）是在同一时间处理多个信息的能力。分散性注意缺陷大多是颅脑损伤后认知能力有限造成的。当系统过载时，可能会丢失相关信息；部分研究表明，亚急性期和恢复期 TBI 患者对注意力分散的损害并不明显；但都会存在处理速度的下降。从另一个层面也揭示了，注意力分散的障碍是处理速度的降低所致，而不是竞争性刺激、资源的共享低效或注意力在不同任务之间的转换障碍所致。一项重要的研究发现，不仅损伤的严重程度会影响患者记忆任务的表现，而且编码策略也会。患者在完成数字监控任务时，会在集中注意力和分散注意力下记忆成对的图片，而轻型 TBI 患者只有在分散注意受损的情况下才能显现症状（如容易走神，而不能专注于记忆某个片段）。在利用更复杂的注意力分散任务研究中发现，分散注意的损伤与处理速度无关。对重型 TBI 患者在两种需要工作记忆能力的注意力分散任务中的表现分析的一项研究显示，在单独完成每项任务时，TBI 患者和对照组以相同的速度处理水平，而同时完成两项任务时，TBI 患者的注意力分散能力受损；为此，该作者做了系统回顾性的研究，研究显示在需要控制处理的任务中，注意力分散障碍是持续存在的，而在自动执行的任务中则不存在。总的来说，注意力越来越明显地表现出是由若干可分离的组成部分组成的。通过因子分析，许多注意力的组成成分已经在颅脑损伤患者中被发现。具体来说，注意力可以分为集中、编码、维持和转移四部分。研究表明，TBI 患者在这些注意力过程中表现出明显的损伤。尽管如此，由于在注意力方面的研究方法和使用的测试之间存在差异，这使得研究人员很难就哪部分注意力最易受颅脑损伤的影响得出结论。此外，临床医生和研究人员对仅用于解释注意力缺陷的模型不那么感兴趣，更倾向于预测 TBI 状态和功能结果的任务研究。

（四）TBI 与信息处理速度

信息处理速度是中枢神经系统处理信息从而产生认知活动的速度。颅脑损伤患者在受伤后一段时间内，常常会抱怨自己在处理事情上，会比受伤前缓慢，有经常性的反应迟钝等症状。在神经损伤后，认知构建、工作记忆和信息处理速度等人类的一般智力的基本组成成分易受到干扰；为此，颅脑损伤后，信息处理速度缓慢成为其常见后遗症之一也不足为奇。在一项回顾性的研究中也证实了重型 TBI 患者在各种认知功能测试中均表现出处理速度的缺陷；通过对其他研究的了解，我们也不难发现存在认知功能障碍的患者，其大脑的信息处理速度也将受到影响；在轻型及中型 TBI 患者的研究中，我们也可以发现这类人群存在信息处理障碍，只是其症状较轻，不易显现。通过对比研究发现，颅脑损伤的程度越重，所进行的评估任务越复杂，TBI 患者的表现也就越差，为此我们不难得出，信息处理障碍与损伤严重程度和任务复杂性显著相关；同时，有研究表明，虽然患者的表现比对照组慢，但他们并没有犯更多的错误，至少在自我控制节奏的任务中，他们可以牺牲速度来获得更高的准确性（速度-准确性的权衡），这从侧面反映了患者受伤后，只是其处理信息的速度受到了影响，对信息处理的准确性影响不大。

四、治疗

患有注意力障碍的患者大多能通过大脑的神经修复进行代偿，轻型颅脑损伤后 1 周～6 个月、中型颅脑损伤后 6～18 个月、重型颅脑损伤后 6～24 个月可恢复，而严重者，可伴随一生。在严重注意力障碍患者的治疗上，主要通过以下 3 个方式进行干预：①药物治疗（严重者可用该方法，最常用的药物为哌甲酯）；②康复训练 [最常用的方式，如信息处理能力训练（兴趣法、奖赏法等）、恢复性训练（以技术为基础的训练及分类训练）]；③外部环境的干预。

第三节 记 忆

一、概述

记忆（memory）是人类心智活动的一种，属于心理学或脑神经科学的范畴。记忆即一个人对过去活动、感受、经验的印象累积。在记忆形成的过程中，大体可分为下列 3 种信息处理方式。①译码：获得信息并加以处理和组合。②储存：将组合整理过的信息做永久纪录。③检索：将被储存的信息提取回忆一些知识和事件。记忆作为一种基本的心理过程，其与其他心理活动之间存在密切关系。在知觉中，人的经验有重要的作用，如果没有记忆的参与，人就不能分辨和确认周围的事物。而在解决复杂问题时，也需要由记忆提供知识经验。记忆是联系过去、现在和未来的纽带，它是构成我们自我意识的基础，引导我们的思想和决定，影响我们的情绪反应，是我们学习的关键环节。因此，记忆与社会、职业和认知功能息息相关，并贯穿于人类文明发展的各个阶段。

二、记忆力的分类

记忆的划分方法有以下几种：

（1）在哲学的范畴里，记忆可划分为广义记忆和狭义记忆两大类。①广义记忆泛指大自然的记忆和生命体活动的记忆；②狭义记忆单指大脑的记忆。根据人类的约定俗成，狭义记忆简称为记忆。

（2）按方式可分为陈述性和非陈述性。①所谓的陈述性或知识性的，就是对某一事物的回忆（如科技是第一生产力、大象的体重很重等，这些只是概念上的回忆）；②所谓的非陈述性记忆包括程序性记忆、感知表征、经典条件反射、非联想学习，程序性记忆即对某一行为、动作、做法或技能等的回忆。这种记忆极少会忘记，因为都涉及具体的行动（如踩单车、游泳、写字或打球等），关于这些的记忆，或许很久不用的话会生疏，但极少会遗忘。

（3）对记忆最基本的、也是被广泛接受的分类，是根据记忆持续的时间将其分为三种不同的类型，包括瞬时记忆、短时记忆和长时记忆。①瞬时记忆也称"感觉记忆"，是记忆系统的一种，刺激作用于感觉器官所引起的短暂记忆。通常指 1 s 左右的时间，即刚刚感觉到所注意的信息时间（有人把这种记忆叫感觉记忆），瞬时记忆时间极短，大量的、被注意到的信息很容易消失，能够记住的东西才进入短时记忆。②短时记忆（short-term memory）：保持在 1 min 以内的记忆，被认为是处于感觉记忆与长时记忆之间的一个阶段。③长时记忆（long-term memory）：记忆的内容不但按主题，而且按时间被组织管理。一个新的经验，一种通过训练得到的运动模式，首先在工作记忆作短期记录，在此信息可以被快速读取，但容量是有限的。从大脑处理机制上考虑，这些信息必须做一定清理。重要是通过"关联"工作记忆作用被联想在一起的信息会被输送到中长期记忆。不重要的信息会被删除。

三、TBI 与记忆障碍

颅脑损伤患者患记忆障碍常有报道，记忆障碍（memory disorders）通常表现为在几个小时内迅速忘记信息，忘记物品的位置，或者忘记将来要做的事情及新记性形成的困难等；持久的记忆障碍会对个人独立生活或重返工作的能力产生严重影响，并干扰他们形成和维持有意义的人际关系的能力，因此，记忆是颅脑损伤后长期康复和调整的关键。为此本章节将简要阐述颅脑损伤对记忆功能的影响。

（一）TBI 与短时记忆

记忆功能主要依赖于边缘系统的海马及与其有着广泛神经纤维的其他脑区，此外杏仁核与眶额皮质的纤维束也发挥着重要作用。早在 1937 年美国神经解剖学者 J. W. Papez 在证实边缘系统各个脑区之间存在广泛纤维联系的基础上，提出了一个起源于海马的神经通路，经穹隆到达乳头体，再由乳头丘脑束传递到丘脑前核，再投射到扣带回，最终返回海马构成封闭环路。这一环路又名帕帕兹环路（papez circuit），是学习、记忆（尤其是短时记忆）、情感等高级神经活动有关的重要神经传导通路。经典的 H. M.（Henry Gustav Molaison）患者因颞叶某些区域引起癫痫，行双颞叶内侧切除术后，短时记忆受损，便可能是因为失去了颞叶内侧海马这一中间储存器，不能将短时记忆转移到长时记忆储存起来或进一步处理成其他的认识功能。（视频二维码 2-1）

视频二维码 2-1

对于短时记忆的评估，常用韦式记忆量表-Ⅲ（WMS-Ⅲ），回顾既往的研究我们不难发现，TBI 会对短时记忆造成损伤，中至重型颅脑损伤主要集中在即时视觉记忆、延迟视觉记忆及工作记忆，且其视觉记忆的损伤明显重于轻型 TBI 患者；而轻型 TBI 患者的损伤主要集中在即时和延迟听觉记忆、视觉延迟记忆、即时记忆及一般记忆。但与之相反，也有研究表明，TBI 后并不会对短时记忆造成明显的损伤。从另一个层面也反映了无论视觉或语言形式，都不是 TBI 特有的认知后遗症，造成该结果的原因可能是短时记忆的功能区域位于顶叶，而在 TBI 中，其很少受到影响。

（二）TBI 与长时记忆

近年来研究发现海马结构与内嗅皮质之间回路与长时记忆密切相关，称为三突触回路（the hippocampal tri-synaptic circuit），内嗅区接受各种不同新皮质区的传入充电，等于通向海马的大门，这个回路是海马齿状回、内嗅区和海马之间的联系，具有特殊的记忆功能。电刺激该回路可产生长时程增强效应，类似于"放大器"，这种长时程增强效应甚至可持续数月，是短时记忆转化为长时记忆的基本的脑神经信息加工过程。（视频二维码 2-2）

视频二维码 2-2

长时记忆可进一步细分为外显记忆（explicit memory，在意识的控制下，过去的经验对当前作业产生的有意识的影响，又称受意识控制的记忆）及内隐记忆（implicit memory，不需要意识或有意回忆的条件下，个体的过去经验对当前任务自动产生影响的现象，又称自动的、无意识的记忆）。对 TBI 患者的长时记忆的研究往往集中在这两个方面，系统地回顾研究我们不难发现，重型的 TBI 患者往往存在外显记忆的损伤，而内隐记忆却得到了保留，其原因可能是内隐记忆的功能区域位于顶叶和枕叶，在 TBI 中，较不易受损。外显记忆主要由情景记忆（存储和调用位于特定时间和空间范围内的事件的能力）和语义记忆（涉及有关世界或自己的事实知识）构成，在对外显记忆的进一步研究中，我们也不难发现情景记忆及语义记忆在中至重型的 TBI 后，都将受到损伤，且语义记忆的受损归因于语义信息获取能力的降低。

（三）TBI 与工作记忆

工作记忆（working memory）指的是个体在执行认知任务中，对信息暂时储存与操作的能力，被认为是诸如语言理解和解决问题之类的活动中所需的临时的、有限容量的存储系统。短时记忆强调的是记忆维持的时间，工作记忆强调是一种特殊的短时记忆，其所维持的信息是服务于随后的认知活动的，在机能方面工作记忆比短时记忆多了一个对信息的加工功能。

根据 Baddeley 和 Hitch 模型（1974 年），工作记忆包括两个子系统和一个中央执行系统（central executive system，CES）。这两个子系统是视觉空间板和语音环路，暂时存储、处理视觉和口头信息。患有 TBI 的人会主观上抱怨"思维迟缓"，并经常说自己"一次只能专注于一件事"或"很容易走神"，诸如此类的注意力和记忆上的差异是工作记忆的特征：即在进行认知操作时，将信息储存起来的能力。研究中也证实了，TBI 会对工作记忆造成损伤，工作记忆过程与额叶前部（特别是额中回和下回）、顶叶和颞叶的激活有关，工作记忆依赖于额叶，而额叶特别容易受到脑损伤的损害，因此，工作记忆障碍是颅脑损伤的后遗症之一。

（四）TBI 与前瞻性记忆

前瞻性记忆是当事人记得将要采取的行动，是相对于回顾性记忆（retrospective memory）的一种记忆。前瞻性记忆更关注什么时候该做什么事情，其信息内容比较贫乏；它明显与我们为日常活动制定的计划或目标有关；前瞻记忆障碍会对生活质量产生负面影响，因为它们会限制个人恢复工作和独立运作的能力，如患者常忘记约会时间/地点、支付账单等行为。虽然有关于颅脑损伤后前瞻性记忆的研究很少，但所有这些研究都发现了基于时间和事件的前瞻性记忆缺陷的证据，且与执行功能相关。在各种前瞻性记忆的任务的研究中，我们发现，中型至重型颅脑损伤（TBI）患者经常出现持续性前瞻性记忆缺陷，且损伤严重者，症状更为明显。在前瞻性记忆的脑功能定位研究上，学者们认为与右侧背外侧前额叶皮质（right dorsolateral prefrontal cortex）相关，其参与计划和意图产生过程，而 Brodmann 第 10 区涉及意图的维持过程。此外，扣带回前部和扣带回后部与前瞻性记忆的回顾性记忆成分（即记住需要执行哪一个行动）相联系。

综上所述，TBI 导致的记忆损伤对在广泛的记忆任务中的表达产生影响。记忆障碍是颅脑损伤最严重的认知后果之一，由一系列其他认知领域的损伤所介导，如注意力、处理速度和执行功能。记忆的损害也会导致其他认知领域的障碍，严重者会影响日常的生活，且该症状可能伴随一生。

四、预后与治疗

与其他认知功能相比，记忆问题是颅脑损伤患者最常见的问题，且最难恢复，约有 65.7% 的 TBI 患者在伤后 4 年，仍存在记忆障碍问题。对 TBI 患者记忆障碍的治疗主要分为恢复性治疗或补偿性治疗两种途径。恢复性治疗的目的是通过系统的、重复的训练来恢复记忆功能。这种干预方法的理论基础是，记忆能力可以通过实践来恢复，常用的方法是使用电脑游戏或应用程序进行认知训练；但其疗效性尚有待进一步验证。补偿性治疗可分为内部补偿性治疗和外部补偿性治疗，其目的是通过认知训练提高患者的记忆能力进而弥补原先的记忆缺失。内部补偿性治疗包括使用视觉图像技术、排练和重复、分组或组织策略和自我指导策略；其对 TBI 患者有效，尤其对轻型脑损伤患者的记忆恢复更显著。外部补偿性治疗是依据外部辅助设备对患者进行功能锻炼，研究也发现其对患者的记忆恢复具有一定作用。

第四节　执行功能

一、概述

执行功能（executive function，EF）由于其内涵复杂并涉及多种高级认知能力，所以对此概念的界定至今尚无一个统一的标准。从整体上讲，执行功能是指对个体的意识和行为进行监督和控制的各种操作过程，它包括了认知灵活（cognitive flexibility）、计划能力（planning）、工作记忆（working memory）和抑制控制（inhibitory control）方面在内的多种高级认知加工能力。纵观众多定义，可以将执行功能的含义分为广义与狭义两种。广义的执行功能是指个体的多个认知加工过程的协同操作。正如 Baddeley 对执行功能的定义：在完成复杂的认知任务时，对各种认知过程进行协调，以保证认知系统以灵活、优化的方式实行特定目标的一般性控制机制；它的本质就是对其他认知过程进行控制和调节，根本目的就是产生协调有序的、具有目的性的行为。Perner 等学者也把执行功能定义为"负责高级行动控制的加工"。Rabbit 还将执行功能的特征概括为以下七点：①为完成新异任务所必需；②不仅仅关注当前的内在和外在环境，以构造对过去的解释，而且试图对将来产生主动的控制；③为启动新的行为系列、中断正在执行的反应所必需；④为阻止不恰当的行为反应所必需；⑤执行控制能够从一项任务迅速转向另一项任务；⑥为监控自己的表现、纠正错误、改变计划或意识到新的机会和可能性所必需；⑦执行控制使得注意能够长时间地保持。而狭义的执行功能通常指抑制控制。抑制控制是按要求压制不合适反应的能力，并被认为是执行功能的核心成分。

二、执行功能的分类方法

（一）3 种常见的划分方法

常见的分类有以下 3 种：①Giola 等人认为，执行功能除了具有抑制成分外，还包括其他许多成分，如发动、转换、计划、组织、自我监控、情绪控制和工作记忆等。②Pennington 及其同事证实了执行功能的 3 个维度：工作记忆、抑制控制和认知灵活性。③Collette 和 Ilinden 采用神经成像的方法将执行功能分解为 4 种基本成分：抑制、转换、刷新及双任务协调。

（二）执行功能的冷功能与热功能之分

Zelazo 首先将执行功能这一复杂认知过程，分为冷认知（纯认知部分）和热认加（伴有情绪唤醒的认知加工部分）两个方面。冷执行功能相对抽象，脱离情境，考察的是执行功能的纯认知特征，它与大脑皮质的背外侧前额皮质（dorsolateral prefrontal cortex，DLPFC）相联系，涉及认知方面，与解决相对抽象的、去情景化的问题相关联，如计划、控制等；而热执行功能涉及情感动机，可能需要进行风险性的情感决策，以及对刺激的情感意义进行灵活评估，它与大脑皮质的眶额皮质（orbitofrontal cortex，OFC）相联系，是解决涉及情感和动机调节等问题所不可或缺的。因此，便相应产生了冷执行功能任务和热执行功能任务。前额叶皮层及邻近区域在闭合性 TBI 后特别容易受到损伤，因此，TBI 患者存在执行功能障碍较为常见。

三、TBI 与"冷成分

相对于热认知成分来说，冷认知组件的研究较为广泛。一般来说，临床和健康样本的研究结果表明，冷认知成分可以分为 6 个主要组成部分：启动、持续的注意力、在线更新/工作记忆、切换和可实现性、抑制控制、注意力分配和计划。我们将对 TBI 对这些组件的影响分别阐述（执行功能/持续注意力已在上文中阐述）。

（一）启动

启动是指开始行动和语言反应的能力。我们常使用汉诺塔问题（TOH）、连线测验、填句测验、词语流畅性测验对该过程进行研究；既往的研究中，大多数的 TBI 患者在伤后会存在启动功能的障碍，其损伤程度往往是中度，且损伤的严重程度与受伤的程度及受伤时间相关，即受伤程度越重/时间越短，表现越明显。

（二）认知切换和灵活性

将注意力从一种来源转移到另一种来源，从同一情景或跨情景转移的能力，即所谓的切换能力和灵活性；TMT 量表中的 B 部分和 WCST 的持续性误差是衡量执行功能的开关度和稳定性的两个主要指标。大量研究表明：大多数 TBI 患者受伤后存在切换和灵活性的障碍，且与受伤的严重程度及受伤的时间有关，在年老者及受伤程度更严重者中，症状更为显著。

（三）抑制控制

抑制控制是指行为之前先思考的能力，使我们能够抑制住冲动的言行，而用一段时间考察当前形势，并且对自己的言行会产生什么影响做出判断。常用的评估方法包括色词 stroop 任务、持续注意反应（SART）任务、持续性操作测验（CPT）任务、go-nogo 任务与 flanker 任务等。大多数的研究表明，不管受伤程度如何，均存在抑制控制功能的损害，且在轻型 TBI 患者的急性期表现更为明显，而在恢复期却不是那么明显；但也有不同的研究结果，如平均损伤时间为 38 个月的重型 TBI 患者在 Stroop 任务中未发现损伤。这可能与神经修复有关，即随着时间的推移，大脑内部启动了代偿与神经修复，弥补了部分功能的缺失，进而导致了急性期与恢复期所显现的结果有所差异。（视频二维码 2-3）

视频二维码 2-3

（四）注意分配和规划能力

注意力分配和规划是能够在不同的场景中持续地调动和监视最适当的认知行为模式以获得最佳认知行为性能的能力。六元素测试（the six elements test，SET）、威斯康星卡片分类测验（wisconsin card sorting test，WCST）为其常用测评手段。大多数 TBI 患者存在注意力及规划能力障碍，且受伤程度越重，症状越明显。

四、TBI 与热认知成分

对 TBI 后执行功能的热认知成分的研究相对较少，回顾近年的研究报道，对于热认知成分的研究主要从决策、自我调节、社会认知 3 个方面切入，下面我们将对这些切入点进行简单的阐述。

（一）决策功能

决策，指决定的策略或办法。是人们为各种事件出判断、做决定的过程。它是一个复杂的思维操作过程，是通多对信息搜集、加工，最后做出判断、得出结论的过程。决策是日常生活中的一项重要功能；其主要涉及额叶皮质，尤其眶额皮质（OFC），被认为在决策过程中起着至关重要的作用。

（二）自我调节能力

自我调节能力是能够在各种环境中以适应的、灵活的方式管理自己的思想、感情和行动的能力。自我调节在颅脑损伤的康复中起着重要的作用。对于该领域的研究主要集中在对儿童患者的研究，通过回顾分析发现，自我调节功能障碍在儿童颅脑损伤患者中较为常见，并与社会行为功能相关，但与其受伤严重程度关系不密切。

（三）社会认知

为了在社会交往中取得成功，一个人需要感知信息，理解其所陈述的和隐含的意义，并以一种与环境相适应的方式做出反应，达到这一目标所需要的一系列技能被称为社会认知。视频社会推理测试（VSIT）、人际谈判策略任务（INS）、失言觉察任务（FPT）等常用于该功能的测评。对于此项功能的研究大部分集中在中型颅脑损伤的恢复期，研究表明大部分的 TBI 患者存在社会认知障碍。

五、治疗

执行功能障碍的治疗主要可以通过以下几点进行：①环境的改造（如减少干扰、整理物品等）；②使用代偿策略（如使用 paging systems 分页系统）；③具体任务的训练；④元认知训练（如 ma-cognitive training）；⑤具体过程的训练（如 CO-PO 任务）。

第五节　高级语言功能

一、高级语言功能的定义

高级语言功能是指涉及非文字表达、复杂的听觉理解、词汇语义访问和处理、语言流利性、语言记忆和异常检测等方面的大脑功能。有研究者将 TBI 患者可能发生的高级语言功能损伤归结为以下 3 个主要的方面：①交流障碍（如语篇混乱、词语检索缓慢和效率低下、冲动的交流风格等）；②学习困难（如学习过程中的问题、具体的思维、笔记和学习技巧的效率低下、书写混乱等）；③社交（实用）的冲突（如冲动和与上下文无关的社会性的交流等）。

一直以来，与 TBI 相关的语言障碍多被认为是各种认知和执行功能障碍的表现，这些功能都涉及语言处理的某个方面。然而对 TBI 患者的研究多着眼于患者其他认知功能障碍（尤其是执行功能障碍）所引发的语言功能障碍，大部分使用离散的单词和句子水平为指标进行测量，这些测量很难反映患者的高级语言功能情况，因此对于 TBI 患者的高级语言功能的研究还有较大空间。

二、高级语言功能障碍的特点

TBI 相关的损伤机制研究表明其可能涉及额叶中复杂语言的制定和使用的能力。首先，TBI 患者的整体语言功能受到认知功能水平的严重影响，其次，高级语言功能的缺陷在很大程度上是整体认知功能缺陷的表现。Peach 等的研究认为，TBI 所导致的语言规划障碍，与语言的工作记忆（执行功能）的组成部分中缺乏组织和语言表征监控有关。有研究表明，这些缺陷是语言规划的募集和控制注意出现相关的问题所致。强调了语言表达的激活、组织和维护在产生准确的句子过程中的重要性。

早期研究中，对于 TBI 患者的语言功能的测量多为低级的语言功能，重点是语言的节段性方面，即测量患者基本的理解、词汇的使用和定义词汇的能力，以及制定语法正确、完整和复杂的语句的能力。这些测量只评估了低级的语言功能（局灶性脑损伤），无法反映患者持续存在的复杂的认知语言障碍，尤其是依赖完整额叶功能的语言功能。最近的一些研究提供了 TBI 患者高级语言功能下降的证据：Whelan 等进行了一项深入的病例调查，证实了一名 19 岁的 TBI 女性患者患有高级语言功能障碍，她与 10

名对照组的受试者相比，在注意力、词汇获取、复杂的词汇语义处理和组织方面存在障碍。此外，研究者还强调了这名患者的言语功能障碍与额叶联系离断的患者具有相似的表现。同样，Wong 等进行的基于 4 名 TBI 后 6 个月的男性患者的研究，结果显示实验组和对照组在各项亚测试中的表现没有显著差异。但是个案分析表明，在标准化评估中患者的语言功能呈现下降趋势，这包括了单词流利度、推论、同义词和反义词、语义荒谬和多种定义等方面。以上这些研究为 TBI 患者高级语言功能的障碍提供了初步证据。

有研究表明 TBI 患者无论是成年人还是儿童，基本语言技能很少受到损害。中、重型 TBI 的个体通常在损伤后 3 个月显示出语言形式方面（即语音、句法和语义）的快速恢复。例如，大多数患有 TBI 的儿童和成人都能够应用语言知识来适当地使用词汇并制定复杂的句子。词汇、语句的技能在正常范围内相对较好的恢复可以解释大部分 TBI 患者的沟通障碍，以及这些障碍在 TBI 恢复中未被发现的原因。TBI 患者的低级语言功能障碍不会引起患者生理上的痛苦，也不会对日常交流产生明显的干扰。

与 TBI 患者低级的语言功能障碍恢复相对良好相比，高级语言功能在部分患者中出现明显的损伤。有研究证实，语篇（即关联语言）测试对 TBI 患者中常见的长期较高水平的认知缺陷敏感。此外，执行控制的认知测量和高级语言指标之间存在动态的相互依赖关系。语篇是在日常生活中，通过一系列具有连贯性和意义的句子来表达思想、愿望和观点的语言表达方式。对生活中的语言功能的核心形式进行分类，可分为两类：独白（包括程序性、描述性、叙事性或说明性）和对话（交互性），两者都有不同的认知和语言需求。研究者一般通过不同的任务对 TBI 患者进行测试，从而以患者不同的表现来进行分类。例如，程序性任务可以要求患者解释从银行账户取款的步骤，而描述性任务可以要求患者描述他的家庭或房屋的样子。对语篇的测试是通过直接的复述，也可以通过口头或书面的形式对故事或文本进行复杂的总结。好的复述者能在遵循标准的话语结构的同时，传达出明确的内容。对于叙事来说，完整的话语结构包括场景、初始事件、角色行为和结论。与复述不同的是，总结则需要对信息进行浓缩和综合，进而形成抽象的含义或基于内容的概念，较少关注具体的细节。

虽然与 TBI 患者相关的语篇能力存在差异，但是已经明确了几种常见的损伤模式。一般来说，语言测试的重点不是通过关注语言的数量和语法的复杂性，而更为常见的是通过语篇的内容和信息组织方式来揭示语篇能力。语篇缺陷通常表现在衔接、连贯和主旨推理（定义为抽象意义的能力）这些方面。衔接是使用诸如代词、指称或动词时态这样的语言手段来将思维按顺序连接起来，从而使听者能够很容易地理解内容的能力。连贯是整体的核心意义，思维应围绕着它而存在，从而使语言不会显得离题和不连贯。有研究指出 TBI 患者的衔接能力出现损伤，尽管衔接能力的缺陷在很大程度上可能受到引发方法的影响。同样，TBI 患者的连贯能力也被证实出现了损伤。这表现为 TBI 患者在信息度量上表现不佳，信息度量是患者能够传达的关键词的数量，思维组织的能力，理解、传达概括信息的能力。例如，TBI 患者可能会用很多词，但其中只有很少的部分为重要的或实质性的东西，他们说的话可能传达不了一个连贯的信息（提示连贯），可能组织得很混乱（提示衔接），不能以逻辑的方式顺序地把想法联系起来。

神经解剖学理论上支持 TBI 患者发生高级语言功能障碍，TBI 患者出现的神经病理学改变是多种多样和复杂的，甚至可能发生整个神经轴的损伤。TBI 的主要机制是弥漫性脑损伤涉及广泛的轴突损伤。鉴于额叶和颞叶靠近骨突起和空腔，额叶和颞叶更容易产生局灶性的损害。有研究指出皮质下白质、上脑干、小脑上脚和基底神经节等特定的大脑区域更容易受到轴突的剪切或拉伸，由此产生的行为缺陷与语言处理的网络模型有关，这些模型涉及皮质和皮质下系统的相互作用。Whelan 等认为，由于弥漫性轴索损伤涉及脑白质和相关的神经连接，可能导致额叶失联从而导致 TBI 患者高级语言功能受损。上述假设很好地阐明了低级的语言功能在 TBI 之后仍可以保持完整的原因，而皮质下通路中潜在的损伤则可能阻碍语言的恢复。由于缺乏固有的经验研究证据，特别是在群体水平上的证据，因此 TBI 对高级语言功能的影响和皮质下机制在 TBI 患者语言障碍中的作用仍然需要进一步研究。

第六节 视-知觉功能

一、视-知觉功能的定义

大脑皮质近 70% 的感觉处理直接受到视觉所传递信息的影响。视-知觉是接收、整合、传递视觉信息到完成最终认知的整个过程。其中对外界刺激的接收可理解为感觉功能或视觉感受性成分，是从环境中提取和组织信息的过程。而构成视觉认知的功能则提供了组织、构造和解释视觉刺激的能力，它才能真正赋予我们所看到的客观事物以不同的意义。这两个部分缺一不可，共同形成了完整的视-知觉能力。

视-知觉是一个自下而上分层次实现的过程，主要分为 3 个层次。①较低层次：主要涉及对原始刺激属性的固定提取。②中间层次：主要涉及将基本刺激的属性特征整合到更高层次的过程。③较高层次：主要涉及特定元素识别的高阶过程。

视-知觉能力包括以下几个主要的方面。

（1）外形辨别。识别大小、形状、图案、形式、位置和颜色的相似性和差异的能力。

（2）空间关系。判断物体之间相对位置，身体两侧的内部意识（我的身体与空间）及物体的方向的能力。

（3）目标识别。持续识别字母、数字、符号、单词或图片的能力。

（4）图形背景。在复杂的背景下定位图形或指定形状的能力。

（5）视觉完型。识别符号或对象时无须查看所有对象或细节的能力（无须再次查看每个字母就知道一个单词的能力）。

（6）形状恒定。当数字、字母和形状变大、变小或改变方向时，能够准确识别的能力。

（7）视觉记忆。记住表格（字母）和表格序列（单词）并在再次看到它们时快速识别它们的能力。

（8）整体/部分关系。感知组成整体的各个部分之间的关系的能力。

二、视-知觉障碍的特点

目前对 TBI 患者认知功能障碍的研究主要集中在注意、学习、执行功能等方面，对视-知觉功能的关注较少。且由于敏感性和使用的评估工具类型、研究者选择的方法、测量的损伤类型和损伤时间的长短不尽相同，目前报道的发病率也各不相同。视-知觉障碍相对其他认知障碍常更难被临床医生发现和确认，原因主要有以下几个方面：①病情危重患者无法表达、主诉相关症状。②部分 TBI 患者呈现的相关症状被认为是患者焦虑、不合作、主观性的感受。③对 TBI 患者仍缺乏标准的视-知觉障碍筛查标准。④临床医生对视-知觉障碍的认识不足。

已有的案例研究表明，TBI 人群存在特定的视-知觉障碍。Kersel 等研究发现，在 65 名重型 TBI 患者中，近一半患者的韦氏成人智力量表（wechsler adult intelligence scale revised，WAIS-R）呈现视-知觉亚量表受损。Mate-Kole 等在一项使用具有视-知觉成分的快速认知筛选测试的研究中发现，对照组（$n=32$）和神经系统疾病组（$n=38$）在所有亚项测试中的平均分数存在显著差异。具体而言，TBI 组（$n=15$）比卒中组表现更好，但比对照组差。

视-知觉障碍需要与 TBI 患者的初级视觉功能（较低层次）障碍相区别。初级功能主要包括视敏度、适应性、视野、眼动范围、注视、扫视和追踪、汇聚、斜视、功能扫描、颜色感知、立体视觉或景深等方面。不同的文献对于视-知觉障碍的分类和定义也有所不同。目前认为，视-知觉障碍主要有以下几种类型，如表 2-1 所示。

（1）失认症。是在各种情况下，无法识别和分类物体、形状、人物、文字和颜色。

（2）视-空间障碍。视-空间能力是将自己与物体的位置、方向或运动，或空间中某个点的方向联系起来的能力。视-空间障碍包括对躯体认识的紊乱，对身体位置和身体各部分之间关系的错误理解。单侧忽视是一种复杂现象，是视-空间损伤和注意力损伤的结果。单侧忽视可以用包括感觉、运动或表征性忽视在内的忽视行为变得明显的形式来描述，也可以用包括个人或空间忽视在内的异常行为的空间分布来描述。忽视的行为表现影响个人执行日常生活任务的能力，通常与视-知觉能力和失用症一起评估。

（3）建构能力障碍。指将多个部分组织成一个整体的能力，包括二维和三维的构建和组合，以及绘图和书写任务。

（4）失用症。是在没有丧失运动感觉、协调能力或语言理解能力的情况下，不能进行有目的的学习和熟练的运动。

（5）计算能力缺失或空间计算障碍。是由于理解数字的相对位置和数学符号的含义而造成的计算困难。

表 2-1 视-知觉障碍

主要类别	功能障碍具体表现
失认症 （视-知觉障碍、视觉辨别）	视觉物体失认症 视觉分析和合成缺陷 图形-背景的辨别 视觉图像组合失认 视觉完形 形状和大小恒常性 面孔失认症 颜色失认症 失读症
视-空间障碍 （空间知觉、空间定向障碍、视-空间失认症 或空间关系综合征）	对方向、距离、空间位置和深度感知的判断 地形定向障碍 单侧忽视 感觉、运动或表征忽视 个人或空间忽视 身体机制障碍 躯体失认 手指失认 左/右辨别 疾病失认 线条定位
建构障碍 （视觉建构能力或视觉建构行为、视觉运动 整合）	二维、三维空间 二维构建损伤 三维构建损伤 失写症
失用症	面部/口腔失用症 肢体失用症 观念性失用 观念运动性失用 步态失调 穿衣失用症
计算力缺失（空间计算障碍）	—

McKenna 等使用职业治疗成人知觉筛查测试（occupational therapy adult perceptual screening test，OT-APTS），通过将 TBI 患者的功能障碍与对照组进行比较，研究了视-知觉障碍的发生率、视-知觉障碍的存在与其他认知功能障碍的严重程度之间的关

系。结果显示，在重型 TBI 患者中最常见的视-知觉障碍是单侧忽视（45％）、躯体失认（26％）和建构障碍（26％）。且与健康对照组相比，重型 TBI 患者的视-知觉障碍更明显。值得注意的是，该研究的 TBI 患者样本量较小（31 例患者，195 例对照），其结果与之前的一些研究结果有差异，因此解读须谨慎。另外，近年研究发现 TBI 患者常存在着无法描述和分类常见物品的症状。这项研究进一步证明了通过反复训练，上述的症状能够得到一定程度的恢复，但是仍未达到健康对照组相同的水平。此外，视-知觉功能障碍还表现为难以识别与之互动或讲话的人的面部表情中的情绪，尤其是检测他人负面情绪的能力。视-知觉障碍与患者的自理能力和出院倾向有直接的联系，它可能会对 TBI 患者的其他认知功能产生不利影响。当严重的视-知觉障碍与其他认知障碍并存时，会影响患者日常生活的各个方面，甚至带来严重的安全隐患，延缓患者的康复速度。在康复过程中，视-知觉障碍患者也会表现出更多的情绪困扰和受伤风险。

视-知觉障碍的性质和严重程度主要取决于大脑损伤的侧别、范围大小和位置。在特定情况下，功能障碍会发生在弥漫性脑损伤的背景下，例如由弥漫性脑损伤引起的痴呆症也会有视-知觉障碍的表现，但大多数由局部受损引起。视-知觉障碍多与右半球（优势半球）的受损有关，也有左侧半球受损的报道。左半球受损后失用症更为常见，常伴有失语症发生。左顶叶病变可引起图案处理的混乱、简化和混合。右顶叶病变可能导致图案的扭曲或错解。视-知觉障碍也可以由视-知觉的一个或多个方面的损伤引起，如失认症、视-空间障碍和建构能力障碍可能与失用症和注意力障碍（包括视觉空间忽视）一起出现。Millis 等通过韦氏智力量表中的木块图对视-知觉功能进行了评估，研究提示 TBI 患者的木块图测试在 1～5 年内有显著的改善，仅有 1％ 的患者在 5 年之后仍然有受损表现。另外一些研究也报告了 23％ 和 18％ 的 TBI 患者在 1～5 年之内呈现出木块图测试的改善。这三项研究的结果一致表明，颅脑损伤所致视-知觉障碍多数恢复良好，很少有患者会留存长期的功能损伤。

第七节 颅脑损伤导致的意识障碍

重型颅脑损伤患者急性期常出现意识障碍（disorders of consciousness）。所谓意识障碍是意识清晰程度下降和意识范围的改变，临床上是通过语言对话、声音刺激、疼痛刺激及检查生理反射和自主神经功能等方法观察患者的反应、思维能力，判断其意识障碍程度。这是一种特殊范畴的认知功能障碍。

一、概念及定义

（一）意识

意识（consciousness）是大脑功能活动的综合表现，不仅反映觉醒状态，还可反映机体的思维、情感、记忆、定向力及行为等多项神经功能。意识包括觉醒和意识内容两方面。觉醒指的是与睡眠呈周期性交替的清醒状态，能对自身和周围环境产生基本的反应，当上行网状激活系统、丘脑投射系统和大脑皮质广泛受损时可导致觉醒水平不同程度的障碍；而意识内容包括认知、情感、意志活动等高级神经活动，能对自身和周围环境做出理性的判断并产生复杂的反应，意识内容变化主要是由大脑皮质病变造成的。因此，认知和意识的概念不能截然分开，认知功能的完成需要正常的意识状态，而意识的内容中则包含一些认知的成分。

意识是中枢神经系统对内、外环境中的刺激所做出的有意义的应答能力。这种应答能力的减退或消失就是不同程度的意识障碍，严重的称为昏迷。意识清晰的人应当具备 2 个最基本的条件：一是对外界环境的认知功能，即对时间、地点和人物的定向力，在定向力完整的前提下，人们才能进一步进行分析、综合、判断、推理等思维过程；二是对自身的认知功能，也就是自知力，包括对自己的姓名、性别、年龄、住址、职业等项目的确认。

意识可以分成 2 个组成部分，即意识的"内容"和"开关"系统。意识的"内容"，即高级神经活动，包括定向力、感知觉、注意、记忆、思维、情感、行为等，使人体和外界环境保持完整的联系；意识的"开关"系统则指各种传入神经活动激活大脑皮质，使其维持一定水平的兴奋性，使机体处于觉醒状态。双侧大脑皮质是意识"内容"——即各种高级神经活动的所在部位。20 世纪 50 年代曾认为大脑皮质是意识的中枢，如果两侧大脑皮质受到损害，就会发生意识障碍。20 世纪 60 年代有人做过动物实验，把黑猩猩的双侧大脑皮质切除，结果发现黑猩猩"学习"功能丧失，意识水平低下，但仍然处于觉醒状态。临床观察也证实，广泛的弥漫性双侧大脑半球损害时，患者的条件反射无法建立，但先天性无条件反射仍保持完整，只有急性的双侧大脑半球损害或半球损害影响到脑干时，才会出现意识障碍。现认为双侧大脑皮质只是和条件反射、学习功能有关，而不是维持觉醒状态的必要条件。

意识的"开关"系统，包括：①特异性上行性投射系统；②非特异性上行性网状激动系统。所谓特异性上行性投射系统就是经典的感觉传导通路。非特异性上行性网状激动系统位于脑干中轴部位，显微镜下观察可见各种大小不等的神经元散布在错综复杂的纤维网络中。非特异性上行性网状激动系统有 2 个特点：一是在投射通路上呈多突触联系，经过较多的神经元转换。因此与特异性上行性投射系统的三级神经元转换比较，神经冲动的传导速度慢，并且易被药物所阻断；二是神经元之间多半为依傍式的突触联系，神经冲动不能引起突触后的放电，而是引起下一个神经元的电位变化或维持神经元的兴奋水平，从而对其他部位的神经兴奋发挥增强或抑制作用。非特异性上行性网状激动系统包括 3 个部分：①上行性脑干网状结构，位于脑桥上 1/3 至下丘脑背侧之间，如果双侧受损，动物或人一定陷入昏迷。②丘脑非特异性核团，如腹前核、网状核、正中核、中线核等。刺激这些核团可引起双侧皮质广泛的兴奋反应。③紧张性激活的驱动机构，包括下丘脑后区和中脑中央灰质等，从这里可驱动上行性脑干网状结构，而后者又转而再刺激这个区域，形成一个正反馈环路，循环不已。由此说明：脑干网状结构并不是很密集的细胞核，而是很分散的一些神经核团。

(二) 意识障碍

意识障碍 (disorders of consciousness，DOC) 是人对周围环境及自身状态的识别和感知能力出现障碍。临床工作中意识障碍比较常见，多涉及多个学科及机体的多个系统。意识障碍的病因很多，如局灶性病变、代谢/中毒性病变抑制或破坏大脑皮质和脑干上行网状激活系统，引起上行网状激活系统与抑制系统平衡失调而致意识障碍。

目前认为意识障碍主要由上行网状激活系统的破坏所导致，该系统将自身体内和体外的各种刺激广泛地投射到大脑皮质各神经元，以保持大脑皮质的觉醒状态。另外也有"中央环路"学说认为丘脑中央神经元的丢失或向大脑皮质和纹状体的神经冲动传递受阻，会减少纹状体中央型多棘神经元的激活，从而对纹状体及内侧苍白球的抑制减弱；而内侧苍白球原本对丘脑和脑桥核的抑制作用会进一步增强，该环路最终使丘脑对皮质和纹状体的兴奋作用下降，导致意识障碍。

目前临床上对于意识障碍的描述用词较多。意识内容的障碍和觉醒状态的障碍在临床上既有区别又互相联系，是不可分割的，常相互伴随出现。意识内容的障碍常伴不同程度觉醒障碍，觉醒障碍的早期均有意识内容的障碍，当意识障碍程度达到昏迷时意识内容的障碍就不能表现出来了。通常所说的意识障碍实际上是人对外界环境刺激缺乏反应的一种精神状态。

意识水平障碍的程度、觉醒度的改变：①嗜睡——轻度意识障碍；②昏睡——中度意识障碍；③昏迷——重度意识障碍（浅昏迷、中昏迷、深昏迷）。意识内容障碍为主的意识障碍：意识模糊、谵妄状态、精神错乱、朦胧状态。

昏迷 (coma) 是由觉醒障碍引起的一种严重脑功能障碍，是大脑功能衰竭的表现，在许多情况下危及生命、影响意识的关键器官是大脑，而影响大脑功能的重要器官功能障碍均可导致意识障碍。必需营养素缺乏、对脑有害因素增加、脑本身功能的失调（如脑水肿、脑肿胀及脑脊液循环障碍）及全身代谢紊乱引起的脑功能的失调，以及感染、肿瘤、中毒等都可能是导致意识障碍的原因。一般认为，全脑血流减少到正常的40%时即可出现现意识丧失，这通常反映心搏出量减少一半或更多，直立动脉压下降到40～50 mmHg 以下。

(三) 植物状态

颅脑损伤昏迷后一些患者可能进入植物状态，植物状态 (vegetative state，VS) 是一类特殊状态的意识障碍，指的是存在睡眠-觉醒周期，但对自身及周围环境缺乏意识、缺乏主动活动和语言理解能力。Jennett 等于 1972 年首先提出持续植物状态 (persistent vegetative state，PVS) 概念，指的是处于植物人状态超过 1 个月而没有改善，称为处于持续植物状态。临床上昏迷与 VS 常可以在一个患者身上发生相互转换，即昏迷患者意识状态好转时可表现为 VS，而 VS 患者病情恶化时可发生深度的昏迷。

美国神经病学学会 (American Academy of Neurology，AAN) 提出了确定植物状态的诊断标准：①没有按吩咐动作的证据；②没有可以被理解的言语反应；③没有可辨别的有意识言语和姿势语言交谈及沟通的表示；④没有任何定位或自主运动反应的迹象。

2011 年中国南京会议修订了我国植物状态诊断标准如下：①认知功能丧失，无意识活动，不能执行指令；②能自动睁眼或在刺激下睁眼；③有睡眠-醒觉周期；④可有无目的性眼球跟踪运动；⑤不能理解和表达语言；⑥保持自主呼吸和血压；⑦丘脑下部及脑干功能基本保存。以上状态持续 1 个月以上者即为持续性植物状态。

（四）最小意识状态

随着对植物状态研究的深入，1997 年 Giacino 等提出了最小意识状态（minimally consciousness state，MCS）的概念，并指出其不同于植物状态和昏迷的处理及预后。一些处于植物状态或昏迷状态的患者可能会通过进入最小意识状态而开始恢复，最小意识状态可能是患者意识状态的最终结局，也可能是日后进一步复苏的过渡阶段。在这种状态下，尽管存在严重的身体功能和认知功能障碍，但仍能明显感觉到意识的存在。最小意识状态（minimally consciousness state，MCS）是一种严重的意识障碍，却又有别于植物状态，主要表现为患者不仅存在睡眠觉醒周期，还存在最小、但是清晰的认知自我和周围环境的能力。

Aspen 神经行为协作组（Aspen Neurobehavioral Conference Workgroup，ANCW）将最小意识状态或微意识状态定义为：①出现可重复的但不协调的按吩咐动作；②有可被理解的言语；③通过可辨别的语言或手语来进行沟通反应；④有定位或自主运动反应，包括偶然出现的与环境刺激有关的动作和情绪反应，而不是不自主动作。如能满足上述 4 个标准中任何一个，那么这个患者就可以被分类为最小意识状态。植物状态与最小意识状态的共性：①患者可以无意识睁眼；②患者拥有睡眠-觉醒周期。

要确立 MCS 的诊断，必须至少有一个清晰的、认知和行为上的证据，在检查中至少重复出现一次。由于 MCS 患者行为上的波动性，因此在做出诊断前需要进行一系列的检查。在患者意识状态稳定前，其意识状态容易在植物状态和 MCS 之间摇摆，使诊断更加困难。

MCS 要在明确符合以下一项或更多项条件后方可明确诊断：①简单的指令行为；②手势或语言上做出"是/不是"的反应，无论正确与否；③理解语言表达；④对相关的环境刺激偶尔做出移动或有效的行为，而不是反射性的活动。

例如，偶发的运动或有效的反应：①出现喊叫、微笑、哭闹等，需要明确这些运动或反应是由带有感情内容的语言或视觉刺激引起，而不是由中性刺激引起的；②直接由语言提示产生的发音或手势；③移动物体时，物体位置与方向存在直接的关系；④触摸或握持物体时带有明确的感受物体尺寸和形状的动作；⑤对移动或显著的物体能够视觉追逐和固定。因为诊断 MCS 的标准很大程度上依靠语言和运动的完整，而失语和失用可能使床旁评估变得困难，所以在做出最终诊断前须详加考虑。

MCS 的出现标志着患者恢复了对环境做出反应的能力。由于 MCS 临床表现复杂，而被进一步分为 MCS－和 MCS＋。MCS＋表现为更高水平的行为反应，如遵循命令做出动作、清晰的言语表达、对语言内容做出特异反应等；MCS-仅表现为低水平的非反射性运动行为，如眼球追踪、对有害刺激的定位或对情感刺激出现适当的哭/微笑等反应。

从 MCS 脱离表现为患者重获足够的意识进行功能性交流或通过运动对物体进行使用，并与之功能相符，我们将之称为——脱离最小意识状态。

神经行为学和影像学的研究显示，MCS 和植物状态在临床表现和神经病理上存在明显的差异，行为学检查一直以来都是检测此类患者知觉水平的主要手段，行为学的评估是临床上最常用的手段，其具有低成本和使用简易的优点。行为学的评估需在患者处于觉醒周期进行，需要指出的是，在进行评定前务必排除干扰因素：尽量保证生命体征正常，生化检查正常，水电解质代谢正常，颅内压正常。排除镇静剂、肌松剂、抗惊厥、抗癫痫、抗精神药物等对意识的影响。同时，应当注意感觉缺失、运动障碍、失语、失用、伴发抑郁等均可对意识障碍的评定造成影响。另外由于意识障碍患者觉醒的波动性，视觉、听觉、运动和语言功能受损，限制了患者与检查者进行沟通，同时此类患者自主运动很少且不稳定，给检测带来很大的难度，临床误诊率较高。

随着人们对意识障碍认识的深入，临床研究者通过更加细致的神经行为测试和临床观察已能进一步将严重的意识障碍区分为植物状态和最小意识状态。这一分类不仅深化了人们对严重意识障碍的认识，对预后的判断也有积极的意义。在最小意识状态下，患者表现出植物人状态下的一系列基本行为，以及一些可能的意识处理，如对简单命令的不一致反应和持续的视觉反应。MCS 在预后方面较植物状态的患者具有更大的神经康复潜能。因此将两者进行准确的鉴别具有重要的临床意义。

目前认为改进的昏迷康复量表（the coma recovery scale-revised，CRS-R）对植物状态、MCS 和昏迷进行鉴别的有效性最高，还可以用于评估促醒治疗方案的疗效。

CRS-R（表 2-2）由 6 个子量表构成，涉及听觉功能、语言功能、视觉功能、交流功能、运动功能和觉醒功能，包括 23 项分层有序的评分标准。在每个子量表中，首先进行最复杂的行为测定并给予最高分，最原始的行为在最后测定并给予最低分。听觉功能子量表共 4 分，包括对听觉刺激的基本反映到语言理解等不同水平。视觉功能子量表共 5 分，代表从简单到复杂的视觉感知功能。运动功能子量表 6 分，包括受控制的运动（如使用物体）和对有害刺激的反射性反应（回撤屈曲，异常姿势）。语言功能子量表 3 分，包括可理解语言、无法理解的发声及口部反射性运动。交流功能子量表 2 分，通过询问个体及情景指向性问题观察受试者有无反应。觉醒功能子量表 3 分，用于评定觉醒的程度，包括从基础的觉醒到持续注意。每个子量表均有独立评分，相加后得到总分，用于判断患者的意识水平。

CRS-R 具有良好的效度、信度和诊断实用性，是严重脑损伤后意识评定的有效方法。CRS-R 有助于鉴别诊断，明确预后，制定有效的治疗计划及观察患者对治疗的反应。

表 2-2 改进的昏迷恢复量表

听觉功能	视觉功能	运动功能	语言功能	交流功能	觉醒功能
☆对指令有稳定的反应（4分）	☆识别物体（5分）	*功能性物体运用（6分）	☆可理解的言语表达（3分）	*功能性（准确的）（2分）	☆能注意（3分）
☆可重复执行指令（3分）	☆物体定位：伸手寻物（4分）	☆自主性运动反应（5分）	发声/发声动作（2分）	☆非功能性的（意向性）（1分）	能睁眼（2分）
声源定位：转头/注视（2分）	☆眼球追踪（3分）	☆能摆弄物体（4分）	反射性发声运动（1分）	无（0分）	刺激下睁眼（1分）
对声音有眨眼反应（1分）	☆视觉定位：注视（＞2 s）（2分）	☆疼痛定位（3分）	无（0分）		无（0分）
无（0分）	对威胁有眨眼反应（1分）	疼痛致肢体回缩（2分）			
	无（0分）	疼痛致异常姿势（1分）			
		疼痛刺激无反应（0分）			

注：听觉功能≤2分、视觉功能≤1分、运动功能≤2分、语言功能≤2分、交流功能＝0分、觉醒功能≤2分诊断为 VS。☆预示 MCS，出现其中一项即为 MCS。* 预示 EMCS

另外，出现以下两种复杂的行为之一，标志着患者从 MCS 恢复：①明确且连续出现的、相互之间的交流，交流可以通过语言、书写、是（否）的信号或通过增强的交流设备进行交流；②物体的功能应用，能够区别和准确地应用两个或更多的物体。

无动性缄默症（akinetic mutism，AM）是 MCS 的一个亚型，由脑干上部或丘脑的网状激活系统及前额叶-边缘系统-中脑网状结构上行激活系统损害所致。无动性缄默症患者尽管对刺激可有反射性的四肢运动，但无随意运动、自发言语及任何的情绪反应（由驱动力的严重减弱，并非觉醒能力本身的减弱所致），可有似觉醒时的自发性睁眼、注视、追视动作。MCS 患者偶尔会表现出与环境相适应的情绪反应，而 AM 患者则表现淡漠。

闭锁综合征（locked-in syndrome，LIS）经常与意识障碍（DoC）混淆，特别是在意识障碍伴随失语症、四肢瘫痪的急性期。是脑桥底部病变所呈现的综合征，由 1966 年 Plum 和 Posner 提出，其典型表现为意识清楚、睡眠觉醒周期正常、面部肌肉及四肢肌肉瘫痪，呼吸异常多见，仅保留垂直方向的眼球运动及瞬目。其病因主要见于脑血管病引起的脑桥基底部梗死（60%），其次为脑桥出血，颅脑损伤也可引起闭锁综合征。发病年龄在 16～90 岁。

闭锁综合征患者脑干腹外侧的皮质脊髓束和皮质延髓束受损，而脑干被盖部的网状结构到大脑皮质的投射通路保存完好，所以闭锁综合征患者意识清楚、无认知功能障碍，其与无动性缄默症患者的区别在于该类患者可对周围的环境有明确的反应。闭锁综合征诊断标准：①能够持续睁眼；②保留有基本认知能力；③失声或重度发声过弱；④四肢瘫痪或四肢轻瘫；⑤主要交流模式是眼球运动（通常只能垂直运动），或是上眼睑眨动。其预后不良，多于发病早期因呼吸衰竭死亡。

二、意识障碍的评估

部分研究表明，重型颅脑损伤患者的意识、认知功能都有可能好转。近年来国内外逐渐用脑电图、事件相关电位（ERP）、神经影像学（PET、fMRI）等检查研究植物状态和最小意识状态患者的诊断及治疗效果。

随着功能影像技术的进步，大量证据表明颅脑损伤后昏迷患者甚至是已被诊断为植物状态的患者均存在行为学无法检测的知觉水平。其中以比利时列日大学 Coma Science Group（昏迷科学组）Owen 等在 2008 年发表于 *Science* 的文章最具代表性。该团队利用静息态功能磁共振（resting state fMRI，RS-fMRI）研究一位颅脑损伤后被诊断为植物状态的患者，利用运动想象（打网球）和空间想象任务（在家中散步）作为交流的方式，患者能够完成和作者的简单交流，且患者脑区的激活和正常人一致，从而得出患者存在对任务的执行和注意，证明其存在一定程度的意识，并不是处在临床诊断的所谓植物状态。

近年来，有关知觉水平的功能神经影像学研究明显增加，其中不仅涉及大量任务态脑功能成像（即主动模式，任务需要患者配合完成），还有静息态脑功能成像（resting state network，RNS；即被动模式，不需要患者配合）的研究。虽然主动模式的神经影像研究能更客观地反映患者的觉知水平，但其对被检测患者的要求很高，可操作性低。尽管能够通过简化神经功能影像范式来改进，但用于临床诊断显然还不现实。相比较而言，被动模式的神经功能影像研究的可操作性有所提高，不需要烦琐的范式，对被检测患者的要求也大大降低。其中研究最多最重要的是 2001 年提出的静息态默认网络，通过静息状态功能核磁研究发现脑死亡患者的静息态默认网络（default mode network，DMN）是无法检测到的，而 VS 患者则可检测到；昏迷患者的 DMN 连接较正常对照明显受损，而闭锁综合征患者（知觉水平正常，但无法表达）的 DMN 却和正常人无差异。

静息态默认网络是大脑在无任务的清醒或静息状态下就存在有组织的脑区功能活动。这些脑区包括前额叶中内侧、前扣带回（anterior cingulate cortex，ACC）、后扣带回（posterior cingulate cortex，PCC）及颞顶交界区等区域。其确切的功能意义尚不清楚，但与大脑对内外环境的监测、情节记忆及自我意识密切相关。DMN 内功能连接的破坏在多种意识状态中都有所报道，包括麻醉状态、最小意识状态、植物生存状态、昏迷和脑死亡。意识障碍程度不同，DMN 整体的功能连接下降的比例会有所不同。因此，作为一种不需要患者配合、同时又能反映与知觉水平相关的脑认知功能的无创检查手段，DMN 有潜力成为临床可行的判断知觉水平的功能影像手段。

中部战区总医院神经外科宋健团队基于多模态影像对弥漫性轴索损伤后昏迷患者的意识状态进行评估分析，应用 RS-fMRI 技术获得弥漫性轴索损伤昏迷患者早期的脑功能连接，发现弥漫性轴索损伤患者较正常对照组的脑默认网络区域的功能连接都有所降低，尤其是楔前叶/后扣带回、前额腹内侧皮质、双侧顶下小叶及左侧颞叶区域。且大脑内侧前额叶（medial prefrontal cortex，mPFC）的功能连接值越低，患者颅脑损伤后 CGS 评分越低，意识水平恢复得越差，提示 DMN 具备评估意识障碍预后的潜能。

事件相关电位（event related potential，ERP）以其极佳的时间分辨率和可重复性、可操作性已成为认知神经科学的经典研究工具，也已被用于检测临床行为学上不可评估的意识障碍。失匹配负波（mismatch negativity，MMN）于 1975 年首次由 Naatanen 报道，即非注意状态下小概率刺激 ERP 波减去大概率刺激 ERP 波的差异波，而且 MMN 是 ERP 中少数不需要患者主动参与就能诱发出来的成分。正常人即使在睡眠状态下也能诱发出 MMN（存在自动信息加工能力）。部分研究表明 MMN 波形或 P300 的存在与否与昏迷的转归密切相关。

中部战区总医院神经外科宋健团队研究发现，颅脑损伤昏迷组和麻醉组均未出现显著的失匹配负波，但颅脑损伤昏迷组 P300 成分显著低于麻醉组，且 P300 成分变化与颅脑损伤后 6 个月的意识水平显著相关。

目前，关于最小意识状态脱离的研究有 ^{18}F-氟脱氧葡萄糖 PET 研究，其大脑代谢结果显示，在脱离最小意识状态患者中，脑默认网络的正向连接与负向连接均被保留，但是在无动性缄默症及最小意识状态中不存在。该研究提示脑默认网络的负连接可能需要代谢活动，可作为一个最小意识状态脱离的特征。除此之外，有学者采用 ^{18}F-氟脱氧葡萄糖 PET 评估静息态脑代谢功能，并基于机器学习可鉴别 VS 及闭锁综合征。

由于成像原理和研究内容的不同，临床上各种检查技术均有优劣势。如 EEG 作为大脑的直接检测技术其空间分辨率低，因此研究局部脑互动时常需要应用功能磁共振，但功能磁共振作为一种间接检测技术，其时间分辨率较低。PET 成像技术作为一种依赖体素强度变化来测量脑组织活动时耗氧量的技术，临床应用还不够成熟。因此临床上综合利用多种模态成像的信息十分必要。

三、意识障碍的治疗

意识障碍的治疗是人类社会亟待解决的重大科学和社会难题。我国人口基数大，意识障碍患者远多于其他国家，治疗需求更为急迫。因此，突破该病的治疗技术瓶颈，是解除病患及家庭的痛苦，实现医疗资源合理配置的需求，也是临床迫切的应用需求。对于 MCS 者必须给予积极治疗，不能采用安乐死及撤除支持治疗，但临床无有效治疗手段，患者长期滞留医疗及康复机构，对临床形成极大的压力。

在检查技术进步的同时，越来越多治疗意识障碍的手段得到有效证实。除了盐酸金刚烷胺、唑吡坦类药物治疗外，针对脑网络的神经调控技术也产生了显著效果。神经调控技术是通过植入或非植入的神经控制器，以人工电信号替代或补充脑的自然电信号，调控神经元或神经网络兴奋性，恢复受损神经功能的手段。神经调控治疗意识障碍分为两种策略。①神经机能增强：通过对神经网络的关键节点施行刺激及补偿，提高脑网络机能及意识水平（DBS、SCS 和 TMS 等）。②意识旁路输出：脑网络研究发现 MCS 部分或完全保留意识，但受限于其他系统的损害而无法表达。通过脑机接口技术（brain-computer interface，BCI），可把大脑信息直接转换成能驱动外部设备的命令，代替肢体或语言器官实现人与外界的交流。

目前在意识障碍治疗中主要的神经调控方式：①脑深部电刺激（deep brain stimu-lation，DBS）；②脊髓电刺激（spinal cord stimulation，SCS）；③经颅磁刺激（tran-scranial magnetic stimulation，TMS）；④脑机接口技术（brain-computer interface，BCI）；⑤其他，如迷走神经刺激（VNS）、药物泵输注系统（IDDs）及功能性电刺激（FES）等。其中以脑深部电刺激和脊髓电刺激为代表的神经调控技术最引人注目。大多数研究显示，神经调控技术对患者意识及行为具有一定的改善作用，极有潜力成为治疗意识障碍的一种重要手段。中部战区总医院神经外科宋健团队开展神经调控技术，对改善昏迷患者意识状态有一定的效果。

意识状态客观评定方法及治疗适应证缺乏客观指标及标准，治疗结果不稳定，缺乏可比性及可重复性；基于多模态神经影像及 EEG 的脑网络研究，是目前最为可靠的评定意识状态的客观方法。尽管针对意识障碍开展的神经调控治疗初步研究显示出良好治疗效果，但国内外均处于实验性研究阶段，仍然缺乏大样本、多中心、系统性研究。在关键科学问题上存在瓶颈，亟待解决。

参考文献

[1] 武桥，骆飞飞，高励. 植物状态与最小意识状态的意识评估和预后判断 [J]. 中华行为医学与脑科学杂志，2013，22(11)：1051-1053.

[2] 中华医学会，高压氧医学分会脑复苏专业委员会. 持续性植物状态诊断标准和临床疗效评分量表（中国南京标准 2011 年修订版）[J]. 中华航海医学与高气压医学杂志，18(5)：319-319.

[3] ADAMS J H, GRAHAM D I, MURRAY L S, et al. Diffuse axonal injury due to nonmissile head injury in humans: an analysis of 45 cases [J]. Annals of neurology, 1982, 12(6): 557-563.

[4] ALLEN D N, THALER N S, DONOHUE B, et al. WISC-IV profiles in children with traumatic brain injury: similarities to and differences from the WISC-III [J]. Psychological Assessment, 2010, 22(1): 57-64.

[5] ANAND R, CHAPMAN S B, RACKLEY A, et al. Gist reasoning training in cognitively normal seniors [J]. International journal of geriatric psychiatry, 2011, 26(9): 961-968.

[6] ANDERSON J, SCHMITTER-EDGECOMBE M. Predictions of Episodic Memory following Moderate to Severe Traumatic Brain Injury During Inpatient Rehabilitation [J]. Journal of Clinical and Experimental Neuropsychology, 2008, 31: 425-438.

[7] ANDERSSON S, KROGSTAD J M, FINSET A. Apathy and depressed mood in acquired brain damage: relationship to lesion localization and psychophysiological reactivity [J]. Psychological Medicine, 1999, 29: 447-456.

[8] AZOUVI P, COUILLET J, LECLERCQ M, et al. Divided attention and mental effort after severe traumatic brain injury [J]. Neuropsychologia, 2004,42(9): 1260-1268.

[9] AZOUVI P, JOKIC C, VAN DER LINDEN M, et al. Working memory and supervisory control after severe closed-head injury. A study of dual task performance and random generation [J]. Journal of Clinical and Experimental Neuropsychology, 1996,18(3): 317-337.

[10] BATE A J, MATHIAS J L, CRAWFORD J R. The covert orienting of visual attention following severe traumatic brain injury [J]. Journal of Clinical and Experimental Neuropsychology, 2001a, 23(3): 386-398.

[11] BATE A J, MATHIAS J L, CRAWFORD J R. Performance on the Test of Everyday Attention and standard tests of attention following severe traumatic brain injury [J]. Clinical Neuropsychologist, 2001b,15(3): 405-422.

[12] BECHARA A, TRANEL D, DAMASIO H. Characterization of the Decision-Making Deficit of Patients with Ventromedial Prefrontal Cortex Lesions [J]. Brain : a journal of neurology, 2000, 123 (Pt 11): 2189-2202.

[13] BEKINSCHTEIN T, COLOGAN V, DAHMEN B, et al. You are only coming through in waves: wakefulness variability and assessment in patients with impaired consciousness [J]. Progress in Brain Research, 2009,177: 171-189.

[14] BELANGER H G, CURTISS G, DEMERY J A, et al. Factors moderating neuropsychological outcomes following mild traumatic brain injury: a meta-analysis [J]. Journal of the International Neuropsychological Society, 2005,11(3): 215-227.

[15] BELMONT A, AGAR N, AZOUVI P. Subjective fatigue, mental effort, and attention deficits after severe traumatic brain injury [J]. Neurorehabilitation and Neural Repair, 2009,23(9): 939-944.

[16] BROOKSHIRE B L, CHAPMAN S B, SONG J, et al. Cognitive and linguistic correlates of children's discourse after closed head injury: a three-year follow-up [J]. Journal of the International Neuropsychological Society : JINS, 2000,6(7): 741-751.

[17] BROUWER W H, PONDS R W, VAN WOLFFELAAR P C, et al. Divided attention 5 to 10 years after severe closed head injury [J]. Cortex, 1989,25(2): 219-230.

[18] CABEZA R, NYBERG L. Imaging cognition II: An empirical review of 275 PET and fMRI studies [J]. Journal of Cognitive Neuroscience, 2000,12: 1-47.

[19] CANTIN J, MCFADYEN B, DOYON J, et al. Can measures of cognitive function predict locomotor behaviour in complex environments following a traumatic brain injury? [J]. Brain Injury, 2007,21(3): 327-334.

[20] CANTIN J-F, MCFADYEN B, DOYON J, et al. Can measures of cognitive function predict locomotor behaviour in complex environments following a traumatic brain injury? [J]. Brain injury, 2007,21: 327-334.

[21] CARTER L T, OLIVEIRA D O, DUPONTE J, et al. The relationship of cognitive skills performance to activities of daily living in stroke patients [J]. The American journal of occupational therapy : official publication of the American Occupational Therapy Association, 1988,42(7): 449-455.

[22] CHAPMAN S B, GAMINO J F, COOK L G, et al. Impaired discourse gist and working memory

in children after brain injury [J]. Brain and language, 2006,97(2): 178-188.

[23] CHAPMAN S B, GAMINO J F, MUDAR R A. Higher order strategic gist reasoning in adolescence [J]. The adolescent brain: Learning, reasoning, and decision making. 2011, 12(2): 123-151.

[24] CHAPMAN S B, MCKINNON L, LEVIN H S, et al. Longitudinal outcome of verbal discourse in children with traumatic brain injury: three-year follow-up [J]. The Journal of head trauma rehabilitation, 2001,16(5): 441-455.

[25] CHAPMAN S B, SPARKS G, LEVIN H S, et al. Discourse macrolevel processing after severe pediatric traumatic brain injury [J]. Developmental neuropsychology, 2004,25(1-2): 37-60.

[26] CHEN SEA M J, HENDERSON A, CERMAK S A. Patterns of visual spatial inattention and their functional significance in stroke patients [J]. Archives of physical medicine and rehabilitation, 1993,74(4): 355-360.

[27] CHRISTODOULOU C, DELUCA J, RICKER J, et al. Functional magnetic resonance imaging of working memory impairment after traumatic brain injury [J]. Journal of neurology, neurosurgery, and psychiatry, 2001,71: 161-168.

[28] CICERONE K, LEVIN H, MALEC J, et al. Cognitive rehabilitation interventions for executive function: moving from bench to bedside in patients with traumatic brain injury [J]. Journal of Cognitive Neuroscience, 2006,18(7): 1212-1222.

[29] COCCHINI G, BESCHIN N, SALA S D. Chronic anosognosia: a case report and theoretical account [J]. Neuropsychologia, 2002,40(12): 2030-2038.

[30] COELHO C, YLVISAKER M, TURKSTRA L S. Nonstandardized assessment approaches for individuals with traumatic brain injuries [J]. Seminars in speech and language, 2005,26(4): 223-241.

[31] COELHO C A. Story narratives of adults with closed head injury and non-brain-injured adults: influence of socioeconomic status, elicitation task, and executive functioning [J]. Journal of speech, language, and hearing research, 2002,45(6): 1232-1248.

[32] COELHO C A. Management of Discourse Deficits following Traumatic Brain Injury: Progress, Caveats, and Needs [J]. Seminars in speech and language, 2007,28(02): 122-135.

[33] CONSTANTINIDOU F, KREIMER L. Feature description and categorization of common objects after traumatic brain injury: the effects of a multi-trial paradigm [J]. Brain and language, 2004, 89(1): 216-225.

[34] COOK L, CHAPMAN S, LEVIN H. Self-regulation abilities in children with severe traumatic brain injury: A preliminary investigation of naturalistic action [J]. NeuroRehabilitation, 2008, 23: 467-475.

[35] CROKER V, MCDONALD S. Recognition of emotion from facial expression following traumatic brain injury [J]. Brain injury, 2005,19(10): 787-799.

[36] DESPOSITO M, POSTLE B, RYPMA B. Prefrontal cortical contributions to working memory: evidence from event-related fMRI studies [J]. Experimentelle Hirnforschung, 2000,133: 3-11.

[37] DAVIS G A, COELHO C A. Referential cohesion and logical coherence of narration after closed head injury [J]. Brain and language, 2004,89(3): 508-523.

[38] DENNIS M, BARNES M A. Comparison of literal, inferential, and intentional text comprehen-

sion in children with mild or severe closed head injury [J]. The Journal of head trauma rehabilitation, 2001,16(5): 456-468.

[39] DONAT C K, SCHUHMANN M U, VOIGT C, et al. Time-dependent alterations of cholinergic markers after experimental traumatic brain injury [J]. Brain Research, 2008,1246: 167-177.

[40] DONDERS J, TULSKY D, ZHU J. Criterion validity of new WAIS-II subtest scores after traumatic brain injury [J]. Journal of the International Neuropsychological Society, 2001,7(7): 892-898.

[41] DREER L E, DEVIVO M J, NOVACK T A, et al. Cognitive predictors of medical decision-making capacity in traumatic brain injury [J]. Rehabilitation Psychology, 2008,53(4): 486-497.

[42] ELGAMAL S A, ROY E A, SHARRATT M T. Age and verbal fluency: the mediating effect of speed of processing [J]. Can Geriatr J, 2011,14(3): 66-72.

[43] EWING-COBBS L, BARNES M, FLETCHER J M, et al. Modeling of longitudinal academic achievement scores after pediatric traumatic brain injury [J]. Developmental neuropsychology, 2004,25(1-2): 107-133.

[44] EWING-COBBS L, FLETCHER J M, LEVIN H S, et al. Academic achievement and academic placement following traumatic brain injury in children and adolescents: a two-year longitudinal study [J]. Journal of clinical and experimental neuropsychology, 1998,20(6): 769-781.

[45] FELMINGHAM K L, BAGULEY I J, GREEN A M. Effects of diffuse axonal injury on speed of information processing following severe traumatic brain injury [J]. Neuropsychology, 2004,18(3): 564-571.

[46] FISHER D, LEDBETTER M, COHEN N, et al. WAIS-III and WMS-III profiles of mildly to severely brain-injured patients [J]. Applied Neuropsychology, 2000,7: 126-132.

[47] FRYE D, ZELAZO P, PALFAI T. Theory of Mind and rule-based reasoning [J]. Cognitive Development, 1995,10: 483-527.

[48] GAMINO J F, CHAPMAN S B, COOK L G. Strategic Learning in Youth With Traumatic Brain Injury: Evidence for Stall in Higher-Order Cognition [J]. Topics in Language Disorders, 2009,29(3): 224-235.

[49] GAMINO J F, CHAPMAN S B, HULL E L, et al. Effects of higher-order cognitive strategy training on gist-reasoning and fact-learning in adolescents [J]. Frontiers in psychology, 2010,1: 188-188.

[50] GANESALINGAM K, SANSON A, ANDERSON V, et al. Self-regulation and social and behavioral functioning following childhood traumatic brain injury [J]. Journal of the International Neuropsychological Society, 2006,12: 609-621.

[51] GANESALINGAM K, SANSON A, ANDERSON V, et al. Self-regulation as a mediator of the effects of childhood traumatic brain injury on social and behavioral functioning [J]. Journal of the International Neuropsychological Society, 2007,13: 298-311.

[52] GARNETT A, LEE G, ILLES J. Publication trends in neuroimaging of minimally conscious states [J]. PeerJ, 2013,1: e155.

[53] GERACI A, SURIAN L, FERRARO M, et al. Theory of Mind in patients with ventromedial or dorsolateral prefrontal lesions following traumatic brain injury [J]. Brain injury, 2010,24: 978-987.

[54] GIACINO J. Disorders of Consciousness: Differential Diagnosis and Neuropathologic Features [J]. Seminars in Neurology, 1997,17: 105-111.

[55] GIACINO J, KALMAR K, WHYTE J. The JFK Coma Recovery Scale-Revised: Measurement characteristics and diagnostic utility [J]. Archives of Physical Medicine and Rehabilitation, 2005, 85: 2020-2029.

[56] GIACINO J T, ASHWAL S, CHILDS N, et al. The minimally conscious state: definition and diagnostic criteria [J]. Neurology, 2002,58(3): 349-353.

[57] GODBOUT L, GRENIER M, BRAUN C, et al. Cognitive structure of executive deficits in patients with frontal lesions performing activities of daily living [J]. Brain injury : [BI], 2005,19: 337-348.

[58] GODEFROY O, ROUSSEAUX M. Divided and focused attention in patients with lesion of the prefrontal cortex [J]. Brain and Cognition, 1996,30(2): 155-174.

[59] GROOT Y, WILSON B, EVANS J, et al. Prospective memory functioning in people with and without brain injury [J]. Journal of the International Neuropsychological Society, 2002, 8: 645-654.

[60] GULDENMUND P, VANHAUDENHUYSE A, BOLY M, et al. A default mode of brain function in altered states of consciousness [J]. Archives Italiennes de Biologie, 2012,150: 107-121.

[61] HANTEN G, SCHEIBEL R, LI X, et al. Decision-making after Traumatic Brain Injury in Children: A Preliminary Study [J]. Neurocase, 2006,12: 247-251.

[62] HANTEN G, WILDE E, MENEFEE D, et al. Correlates of Social Problem Solving During the First Year After Traumatic Brain Injury in Children [J]. Neuropsychology, 2008,22: 357-370.

[63] HAY E, MORAN C. Discourse formulation in children with closed head injury [J]. American journal of speech-language pathology, 2005,14(4): 324-336.

[64] HENRY J, CRAWFORD J. Ameta-analytic review of verbal fluency performance in patients with traumatic brain injury [J]. Neuropsychology, 2004,18: 621-628.

[65] HENRY J, PHILLIPS L, CRAWFORD J, et al. Traumatic brain injury and prospective memory: Influence of task complexity [J]. Journal of Clinical and Experimental Neuropsychology, 2007,29: 457-466.

[66] HOSKISON M M, MOORE A N, HU B, et al. Persistent working memory dysfunction following traumatic brain injury: evidence for a time-dependent mechanism [J]. Neuroscience, 2009, 159(2): 483-491.

[67] HULSE P, DUDLEY L A. Visual perceptual deficiencies in the brain injury population: management from start to finish [J]. NeuroRehabilitation, 2010,27(3): 269-274.

[68] INJURY N C, DPOROPW T B. Rehabilitation of Persons With Traumatic Brain Injury [J]. Jama, 1999,282(10): 974-983.

[69] JENNETT B, PLUM F. PERSISTENT VEGETATIVE STATE AFTER BRAIN DAMAGE: A Syndrome in Search of a Name [J]. The Lancet, 1972,299(7753): 734-737.

[70] JOHANSSON B, BERGLUND P, RONNBACK L. Mental fatigue and impaired information processing after mild and moderate traumatic brain injury [J]. Brain Injury, 2009, 23 (13-14): 1027-1040.

[71] KASHLUBA S, HANKS R A, CASEY J E, et al. Neuropsychologic and functional outcome

after complicated mild traumatic brain injury [J]. Archives of Physical Medicine and Rehabilitation, 2008,89(5): 904-911.

[72]　KENNEDY M, WOZNIAK J, MUETZEL R, et al. White matter and neurocognitive changes in adults with chronic traumatic brain injury [J]. Journal of the International Neuropsychological Society : JINS, 2009,15: 130-136.

[73]　KERSEL D A, MARSH N V, HAVILL J H, et al. Neuropsychological functioning during the year following severe traumatic brain injury [J]. Brain injury, 2001,15(4): 283-296.

[74]　KLIEGEL M, ESCHEN A, THOENE-OTTO A. Planning and realization of complex intentions in traumatic brain injury and normal aging [J]. Brain and Cognition, 2004,56: 43-54.

[75]　KNAPP D E, DOMINO E. Action of nicotine on the ascending reticular activating system [J]. International Journal of Neuropharmacology, 1963,1(4), 318 - 338.

[76]　LAMMI M, SMITH V, TATE R, et al. The minimally conscious state and recovery potential: A follow-up study 2 to 5 years after traumatic brain injury [J]. Archives of Physical Medicine and Rehabilitation, 2005,86: 746-754.

[77]　LANDSNESS E, BRUNO M-A, NOIRHOMME Q, et al. Electrophysiological correlates of behavioural changes in vigilance in vegetative state and minimally conscious state [J]. Brain : a journal of neurology, 2011,134: 2222-2232.

[78]　LANGE R, IVERSON G, ZAKRZEWSKI M, et al. Interpreting the Trail Making Test Following Traumatic Brain Injury: Comparison of Traditional Time Scores and Derived Indices [J]. Journal of Clinical and Experimental Neuropsychology, 2005,27: 897-906.

[79]　LANGELUDDECKE P, LUCAS S. WMS-III Findings in Litigants Following Moderate to Extremely Severe Brain Trauma [J]. Journal of Clinical and Experimental Neuropsychology, 2005, 27: 576-590.

[80]　LECLERCQ M, COUILLET J, AZOUVI P, et al. Dual task performance after severe diffuse traumatic brain injury or vascular prefrontal damage [J]. Journal of Clinical and Experimental Neuropsychology, 2000,22(3):339-350.

[81]　LEVIN H S, GOLDSTEIN F C, WILLIAMS D H, et al. The contribution of frontal lobe lesions to the neurobehavioral outcome of closed head injury [J]. Frontal lobe function and dysfunction. 1991, 1(11):318-338.

[82]　M D L. Recovery of memory and learning functions following traumatic brain injury [J]. Cortex: a journal devoted to the study of the nervous system and behavior, 1979,15(1):63-72.

[83]　MALHOTRA P, COULTHARD E J, HUSAIN M. Role of right posterior parietal cortex in maintaining attention to spatial locations over time [J]. Brain, 2009,132(Pt 3): 645-660.

[84]　MALINA A, REGAN T, BOWERS D, et al. Psychometric analysis of the Visual Form Discrimination Test [J]. Perceptual and motor skills, 2001,92(2): 449-455.

[85]　MANGELS J A, CRAIK F I, LEVINE B, et al. Effects of divided attention on episodic memory in chronic traumatic brain injury: a function of severity and strategy [J]. Neuropsychologia, 2002,40(13): 2369-2385.

[86]　MARSH N V. Cognitive functioning following traumatic brain injury: The first 5 years [J]. NeuroRehabilitation, 2018,43(4): 377-386.

[87]　MATE-KOLE C C, MAJOR A, LENZER I, et al. Validation of the Quick Cognitive Screening

Test [J]. Archives of physical medicine and rehabilitation, 1994,75(8): 867-875.

[88] MATHIAS J, WHEATON P. Changes in attention and information-processing speed following severe traumatic brain injury: A meta-analytic review [J]. Neuropsychology, 2007,21: 212-223.

[89] MATHIAS J L, WHEATON P. Changes in attention and information-processing speed following severe traumatic brain injury: a meta-analytic review [J]. Neuropsychology, 2007, 21 (2): 212-223.

[90] MCDONALD B C, FLASHMAN L A, SAYKIN A J. Executive dysfunction following traumatic brain injury: neural substrates and treatment strategies [J]. NeuroRehabilitation, 2002,17(4): 333-344.

[91] MCDOWELL S, WHYTE J, DESPOSITO M. Working memory impairments in traumatic brain injury: Evidence from a dual-task paradigm [J]. Neuropsychologia, 1997,35: 1341-1353.

[92] MCKENNA K, COOKE D M, FLEMING J, et al. The incidence of visual perceptual impairment in patients with severe traumatic brain injury [J]. Brain injury, 2006,20(5): 507-518.

[93] MCKINLAY W W, BROOKS D N, BOND M R, et al. The short-term outcome of severe blunt head injury as reported by relatives of the injured persons [J]. Journal of Neurology, Neurosurgery and Psychiatry, 1981,44(6): 527-533.

[94] MCWILLIAMS J, SCHMITTER-EDGECOMBE M. Semantic memory organization during the early stage of recovery from traumatic brain injury [J]. Brain injury: [BI], 2008,22: 243-253.

[95] MENTIS M, PRUTTING C A. Cohesion in the discourse of normal and head-injured adults [J]. Journal of speech and hearing research, 1987,30(1): 88-98.

[96] MILLIS S R, ROSENTHAL M, NOVACK T A, et al. Long-term neuropsychological outcome after traumatic brain injury [J]. The Journal of head trauma rehabilitation, 2001,16(4): 343-355.

[97] MIONI G, RENDELL P, TERRETT G, et al. Prospective Memory Performance in Traumatic Brain Injury Patients: A Study of Implementation Intentions [J]. Journal of the International Neuropsychological Society, 2015,21.305-313.

[98] MORLET D, FISCHER C. MMN and Novelty P3 in Coma and Other Altered States of Consciousness: A Review [J]. Brain Topography, 2014, 27(4):467-479.

[99] NAGARATNAM N, NAGARATNAM K, NG K, et al. Akinetic mutism following stroke [J]. Journal of clinical neuroscience: official journal of the Neurosurgical Society of Australasia, 2004,11: 25-30.

[100] NEWCOMBE V F, OUTTRIM J G, CHATFIELD D A, et al. Parcellating the neuroanatomical basis of impaired decision-making in traumatic brain injury [J]. Brain, 2011, 134(Pt 3): 759-768.

[101] NEWSOME M, SCHEIBEL R, HANTEN G, et al. Brain Activation While Thinking About the Self From Another Person's Perspective After Traumatic Brain Injury in Adolescents [J]. Neuropsychology, 2010,24: 139-147.

[102] OWEN A, COLEMAN M. Detecting awareness in the vegetative state [J]. Annals of the New York Academy of Sciences, 2008,1129: 130-138.

[103] PAOLUCCI S, ANTONUCCI G, GRASSO M G, et al. The role of unilateral spatial neglect in rehabilitation of right brain-damaged ischemic stroke patients: a matched comparison [J]. Archives of physical medicine and rehabilitation, 2001,82(6): 743-749.

[104]　PARK N W, MOSCOVITCH M, ROBERTSON I H. Divided attention impairments after traumatic brain injury [J]. Neuropsychologia, 1999,37(10): 1119-1133.

[105]　PEACH R K. The cognitive basis for sentence planning difficulties in discourse after traumatic brain injury [J]. American journal of speech-language pathology, 2013,22(2): S285-S297.

[106]　PERIÁÑEZ J, RIOS-LAGO M, RODRÍGUEZ-SÁNCHEZ J, et al. Trail Making Test in traumatic brain injury, schizophrenia, and normal ageing: Sample comparisons and normative data [J]. Archives of clinical neuropsychology, 2007,22: 433-447.

[107]　PERLSTEIN W, COLE M, DEMERY J, et al. Parametric manipulation of working memory load in traumatic brain injury: Behavioral and neural correlates [J]. Journal of the International Neuropsychological Society, 2004,10: 724-741.

[108]　PETERS J, DAUM I, GIZEWSKI E, et al. Associations Evoked During Memory Encoding Recruit the Context-Network [J]. Hippocampus, 2009,19: 141-151.

[109]　PONSFORD J, KINSELLA G. Attentional deficits following closed-head injury [J]. Journal of Clinical and Experimental Neuropsychology, 1992,14(5): 822-838.

[110]　PONSFORD J, OLVER J, CURRAN C. A profile of outcome: 2 years after traumatic brain injury [J]. Brain injury, 1995,9: 1-10.

[111]　POSNER M I, SNYDER C R, DAVIDSON B J. Attention and the detection of signals [J]. Journal of Experimental Psychology, 1980,109(2): 160-174.

[112]　RAPOPORT M, HERRMANN N, SHAMMI P, et al. Outcome After Traumatic Brain Injury Sustained in Older Adulthood: A One-Year Longitudinal Study [J]. The American journal of geriatric psychiatry : official journal of the American Association for Geriatric Psychiatry, 2006, 14: 456-465.

[113]　RAPOPORT M, HERRMANN N, SHAMMI P, et al. Outcome after traumatic brain injury sustained in older adulthood: a one-year longitudinal study [J]. American Journal of Geriatric Psychiatry, 2006,14(5): 456-465.

[114]　RASKIN S, BUCKHEIT C, WAXMAN A. Effect of type of cue, type of response, time delay and two different ongoing tasks on prospective memory functioning after acquired brain injury [J]. Neuropsychological Rehabilitation, 2011,22: 40-64.

[115]　RUECKERT L, GRAFMAN J. Sustained attention deficits in patients with right frontal lesions [J]. Neuropsychologia, 1996,34(10): 953-963.

[116]　RYAN T, SAUTTER S, CAPPS C, et al. Utilizing neuropsychological measures to predict vocational outcome in a head trauma population [J]. Brain injury, 1992,6: 175-182.

[117]　SCHEIBEL R, NEWSOME M, STEINBERG J, et al. Altered Brain Activation During Cognitive Control in Patients With Moderate to Severe Traumatic Brain Injury [J]. Neurorehabilitation and Neural Repair, 2007,21: 36-45.

[118]　SCHEIBEL R S, NEWSOME M R, STEINBERG J L, et al. Altered brain activation during cognitive control in patients with moderate to severe traumatic brain injury [J]. Neurorehabilitation and Neural Repair, 2007,21(1): 36-45.

[119]　SCHIFF N D, GIACINO J, KALMAR K, et al. Behavioral improvements with thalamic stimulation after severe traumatic brain injury [J]. Nature, 2007,448: 600-603.

[120]　SCHMITTER-EDGECOMBE M, KIBBY M K. Visual selective attention after severe closed

head injury [J]. Journal of the International Neuropsychological Society，1998，4(2)：144-159.

[121] SCHMITTER-EDGECOMBE M，WRIGHT M. Event-Based Prospective Memory Following Severe Closed-Head Injury [J]. Neuropsychology，2004，18：353-361.

[122] SCHMITZ T W，ROWLEY H A，KAWAHARA T N，et al. Neural correlates of self-evaluative accuracy after traumatic brain injury [J]. Neuropsychologia，2006，44(5)：762-773.

[123] SCHNAKERS C，VANHAUDENHUYSE A，GIACINO J，et al. "Diagnostic Accuracy of the Vegetative and Minimally Conscious State：Clinical Consensus Versus Standardized Neurobehavioral Assessment" [J]. BMC Neurology，2009，9：35.

[124] SCHROETER M，ETTRICH B，MENZ M，et al. Traumatic brain injury affects the frontomedian cortex—an event-related fMRI study on evaluative judgments [J]. Neuropsychologia，2009，48：185-193.

[125] SERINO A，CIARAMELLI E，DI SANTANTONIO A，et al. Central executive system impairment in traumatic brain injury [J]. Brain Injury，2006，20(1)：23-32.

[126] SHUM D，LEVIN H，CHAN R. Prospective memory in patients with closed head injury：A review [J]. Neuropsychologia，2011，49：2156-2165.

[127] SIGURDARDOTTIR S，JERSTAD T，ANDELIC N，et al. Olfactory Dysfunction，Gambling Task Performance and Intracranial Lesions After Traumatic Brain Injury [J]. Neuropsychology，2010，24：504-513.

[128] SINCLAIR K L，PONSFORD J L，RAJARATNAM S M，et al. Sustained attention following traumatic brain injury：use of the Psychomotor Vigilance Task [J]. Journal of Clinical and Experimental Neuropsychology，2013，35(2)：210-224.

[129] SMITS M，DIPPEL D W，HOUSTON G C，et al. Postconcussion syndrome after minor head injury：brain activation of working memory and attention [J]. Human Brain Mapping，2009，30(9)：2789-2803.

[130] SODDU A，VANHAUDENHUYSE A，BAHRI M，et al. Identifying the default-mode component in spatial IC analyses of patients with disorders of consciousness [J]. Human Brain Mapping，2012，33：778-796.

[131] SPIKMAN J M，VAN DER NAALT J. Indices of impaired self-awareness in traumatic brain injury patients with focal frontal lesions and executive deficits：implications for outcome measurement [J]. Journal of Neurotrauma，2010，27(7)：1195-1202.

[132] SPIKMAN J M，VAN ZOMEREN A H，DEELMAN B G. Deficits of attention after closed-head injury：slowness only? [J]. Journal of Clinical and Experimental Neuropsychology，1996，18(5)：755-767.

[133] STABLUM F，LEONARDI G，MAZZOLDI M，et al. Attention and control deficits following closed head injury [J]. Cortex，1994，30(4)：603-618.

[134] STENDER J，GOSSERIES O，BRUNO M-A，et al. Diagnostic precision of PET imaging and functional MRI in disorders of consciousness：A clinical validation study [J]. Lancet，2014，12(5)：384.

[135] STUSS D T，STETHEM L L，HUGENHOLTZ H，et al. Reaction time after head injury：fatigue，divided and focused attention，and consistency of performance [J]. Journal of Neurology，Neurosurgery and Psychiatry，1989，52(6)：742-748.

[136] THOMPSON L, CURTIS K, GREVE K, et al. Memory in traumatic brain injury: The effects of injury severity and effort on the Wechsler Memory Scale-III [J]. Journal of Neuropsychology, 2011,5: 114-125.

[137] TILL C, COLELLA B, VERWEGEN J, et al. Postrecovery cognitive decline in adults with traumatic brain injury [J]. Archives of physical medicine and rehabilitation, 2008, 89(12 Suppl): S25-S34.

[138] TOMBAUGH T, STORMER P, REES L, et al. The effects of mild and severe traumatic brain injury on the auditory and visual versions of the Adjusting-Paced Serial Addition Test (Adjusting-PSAT) [J]. Archives of clinical neuropsychology, 2006,21: 753-761.

[139] TUCKER J. Diagnosis of stupor and coma. [J]. Electroencephalography and Clinical Neurophysiology, 1969,26: 348.

[140] VAN ZOMEREN A H, DEELMAN B G. Long-term recovery of visual reaction time after closed head injury [J]. Journal of Neurology, Neurosurgery and Psychiatry, 1978, 41(5): 452-457.

[141] VANDERPLOEG R, CROWELL T, CURTISS G. Verbal Learning and Memory Deficits in Traumatic Brain Injury: Encoding, Consolidation, and Retrieval [J]. Journal of Clinical and Experimental Neuropsychology, 2001,23: 185-195.

[142] VANHAUDENHUYSE A, SCHNAKERS C, BREDART S, et al. Assessment of visual pursuit in post-comatose states: Use a mirror [J]. Journal of neurology, neurosurgery, and psychiatry, 2008,79: 223.

[143] VINOGRADOV S, KIRKLAND J, POOLE J H, et al. Both processing speed and semantic memory organization predict verbal fluency in schizophrenia [J]. Schizophrenia Research, 2003, 59(2-3): 269-275.

[144] WAGEMANS J, ELDER J H, KUBOVY M, et al. A century of Gestalt psychology in visual perception: I. Perceptual grouping and figure-ground organization [J]. Psychological bulletin, 2012,138(6): 1172-1217.

[145] WATT S, SHORES E, KINOSHITA S. Effects of reducing attentional resources on implicit and explicit memory after severe traumatic brain injury [J]. Neuropsychology, 1999, 13: 338-349.

[146] WHELAN B-M, MURDOCH B E, BELLAMY N. Delineating communication impairments associated with mild traumatic brain injury: a case report [J]. The Journal of head trauma rehabilitation, 2007,22(3): 192-197.

[147] WHYTE J, GRIEB-NEFF P, GANTZ C, et al. Measuring sustained attention after traumatic brain injury: differences in key findings from the sustained attention to response task (SART) [J]. Neuropsychologia, 2006,44(10): 2007-2014.

[148] WHYTE J, POLANSKY M, FLEMING M, et al. Sustained arousal and attention after traumatic brain injury [J]. Neuropsychologia, 1995,33(7): 797-813.

[149] WIJNEN V J M, VAN BOXTEL G, EILANDER H, et al. Mismatch negativity predicts recovery from the vegetative state [J]. Clinical neurophysiology, 2007,118: 597-605.

[150] WILSON F, MANLY T. Sustained attention training and errorless learning facilitates self-care functioning in chronic ipsilesional neglect following sever traumatic brain injury [J]. Neuropsy-

chological Rehabilitation，2003，13：537-548.

[151] WONG M N，MURDOCH B，WHELAN B-M. Language disorders subsequent to mild traumatic brain injury (MTBI)：Evidence from four cases [J]. Aphasiology，2010，24(10)：1155-1169.

[152] WOZNIAK J R，KRACH L，WARD E，et al. Neurocognitive and neuroimaging correlates of pediatric traumatic brain injury：a diffusion tensor imaging (DTI) study [J]. Archives of Clinical Neuropsychology，2007，22(5)：555-568.

[153] YOUNG B，BLUME W，LYNCH A. Brain death and the persistent vegetative state：Similarities and contrasts [J]. The Canadian journal of neurological sciences. Le journal canadien des sciences neurologiques，1989，16：388-393.

[154] ZELAZO P，CARTER A，REZNICK J，et al. Early development of executive function：A problem-solving framework [J]. Review of General Psychology，1997，1：198-226.

[155] ZOCCOLOTTI P，MATANO A，DELOCHE G，et al. Patterns of attentional impairment following closed head injury：a collaborative European study [J]. Cortex，2000，36(1)：93-107.

[156] ZOHAR O，GETSLEV V，MILLER A L，et al. Morphine protects for head trauma induced cognitive deficits in mice [J]. Neuroscience Letters，2006，394(3)：239-242.

第三章

颅脑损伤后认知功能障碍评估技术

第一节 背景介绍

　　创伤性脑损伤是由外伤引起的脑损伤。在撞击时可能发生的原发性脑损伤包括挫伤、实质性骨折和弥漫性轴索损伤。如硬膜外、硬膜下血肿和蛛网膜下腔出血等病理变化是需要及时发现的，因为它们可能通过引发脑疝综合征、颅神经损伤、水肿和缺血导致更严重的继发性脑损伤。自20世纪70年代以来，计算机断层扫描（CT）技术的引入使颅脑损伤的诊断得到了明显提升。CT检查由于其显像易于获取及对急性脑出血病变的高度敏感性，依然是检查创伤性颅脑损伤患者的首选影像学方式（图3-1）。使用特定的核磁共振成像可以提高检测此类病变的敏感性，进一步阐明了颅脑损伤的病理生理变化：弥散加权成像定义急性脑梗死，敏感加权成像提供了有关微出血的精确数据。其他先进的磁共振成像技术，如弥散张量成像和功能磁共振成像，可提供有关并存的结构和功能性脑损伤的重要信息，此外创伤性颅脑损伤患者会出现一系列的行为障碍和认知功能障碍。以往研究人员采用神经心理学量表评估创伤性颅脑损伤患者的认知功能。其借助于针对性的神经心理学测评量表可对患者的注意、记忆、语言、视觉控制与执行功能等认知功能进行有效的评估。随着神经影像学技术的进步，21世纪初步入了神经影像学的"黄金"时代，研究人员和临床医生利用多模态磁共振技术及神经电生理技术，为颅脑损伤后认知功能障碍的评估干预提供了更加客观有效的工具。本章将系统阐述颅脑损伤后认知功能障碍的评估方法，结合神经影像学、神经电生理学及神经量表来评估颅脑损伤患者在病理状态下大脑结构及功能完整性的变化。

第二节 颅脑损伤后神经功能影像诊断技术

　　创伤性颅脑损伤患者会出现一系列的行为障碍和认知功能障碍，然而目前创伤性颅脑损伤导致认知功能障碍的病理机制尚不清楚。大多数的研究假设是神经元丢失、弥漫性轴索损伤、颅内微出血和血脑屏障的破坏共同导致认知功能障碍。此外，与认知功能相关的结构和功能神经网络的损伤可能是颅脑损伤患者认知障碍发生的关键。

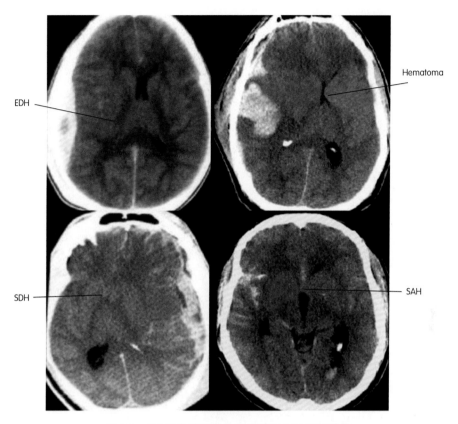

图 3-1　CT 影像学下常见的几种创伤性颅脑损伤

（EDH：硬膜外血肿；SDH：硬膜下血肿；Hematoma：颅内血肿；SAH：蛛网膜下腔出血）

MRI 作为一种无创性的检查手段，可以检测颅脑损伤患者从急性期发展为恢复期后许多细微的病理变化，并且在颅脑损伤后认知功能障碍的评估中发挥着越来越重要的作用。随着 MRI 技术的发展，MRI 在颅脑损伤的研究和临床应用中也将发挥举足轻重的作用，并且为了解颅脑损伤后认知功能障碍的发生机制和寻找可能的治疗靶点提供有价值的信息。

一、常规 MRI 技术在颅脑损伤中的应用

常规 MRI 包括 T_1、T_2 和自旋密度加权成像，以及常规评估磁共振成像液体衰减反转恢复序列（FLAIR）。这些方法与 CT 扫描获取的颅脑损伤信息相似，可以识别外伤性的病理变化，如硬膜外或硬膜下出血、脑挫伤或颅骨骨折。然而，CT 检查更有利于发现这些病理变化，并且在检查急性脑出血和呈现颅骨骨折的轮廓时采用 CT 更佳。CT 也存在其局限性，比如儿童或年轻妇女需要避免电离辐射，就不适宜使用 CT 检查。因为 MRI 对颅脑损伤更为敏感，因此当需要对颅脑损伤导致的更细微的脑结构破坏进行检测，如小挫伤或

视频二维码 3-1

显微镜下出血（出血性轴突损伤），常规 MRI 则是更好的工具。（视频二维码 3-1）

二、多模态 MRI 技术在颅脑损伤中的应用

目前研究表明，多模态 MRI 成像序列对于颅脑损伤患者的鉴别和管理尤为重要，特别是在颅脑损伤患者存在的持续认知功能障碍的评估中发挥着重要作用。目前常规使用的 MRI 序列包括：磁共振弥散成像（diffusion-MRI，dMRI），功能磁共振成像（function MRI，fMRI），T_1 加权结构磁共振成像（T_1 weight structural MRI），磁共振波谱（magnetic resonance spectroscopy，MRS）等。其中 dMRI 和 fMRI 都能提供颅脑损伤患者脑网络结构和功能连接中断相关的脑改变的信息；其中弥散张量成像（diffusion tensor imaging，DTI）测量连接不同脑区的白质纤维束的结构变化，而 fMRI 测量的是不同脑区功能连接的改变（图 3-2）。

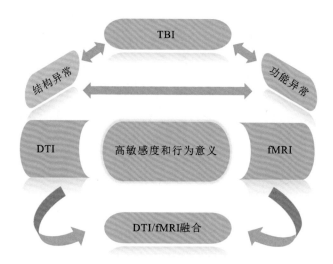

图 3-2　弥散张量成像（DTI）和功能磁共振成像（fMRI）在创伤性颅脑损伤（TBI）患者认知功能中的应用

DTI 测量 TBI 中的结构连接，而 fMRI 测量功能连接。DTI 和 fMRI 都是对 TBI 高度敏感的技术，在 TBI 中显示出与认知障碍的高度相关性。由于脑结构连接和功能连接的紧密联系，DTI 和 fMRI 技术的结合可能进一步探讨 TBI 的发病机制

三、磁共振弥散成像

颅脑损伤可引起严重的脑白质纤维的破坏，而这些脑白质纤维的损害与认知功能障碍相关且认知功能障碍可在损伤后持续数年，然而胼胝体的破坏在颅脑损伤中也是常见的，这与认知任务和运动协调困难相关。利用磁共振弥散成像，研究人员可以对白质纤维束进行建模并对白质纤维束进行定量化分析。dMRI 通过测量水分子在神经轴突中的布朗运动来评估水分子在大脑白质中的扩散。dMRI 发现由于轴突破坏和肿胀等显微组织病理改变而引起的水分子弥散变化，从而分析轻型颅脑损伤的病理生理机制。

因此先进的脑成像技术，如 dMRI，有可能揭示颅脑损伤的病理机制并可以成为颅脑损伤后恢复的生物标志物，从而提高相关研究人员和临床医生对这一过程的认识，并且可以促进对新疗法的评估。（视频二维码 3-2）

dMRI 通过收集均匀分布在球体周围多个方向（至少 6 个方向）的数据来模拟水分子在大脑白质纤维中的扩散运动。当需要收集更详细的扩散数据时，角分辨率较高的序列通常更适合于交叉的白质纤维。在大脑图像的每个体素中，将扩散的范围比拟为一个椭球体，可以模拟不同方向的扩散，沿主要特征向量的扩散平均值（沿纤维束的扩散主轴）称为轴向扩散率（axial diffusivity，AD）；垂直于纤维束的两个非主要方向的扩散平均值称为径向扩散率（radial diffusivity，RD）；平均扩散率（mean diffusivity，MD），也称为表观扩散系数（apparent diffusion coefficient，ADC）向 3 个方向扩散。最常用的白质纤维测量方法是分数各向异性（fractional anisotropy，FA），FA 是所有方向上的扩散比，使用公式（1）计算：

$$FA = \sqrt{\frac{3}{2}} \frac{\sqrt{(\lambda_1 - \hat{\lambda})^2 + (\lambda_2 - \hat{\lambda})^2 + (\lambda_3 - \hat{\lambda})^2}}{\sqrt{\lambda_1^2 + \lambda_2^2 + \lambda_3^2}} \tag{1}$$

FA 的范围为 0～1，0 表示完全各向同性扩散（在所有方向上弥散完全相等），（1）表示完全各向异性扩散（仅在一个主方向上进行弥散）。FA 值低（偏向于 0）说明白质纤维束已经受损，表明白质可能发生了脱髓鞘、炎症、Wallerian 变性或其他因素破坏了纤维束微结构。dMRI 数据的分析方法通常分为五类，按从基本到复杂的顺序进行简要描述：第一种方法是感兴趣区域（region of interest，ROI）方法。在该方法中，对特定区域内的微观结构信息进行平均。在 dMRI 分析方法中，ROI 方法最简单，但是它需要一个先验假设来驱动 ROI 的选择。第二种方法是基于全脑体素的分析方法（voxel-based analysis，VBA），对全脑白质纤维的评估是通过测量体素来获得，并且 VBA 不需要像 ROI 方法先进行先验假设，但是 VBA 有数千个体素需要多重校正，尽管它可以很好地检测白质纤维的弥散效果，但是它的功效依然不如 ROI 方法。第三种方法是基于区域空间统计（track based spatial statistics，TBSS）。在 TBSS 中，微结构测量被投射到白质纤维的骨架上，这样 TBSS 限制了相对于 VBA 的数据维度，提高效能的同时 TBSS 也不需要进行先验假设。第四种方法是纤维束成像，利用每个体素中的矢量信息重建白质纤维束，并沿纤维束走行方向采集微观结构测量值。纤维束成像的优点在于受损的区域可以直接定位在被破坏的纤维束本身，然而在基于体素的方法中，需要使用图谱来定位受损的区域，并且当多个纤维束交叉时则无法进一步识别定位，通过识别受损的白质纤维束，可以更明确地将白质纤维与认知功能联系在一起。第五种方法是将纤维束与皮质分割相结合，可以创建连接矩阵，其中节点是皮质区域，边缘是连接这些区域的纤维密度。图论是与网络拓扑有关的数学分支，在给定的矩阵上可以计算出许多局部和全局度量。

（一）轻型创伤性颅脑损伤

在轻型颅脑损伤患者的研究中，dMRI 的研究结果各异，FA 值的增加和减少都有相关报道。考虑损伤后的时间因素至关重要，因为恢复过程的不同阶段和病理生理等方面的改变均对 dMRI 产生不同影响（如水肿可导致 FA 值增加）。最近一项对成人颅脑损伤的回顾性研究发现，FA 值在急性期增加，但在恢复期 FA 值出现了下降趋势。

1. 急性期

轻型颅脑损伤患者（或脑震荡）会立刻出现 FA 值增高，MD 和 RD 值降低。通过体素测量，研究人员已经在胼胝体、放射冠、额叶、颞叶和顶叶白质纤维中发现了这些参数的改变。使用纤维束成像技术观察白质纤维束也同样显示出类似的效果，轻型颅脑损伤患者的 FA 值较高但是 MD 值较低。

FA 和 MD 值的改变与认知功能障碍的严重程度相关。Yallampalli 等在研究穹隆时发现，在颅脑损伤患者中 FA 值与认知功能存在负性相关，表现为较高的 FA 值和较差的认知功能，穹隆结构的破坏是导致记忆和处理速度缺陷的病理基础。研究发现在颅脑损伤急性期后，颅脑损伤患者再次表现出 FA 和 MD 值高于健康对照组。这两项研究包含了伤后 2 周到伤后 2 个月的颅脑损伤患者。通过 TBSS 方法，这些数值的改变主要体现在胼胝体、前放射冠、下额枕束、下纵束、丘脑前束和钩状束上，FA、MD 值与颅脑损伤后症状的严重程度也具有相关性。

Yuan 等利用图论方法研究颅脑损伤后的网络拓扑结构，发现了更高的小世界属性、聚类性、路径长度和模块性。Watts 和 Strogatz 在 20 世纪末率先提出了"小世界网络"的数学模型。小世界网络是一种介于随机网络和规则网络的网络模型，它是一类具有较短的平均路径长度，同时又具有较高的聚类系数的网络的总称，网络中大部分节点彼此并不相连，但是大部分节点却可以从任意一点经过少数几步达到。除小世界性，图论相关的脑网络参数如聚类系数、平均路径长度、平均连接度、局部效率、全局效率等均可从不同方面反映脑网络的情况。中部战区总医院徐国政研究团队用静息态磁共振构建脑小世界网络，明确了轻型颅脑损伤患者的脑网络依然存在小世界性，但其全局效率、局部效率和连接度均较正常受试者增高。研究发现无论轻型颅脑损伤患者组还是健康对照组，小世界网络与随机网络间网络度量参数的比值均符合小世界网络的特性，也就是说，轻型颅脑损伤患者的大脑依然存在小世界属性。虽然人脑受到了创伤，但是依然保持着小世界网络的特性，这也正是小世界网络进化保守性的佐证。多项研究表明，颅脑损伤会影响患者的脑网络，重型颅脑损伤具有更长的最短路径长度和更低的传输效率；也有研究认为脑外伤后昏迷患者的一些脑内高效率、高连通性的节点会发生变化；还有研究发现轻型颅脑损伤患者有较高的局部效率和连接度。徐国政研究团队也发现轻型颅脑损伤患者的全局效率、局部效率和连接度均较正常高（图 3-3），较长的纤维长度表示脑网络效率较低，因为信息必须通过更多的连接才能到达指定的点。更高的聚类表明大脑不同部分之间的隔离程度更高，模块化程度也更高。

然而小世界性反映了脑网络之间的整合和分离之间的平衡，这里看到的更强烈的小世界属性，相对于路径长度的变化来说似乎是由于集群的增加导致的，因此脑小世界网络可能是衡量脑功能活动较为敏感的指标。

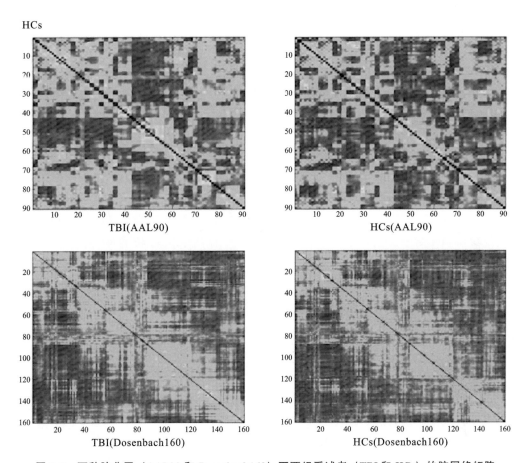

图 3-3 两种脑分区（AAL90 和 Dosenbach160）下两组受试者（TBI 和 HCs）的脑网络矩阵

颜色越偏红则代表脑区间相关性越大，颜色越偏蓝则代表脑区间相关性越小，纵轴和横轴分别为顺序排列的 90 个和 160 个脑分区的名称。无论使用哪种脑分区，TBI 均与 HCs 的网络矩阵存在差异。有些脑区间的相关性减弱，另有一些脑区间的相关性增强

TBI：创伤性颅脑损伤；HCs：健康对照组

2. 恢复期

在颅脑损伤后的恢复期阶段很少有关于 dMRI 的横向研究，可能是因为大多数轻型颅脑损伤患者已经恢复，没有任何临床症状。Stamm 等人利用纤维束示踪成像技术发现从 12 岁之前就开始参加橄榄球运动并且现已从全美橄榄球大联盟退役后的球员大多会出现胼胝体等结构的 FA 和 RD 值降低，这表明早期接触重复性头部撞击可能会影响白质纤维的发育。

（二）中、重型创伤性颅脑损伤

目前对中、重型颅脑损伤患者急性期的影像学研究很少，可能是因为创伤较重的患者需要在医院内进行一系列的治疗，无法完成相应的检查。对中、重型颅脑损伤患者损伤后 2~5 个月进行 dMRI 检查，患者表现为胼胝体、前额叶、颞叶、扣带回束和钩状体区域的 FA 值减少，但是 MD 和 RD 值增加。Juranek 等在研究中发现重型颅脑损伤患者在急性期后，杏仁核和海马组织结构中的 MD 值增加。Levin 等使用纤维束示踪方法发现额叶 FA 和 RD 值越高，格拉斯哥评分和格拉斯哥预后评分也越高。而 McCauley 等发现额叶白质纤维束和扣带回的白质纤维束完整性与记忆功能相关。有研究发现，与健康正常人和损伤较轻的中、重型颅脑损伤患者相比，较重的中、重型颅脑损伤患者的 FA 值较低。尤其是在胼胝体结构中表现出较低的 FA 值，并且较低的 FA 值与认知功能缺陷相关。对于感兴趣区域进行扩大研究，研究人员使用约翰霍普金斯大学的白质纤维束图谱，发现颅脑损伤患者中 FA 值显著降低，这与颅脑外伤的损伤严重程度和执行功能损害相关，这些患者的 FA 值降低还出现在腹侧纹状体，包括伏隔核、尾状核和嗅结节。这些可能是控制抑制能力和其他执行功能障碍的病理基础。Adamson 等在颅脑损伤患者的胼胝体、放射冠、内囊和小脑脚等结构中发现 AD 值增加。当聚焦于显示异常的 AD 值的体素时，颅脑损伤患者的 MD 值也显著升高。Caeyenberghs 等利用图论方法，在颅脑损伤患者中发现了较长的路径长度和较低的全局效率，以及脑网络枢纽的改变，而且这些数值的改变与执行功能障碍相关。

四、功能磁共振成像

功能磁共振成像通过测量颅内血氧水平依赖（blood oxygen level dependent，BOLD）对比度，检测神经活动代谢增加后的局部血流动力学变化。经过重复特定的认知、运动、记忆任务或感觉刺激，并比较相关的 BOLD 信号。功能连接性研究揭示了在实验任务或静息状态下（没有任何活动任务或外部刺激的情况下）大脑区域的相关性。（视频二维码 3-3）

视频二维码 **3-3**

（一）任务态脑功能成像技术

任务态 fMRI 的一个主要特点是，它可以在患者完成任务的同时获得相对应的脑功能成像，如在记忆任务中，对任务正确反应的次数和反应时间都是可以量化的。这些结果都有助于研究人员对脑功能成像结果的解读（例如，颅脑损伤患者和正常被试者在执行相同任务时，当他们的行为学结果一致时，可以发现颅脑损伤患者需要更多的神经元来参与此项任务才能达到正常人水平，这种机制称为神经代偿机制）。目前对于颅脑损伤患者的大多数研究集中于记忆功能，特别是工作记忆，前额叶背外侧皮质的改变可能是工作记忆障碍的基础。在这些研究中，检测了各种损伤相关的 BOLD 信号水平和分布的变化。一些研究人员发现，轻型颅脑损伤患者的相应脑区与健康受试者相比激活减弱，这可能是神经网络损伤的结果。还有研究发现在颅脑损伤患者中，通常在执行任务时原失活状态的默认网络却得到了激活。默认网络是在静息状态时，大脑中神经元存在较强的自发性活动。这些脑区通常包括后扣带回皮质、楔前叶、内侧前额叶皮质、顶下小叶及双侧颞叶皮质。后者这种异常激活现象通常被认为是神经重组或功能调节的结果。一些研究提出了 BOLD 信号变化与神经心理学表现或行为学结果之间存在着相关性；即使患者的行为反应都与正常人一样，但功能磁共振成像依然可以检测到异常的记忆功能活动，因此 fMRI 被认为是比经典量表测试更敏感的神经心理学评估工具。

（二）静息态脑功能成像技术

静息态 fMRI 研究的是大脑在静息状态时的自发活动，近年来发展迅速，已成为脑功能成像研究的常用工具。最近对颅脑损伤患者进行静息状态 fMRI 的研究，为进一步深入探讨颅脑损伤后的脑功能障碍的病理生理机制提供了重要的线索。在静息态时，大脑的内在联系（功能连接）是通过分析低频波动来描述的。大脑静止状态时的一个重要网络称为默认模式网络。默认模式网络涉及的大脑区域包括内侧前额叶皮质、顶叶和颞顶交界部分。这些区域的范围及连接强度可能因颅脑损伤而改变。研究发现默认网络连接的改变可以预测认知功能障碍。中部战区总医院徐国政研究团队对颅脑损伤后立刻就出现严重的意识障碍并且持续时间大于 1 周的弥漫性轴索损伤的患者进行了跟踪报道。通过早期的静息态 fMRI 检查发现，与健康正常人相比，弥漫性轴索损伤患者的默认网络有所降低，这些区域主要集中在楔前叶和后扣带回区域。并且楔前叶和后扣带回的功能连接与格拉斯哥昏迷评分及伤后 6 个月的昏迷恢复量表评分均存在显著相关性（图 3-4）。如果某些皮质区域或相连的轴突通路受到损伤，这些结构或通路的损伤可能表现为脑网络之间的功能改变。颅脑损伤中异常的功能模式可以被解释为认知功能障碍的原因或结果，目前这是一个具有挑战性的实践问题。

有研究通过静息态 fMRI 探讨颅脑损伤患者的低频振幅（amplitude of low frequency fluctuate，ALFF）和局部一致性（regional homogeneity，ReHo）的改变。低频振幅是静息态功能核磁研究局部脑区的一种较为可靠的分析方法。ALFF 是先将每个体素的时间序列提取出来，通过滤波获得低频段的 BOLD 信号。然后经过傅立叶转换获得频率域，从而得到对应的能量谱。低频振幅可以反映大脑自发性激活，从而反映静息态时大脑功能的异常表现。目前对静止状态下的 ALFF 及其在认知功能障碍方面的意义的研究相对较少。这一指标在轻度认知障碍和阿尔茨海默病患者中表现为 ALFF 值降低。在神经退行性疾病中，这些低频振幅幅度的降低可能反映了神经元的丢失，而这些神经元的丢失会相继引起脑网络连接的破坏。Palacios 等将恢复期的颅脑损伤患者（平均脑创伤后 4.1 年）进行静息状态下的全脑 ALFF 检查。发现跟健康正常人相比，颅脑损伤患者主要表现为集中在额叶区域的 ALFF 振幅增加。此外，这些区域高ALFF 预示着更好的认知功能的恢复。Zhou 等对亚急性颅脑损伤患者（平均伤后 21 d）检查，发现在额叶、颞叶、丘脑区域的 ALFF 值降低。丘脑和特定皮质区域（以额叶、

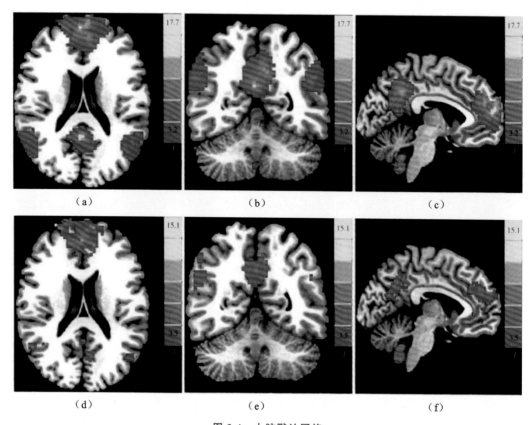

图 3-4　大脑默认网络

$P=0.01$，FDR 校正，体素体积＞20；x、y、z 为蒙特利尔标准空间坐标单位为 mm

（a）～（c）是健康对照组（$z=20$，$y=-55$，$x=-5$），（a）头颅 MRI 轴位，（b）冠状位，（c）矢状位，

（d）～（f）是健康对照组（$z=20$，$y=-55$，$x=-5$），（d）头颅 MRI 轴位，（e）冠状位，（f）矢状位

颞叶为主）在颅脑损伤受损中最为常见，这些脑区的受损也可能是此类患者出现脑震荡后综合征的病理机制。局部一致性跟 ALFF 类似，也是静息态 fMRI 研究局部脑区的一种较为可靠的分析方法。ReHo 基本原理是当某一个脑区在特定状态下，该脑区中的体素具有较高的时间序列同质性，它也是通过 BOLD 序列间接反映功能脑区局部神经元自发活动的同步一致性。如果 ReHo 值下降说明局部神经元活动的一致性下降。占洁等发现急性期轻型颅脑损伤患者在左侧中央前回、左侧中央后回及左侧岛叶表现为 ReHo 值比正常被试的 ReHo 值低，并且左侧岛叶 ReHo 值下降和轻型颅脑损伤患者的简易智力状态检查量表（mini-mental state examination，MMSE）评分下降存在正相关性。现如今应用 ReHo 方法研究轻型颅脑损伤患者静息态脑功能的研究相对较少，今后仍需要大量相关研究来探索 ReHo 方法是否能够成为测量轻型颅脑损伤患者的脑功能异常，甚至可以用于监测受损的脑功能恢复的潜在指标。

（三）功能连接性

功能连接性是用神经影像分析来量化区域相关性的大脑动态信号。如相距较远但共用相同脑网络的大脑皮质同时参与认知任务，那么当这些相距较远的大脑皮质活动时，它们脑区之间存在的相关性就被解释为脑网络的连接。因此，功能连接性的改变（大脑各区域之间测量到的相关信号的变化）可能表明在整个大脑神经网络系统中某个脑网络受到了破坏。而应该注意的是，由于 fMRI 是间接地测量神经活动，fMRI 的变化可能与神经功能相关，也可能与介导神经功能转化为血流动力学的生物过程相关，因此在解释 fMRI 结果时应考虑到这一点。功能连接性有时也被称为"静息状态脑功能磁共振成像"，因为分析功能连接性同样不需要受试者在检测过程中执行认知任务。Vakhtin 等对 13 名曾经经历过爆炸伤害的退伍军人（这些军人均被诊断为轻型颅脑损伤，同时这些被试者均存在脑震荡后综合征）的静息状态网络进行研究，并且选取 50 名健康被试者作为健康对照组。他们发现这些退伍军人的某些脑网络发生了破坏，尤其是在默认网络中。此外，他们还发现轻型颅脑损伤患者的注意网络和运动相关网络连接性也受到了破坏。Gilmore 和他的同事对轻型颅脑损伤退伍军人的视觉网络进行了研究，他们发现爆炸导致的颅脑损伤的严重程度与视觉网络中不同节点的连接具有相关性。之前有两项研究特别探讨了损伤后时间对大脑功能连接的影响。Han 等实施了一项纵向研究，他们对轻型颅脑损伤患者和伤后 90 d 进行纵向的 MRI 检查。研究结果显示，随着伤后时间的推移，之前颅脑损伤患者受损的脑网络连接得到了恢复。另一项研究由 Nathan 主导，他们对从伊拉克和阿富汗撤离的轻型颅脑损伤退伍军人进行研究，对照组是美国现役军人（对照组被试者也被诊断为轻型颅脑损伤）。研究结果发现与现役军人相比，这些退伍军人的默认网络的连接性更差。横向比较的结果说明，随着颅脑损伤的时间延长，默认网络的连接性更差，提示颅脑损伤患者可能存在进行性功能连接障碍。类似的，Spielberg 发现轻型颅脑损伤后患有创伤后应激障碍的患者，某大脑连接性发生了改变。

五、T_1 加权结构磁共振成像

T_1 加权结构磁共振成像对脑灰质体积和皮质厚度的形态学改变尤为敏感。在颅脑损伤患者中使用基于体素形态计量学（voxel-based morphometry，VBM），无偏全脑方法检测灰质体积的结构差异（图 3-5）。全脑或局部脑区会出现灰质体积的减小，尤其是在海马、壳核、丘脑和小脑中出现灰质体积的减小。在这些结构中丘脑和海马结构在颅脑损伤后最容易出现萎缩。而海马体的易受损性可能跟颅脑损伤导致的额叶和颞叶受损相关。对于其他大脑结构的灰质体积减小的解释可能跟严重颅脑损伤时发生的弥漫性轴索损伤相关。特别是在发生弥漫性轴索损伤的时候，丘脑和中脑最容易因发生剪切力而受损。一些相关的 MRI 研究发现轻型颅脑损伤患者出现了大脑结构和功能的改变，且出现了广泛白质纤维破坏和脑灰质体积的减小。特别是丘脑、右中央前回、中央后回和辅助运动区等相关脑区出现了灰质体积的减小。Zhou 等发现颅脑损伤后一

年，患者的右楔前叶依然持续存在灰质体积的减小，提示大脑特定区域存在易受损的特性，而皮质下灰质体积的减小可能是因为继发性（Wallerian）变性引起的。重型颅脑损伤患者因为发生弥漫性轴索损伤导致白质纤维炎症和断裂，从而使白质纤维发生了变性，并最终导致灰质结构的变性退化（萎缩）。Leunissen 等利用形态学分析和弥散 MRI 方法发现了颅脑损伤患者皮质下灰质体积的减小与白质纤维结构改变具有相关性。灰质体积减小还可以发生在远离原发性脑损伤的脑区。颅脑损伤动物实验发现，原发性颅脑损伤发生在大脑皮质，但在小脑、海马和丘脑这些结构中也出现了神经元的丢失。相关研究发现颅脑损伤与皮质下感兴趣区域的灰质体积减小也具有高度的相关性，尤其是在海马、基底节区和丘脑之间。因此皮质下的灰质体积不仅仅易受外伤影响，并且他们可能还有一致的病理学特征，而这些可能反映了整个脑网络退变的病理机制。然而灰质体积减小反过来是否也会导致白质纤维的进一步变性退化尚需大量研究证明。

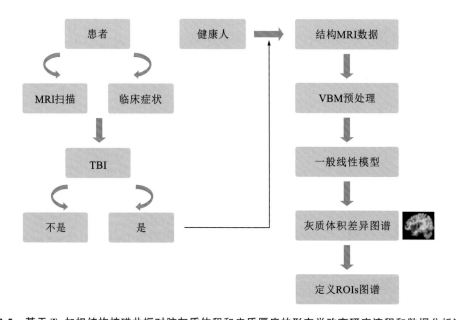

图 3-5　基于 T_1 加权结构核磁共振对脑灰质体积和皮质厚度的形态学改变研究流程和数据分析流程

MRI 采集参数的设定：脉冲重复时间/回波时间（TR/TE）＝11.5/5.1 ms，矩阵＝256×256，FOV＝240 mm×240 mm，层厚/间隔＝0.6 mm/0 mm，共 232 层轴位像

六、磁共振波谱

与提供大脑结构完整性信息的神经影像技术不同，磁共振波谱（magnetic resonance spectroscopy，MRS）通过定量化分析人体活体组织中的化合物，其是评估大脑代谢与功能的重要技术。这项技术可用于评估颅脑损伤后的异常代谢情况（图 3-6）。磁共振波谱是基于测量含有 ^{1}H 的化合物的波谱信息。^{1}H-MRS 可以监测 12 种大脑代谢产物和神经递质的共振峰，其中主要包括 N-乙酰天冬氨酸，它是检测神经组织完好的定量标志，

在多发性硬化症中脱髓鞘区显著减少；胆碱是炎症的标志，在细胞增殖中升高；肌醇是神经胶质的标志；乳酸是缺血和缺氧状态的间接指标；肌酸和磷酸肌酸与能量代谢有关。磁共振波谱研究的数据通常表示为 N-乙酰天冬氨酸与肌酸或胆碱比率的变化。

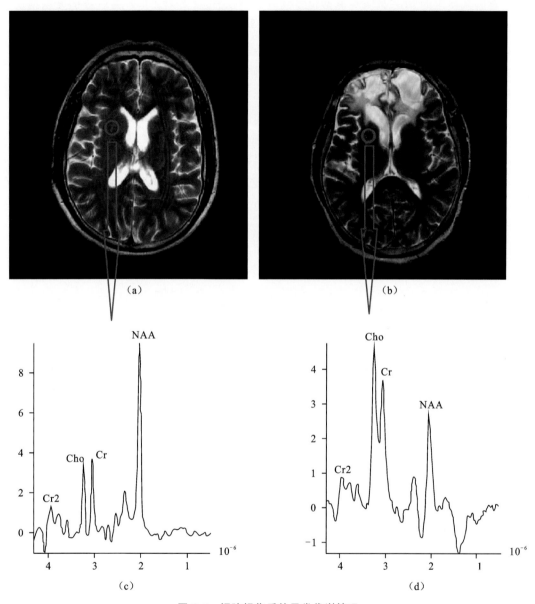

图 3-6 颅脑损伤后的异常代谢情况

（a）健康被试者；（b）创伤性颅脑损伤患者；（c）健康被试者内囊区域组织代谢情况；（d）创伤性颅脑损伤患者内囊区域组织代谢情况

Cr：肌酸；Cho：胆碱；NAA：N-乙酰天冬氨酸

纵向研究发现轻型颅脑损伤患者在白质纤维中表现为 N-乙酰天冬氨酸值降低，在伤后 2 个月内恢复到接近正常水平。对中、重型颅脑损伤患者在伤后 1~2 个月进行 MRS 检测，MRS 对颅脑损伤较为敏感且与神经心理功能评分结果存在相关性。对于白质纤维中 N-乙酰天冬氨酸值降低的中、重型患者，在伤后 6 个月内恢复到正常水平，但是在脑灰质中的 N-乙酰天冬氨酸值持续较低。Garnett 等对不同严重程度的颅脑损伤患者进行研究，发现轻型颅脑损伤患者在伤后平均 8 d 有一半的被试者在 T_2 加权 MRI 检查表现为正常，但是这些颅脑损伤患者的 N-乙酰天冬氨酸/肌酸比值未显著降低且胆碱/肌酸比值也显著升高，然而中、重型颅脑损伤患者的 N-乙酰天冬氨酸/肌酸比值显著降低。

总之，尽管在 MRS 检测中代谢物值异常存在不一致性，但 MRS 在对颅脑损伤敏感度方面提供了可靠信息。在一项 MRS 研究中发现轻型颅脑损伤患者出现急性乳酸值升高，但在另一项研究中没有发现此现象。同样在胼胝体压部、顶叶白质、颞叶周围挫伤的白质/灰质中的 N-乙酰天冬氨酸/肌酸比值显著降低，但在额叶白质中没有发现相关的改变。因此未来的相关研究需要更多地关注神经元的代谢异常与脑功能之间是否存在明确的相关性。

神经元丢失、弥漫性轴索损伤、微出血和血脑屏障的破坏共同导致了颅脑损伤患者的认知功能障碍。磁共振成像作为一种无创性的神经病理学评价方法，在颅脑损伤后认知功能障碍的评估中发挥着越来越重要的作用。通过这种方式，磁共振可以让临床医生从认为颅脑损伤采用一种同质性疾病治疗转移到个性化治疗。此外，对于上述病理变化如何共同作用导致颅脑损伤患者出现认知功能障碍的发生机制，目前仍知之甚少。尤其当创伤性颅脑损伤患者从急性期发展至恢复期时，对其认知功能的转变机制研究很少。因此，多时间点的多模态 MRI 技术、病理学检查和相关的动物行为学观察将为了解其作用机制和寻找可能的治疗靶点提供有价值的信息。这些研究也将有助于确定早期病理改变如何触发神经元、胶质细胞和脑微血管的继发性和慢性病理改变，并进一步导致认知功能障碍。

第三节 颅脑损伤后神经电生理评估诊断技术

颅脑损伤后认知功能评估，临床上包括传统的格拉斯哥昏迷量表和创伤后遗忘量表等，但对于颅脑损伤后的认知功能障碍的评价都存在一定的局限性。事件相关电位（event related potential，ERP）和脑电图（electroencephalogram，EEG）可以为了解大脑的认知过程提供丰富的数据资源，在评估颅脑损伤所致的认知功能障碍中逐步发挥巨大作用，并可以结合功能影像学为寻找认知功能障碍的病因及病理机制提供可靠的依据。

针对颅脑损伤所致认知功能障碍的评估，ERP 有几大优势特性。第一，ERP 成分可以反映颅脑损伤后大脑结构的改变。ERP 成分是由神经元群（大脑细胞群）产生的，颅脑损伤最常见的损伤是弥漫性白质（轴突）纤维损伤，尤其是额纹状体、额顶叶和额颞叶传导通道，所以 ERP 成分波形异常（如波形延迟、幅度降低或缺失）可以反映感觉通路内部及之间大量细胞或纤维的损伤。第二，ERP 成分具有很强的时间分辨率。ERP 直接反映大脑神经电活动，由于神经元群的电活动是通过大脑直接传导到头皮的，因此头皮记录的电活动和神经活动几乎同时发生，所以 ERP 是随大脑神经电活动变化而同步变化的。第三，ERP 技术具有锁时性，即刺激锁定或者响应锁定。特定刺激或任务后产生相应的 ERP 成分，这可以很好地排除精神运动源性的干扰。这些特性决定了 ERP 技术对于阐明颅脑损伤后大脑功能的隐匿性异常和发现颅脑损伤后常见的行为、认知缺陷将起到越来越大的作用。同时，由于 ERP 能够提供丰富的数据资源，这为我们对颅脑损伤的发生机制及颅脑损伤后的认知机制的认识和了解提供了重要的依据。ERP 成分很多，也形成了许多成熟的范式，在许多疾病的诊断和认知功能障碍的评估中发挥了巨大作用。下面我们将主要介绍 ERP 早期成分（包括 N170，P200）、P300、LPP、MMN 及 Go/NoGo 认知范式在颅脑损伤中的应用。

一、事件相关电位在颅脑损伤中的应用

（一）事件相关电位

EEG 是通过特殊设备或者电极记录大脑细胞群自发的节律性脑电活动，是脑神经电生理活动在大脑皮质或者头皮表面的总体反映。将实验时间进程设为横轴，脑电活动的电位信号设为纵轴，这样记录电位与时间进程的相互关系称为 EEG，它反映了大脑连续的电信号变化。由特定事件（即特定刺激或任务）诱发的 EEG 并随时间的进程产生的正、负电压变化称为 ERP，所以，通俗地讲，ERP 就是在 EEG 的基础上针对特定事件提纯的脑电信号（图 3-7），一般是外部刺激作用于感知系统或脑的某一特定部位，在给予刺激任务或撤除刺激任务时，在脑区所引起的特定变化。ERP 成分由其正极性或负极性、振幅、潜伏期、头皮分布及与实验变量的关系来定义，不同的实验范式引出不同的 ERP 成分，并提供不同类型的实验信息，通常以毫秒为单位跟踪记录实验活动的时间进程。常规 ERP 命名法是根据其振幅和潜伏期来决定的，如"P300"，它表示刺激后约 300 ms 时出现的正偏转峰值。

（二）ERP 早期成分

P200 成分为特定实验范式下引出的于 200 ms 附近出现的正向波形，常用的范式有 oddball 范式和 working-memory 范式等。P200 成分对于轻微的认知功能损害很敏感，认知功能受到损害会通过 P200 成分振幅或者潜伏期改变而呈现。在 working-memory 相关任务的 ERP 研究中发现轻微的认知功能损害患者其 P200 振幅较正常对照组明显降低。Missonnier 等研究发现轻微认知能力损害患者的 P200 潜伏期较正常对照组延长。同时，还有文献报道在认知评估中 P200 成分存在性别相关性，Yuan 等在采用 oddball 范式研究与性别相关的行为抑制控制中，分别记录下 15 名男性和 15 名女性参

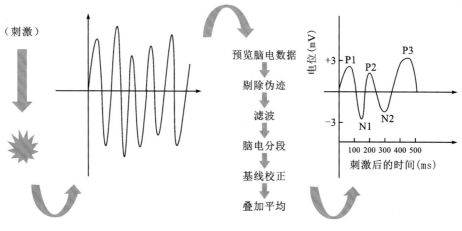

图 3-7　ERP 形成

与者执行任务时的 ERP 成分，结果表明，与女性相比 P200 成分在男性中表现出振幅降低和潜伏期延长。P200 成分的这些特性对于颅脑损伤后的认知功能障碍的评估具有重要意义，特别是用于轻型颅脑损伤后认知功能改变的早期发现，其将发挥重要作用，并可以排除性别差异导致的干扰。虽然目前 P200 成分用于颅脑损伤的研究还很少，但是早有研究证明 P200 成分可以作为早期人脸识别障碍的评估指标。He 等采用 oddball 范式对长期沉浸在基于卡通脸的网络游戏中而出现面部信息处理缺陷的网络游戏障碍症者研究发现，与现实的人脸相比，卡通人脸明显大于现实人脸诱发的 P200 振幅，这结果表明，在网络游戏障碍症患者中，卡通人脸与真实人脸的形态信息存在差异，他们早期的人脸自动感知、人脸特定处理、人脸配置处理、面部特征的检索等均存在功能受损。所以 P200 成分对于发现早期轻度认知功能障碍很敏感。Cremona-Meteyard 等采用警告刺激（预告下一个出现需要做出响应目标）研究发现，与对照组相比，颅脑损伤组表现出 P200 成分潜伏期延长和振幅降低，这表明颅脑损伤组对警告信号的处理出现延迟和注意的分散，说明颅脑损伤组出现了认知功能障碍。P200 成分在颅脑损伤中研究较少也说明我们对于颅脑损伤后认知功能障碍的认识还不全面，还有很多值得我们深挖的内容。鉴于 P200 成分的这些特性，它对于颅脑损伤后认知能力损害的评估具有重要意义，也将为临床诊断颅脑损伤后认知功能障碍提供更多依据。

　　N170 成分是针对颅脑损伤后面部情绪表情处理障碍的评估指标，主要由大脑颞枕叶的面部信息处理区域神经电活动产生，人们在检索和处理面部情绪表情时 N170 振幅或者潜伏期会发生明显改变，这也反映了面部特征感知整合功能的变化。研究发现，与正常对照组相比，轻型颅脑损伤组所有面部情绪表情（高兴、中性、生气）刺激诱发的 N170 振幅都降低，这说明轻型颅脑损伤患者识别情绪面部表情的能力降低和轻型颅脑损伤后的大脑皮质情绪表情处理水平的下降。同时，对于儿童相关的颅脑损伤后认知功能障碍的研究也表现出 N170 成分的异常。D'Hondt 等研究患有轻型颅脑损伤的学龄前儿童的面部特征感知整合能力，结果提示在正常对照组中，面部情绪表情（生气和愤怒）刺激产生的 N170 潜伏期更短，这表明患有轻型颅脑损伤的学龄前儿童在早期缺乏对情绪面部表情的优先处理，也即面部特征感知整合能力受损。大量研究都表明轻型颅脑损伤后辨别面部情绪的能力下降，而往往这种认知障碍很难通过常规检测发现，不能早期干预或者保护治疗而避免进一步损害，特别是儿童，轻型颅脑损伤后所致的认知功能障碍往往比较隐匿。N170 振幅的降低或者潜伏期的延长均表明面部情绪表情处理障碍，而这种辨别面部情绪的能力下降可能会使颅脑损伤患者面临进一步的创伤暴露风险。从文献报道来看，N170 成分主要是用于轻型颅脑损伤后的认知功能障碍的研究，很少涉及中至重型颅脑损伤。一方面，这可能与轻型颅脑损伤所致的认知功能障碍比较隐匿有关，而中至重型颅脑损伤认知功能障碍则相对较严重且明显；另一方面，中至重型颅脑损伤患者，由于常常伴随意识障碍或者昏迷，特别是重型颅脑损伤患者，根本无法配合或者配合得很差，故 N170 成分对于中至重型颅脑损伤的研究具有一定的局限性。N170 成分在颅脑损伤所致的面部情绪表情处理方面的研究表明，N170 成分已经是成熟的电生理评估指标，为评估辨别面部情绪表情能力提供客观数据，并可以早期筛选面部情绪表情能力受损的颅脑损伤患者，为临床医生尽早进行干预和治疗提供依据，避免颅脑损伤患者受到进一步的创伤暴露危害。

（三）P300 成分

P300 成分是由意外的、不常见的或者与动机相关的刺激诱发产生的神经电活动信号。诱发 P300 常用的范式有 Go/NoGo、oddball、working-memory 认知实验范式等，在典型的 P300 范式中，如在 Go/NoGo 范式中，要求被试者对相对不经常出现的目标刺激做出反应或者响应。

P300 成分作为评估颅脑损伤后认知功能障碍的电生理指标，已经成为评估颅脑损伤患者认知功能的有力工具，它在评估颅脑损伤后的注意、记忆、面部情绪表情处理能力等方面均表现出很强的灵敏性。P300 的振幅或者潜伏期的改变反映了参与处理信息和保持工作记忆相关的大脑活动，这在颅脑损伤的研究中得到证实。之前一项研究采用视觉和听觉 oddball 范式研究颅脑损伤后认知功能的变化，该研究纳入 20 例颅脑损伤患者和 32 例年龄匹配的正常对照组，用哭泣和微笑的婴儿图片作为视觉刺激引出并记录视觉 ERP；以 2 kHz 音调为刺激源，获取听觉 ERP，发现颅脑损伤患者的视觉 P300 振幅明显小于正常对照组，而视觉 P300 潜伏期比正常对照组明显延长；与正常对照组相比，颅脑损伤患者的听觉 P300 振幅更低，而两组听觉 P300 潜伏期则没有明显差异。Müller 等报道颅脑损伤患者听觉 P300 的潜伏期较正常对照组明显延长。这说明颅脑损伤患者的认知功能受到损害，P300 振幅的明显降低或者潜伏期的延长都反映颅脑损伤患者信息加工速度的减慢。有文献报道，长潜伏期 ERP 成分是由皮质下/皮质和皮质/皮质回路神经电活动产生的，由上行网状激活系统来调节，它们的存在依赖于更广泛的大脑连接网络的完整性。所以，颅脑损伤患者 P300 成分异常也说明大脑连接网络完整性受到破坏，而大脑连接网络完整性的破坏导致颅脑损伤患者表现出认知功能障碍。Lew 等研究发现，恢复良好的颅脑损伤患者较正常对照组，听觉和视觉

P300 成分振幅降低和潜伏期延长，这表明颅脑损伤患者表面看似基本恢复正常，实际上认知功能仍然没有得到恢复或者完全恢复，这也为我们评估颅脑损伤患者是否完全康复提供了更加全面和客观的评价指标，更好地指导临床制定康复标准，为颅脑损伤患者的诊断、治疗提供更多的依据。P300 成分在面部表情情绪处理的范式中也表现出异常，Lew 等将 30 张愤怒的面孔（稀少的靶刺激）随机分布在 120 张中性的面孔（频繁的非靶刺激）中，分别记录患有中至重型颅脑损伤历史的患者与正常对照组 P300 成分，结果表明，与正常对照组相比，颅脑损伤组 P300 振幅明显降低和潜伏期明显延长。这说明中至重型颅脑损伤史是颅脑损伤患者面部表情情绪处理能力下降的原因，颅脑损伤影响了患者的面部表情情绪处理的功能，这也证明了 P300 成分在颅脑损伤患者情绪处理探索中的可行性。而且，对于轻型颅脑损伤认知功能的评估，P300 成分依然奏效。Parks 等研究人员对有脑震荡病史的大学生和健康对照组进行了认知行为和神经电生理指标变化的相关性评估，发现导致意识丧失的脑震荡次数与反应时间的更大变异性之间存在关联，同时，有脑震荡病史组表现更小的 P300 振幅。这也说明 P300 神经电生理学指标可以作为识别脑震荡对认知微妙而持久的影响的重要参考。所以，P300 成分对于轻至重型颅脑损伤的认知功能的评估均得到应用，对于恢复期颅脑损伤患者认知功能的评估将为评估颅脑损伤的预后提供更多客观的依据。因为 P300 成分可以在颅脑损伤后意识状态欠佳或者意识状态严重受损的情况下诱发并记录，所以 P300 成分基本不受意识状态的限制，这为评估中至重型颅脑损伤患者的认知功能提供了先决条件，特别是意识状态严重受损的重型颅脑损伤急性期患者，P300 成分将能更有助于评估其认知功能的改变，为临床诊治提供更多指导和帮助。

（四）LPP 成分

LPP（late positive potential）称为晚期正电位，也可用 LPC（late positive components）表示，通常在刺激后 300～600 ms 内出现，多数在刺激后大约 300 ms 处显现。LPP 的振幅和潜伏期变化都反映了认知功能的改变。LPP 成分对各种情绪调节指令特别敏感，常用于对情绪调节能力的评估，常常使用情绪图片刺激来诱发（图 3-8）。LPP 振幅可以反映情绪的自主调节能力和注意的投入程度，LPP 潜伏期也可以量化情绪反应和调节。如指示被试者想象最近观看的图片时，LPP 的潜伏期会明显延长。还有研究推测 LPP 成分可能反映了通过杏仁核活动增强视觉皮质的感知加工从而促进工作记忆中情绪刺激的编码过程。但是 LPP 成分用于颅脑损伤所致认知功能改变的研究较少，而 LPP 成分对于情绪调节能力的评估已广泛应用。有文献报道 LPP 成分可以用来区分颅脑损伤患者和装病者。Neal 等采用 Old/New task 对颅脑损伤患者和装病者 Old 和 New 记忆识别进行研究，结果表明，与颅脑损伤患者相比，装病组 F3（左侧前额电极）记录的 LPP 的平均潜伏期明显延长，而且装病组 250～300 ms 脑电活动地形图也存在显著差异，这是因为装病者需要不同的大脑区域参与到有意识地表现出类似颅脑损伤的行为当中。

目前在临床上，利用 ERP 数据来区分颅脑损伤患者和装病者的方法还相当少见，

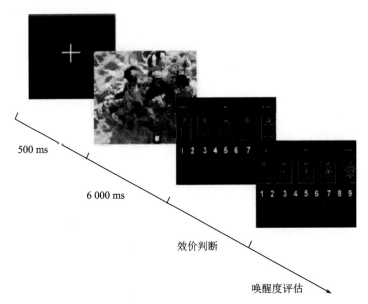

图 3-8　情绪图片刺激诱发 LPP 对情绪调节能力的评估

选取国际情绪图片库（international affective picture system，IAPS）中的消极、中性和积极图片各 50 张。诱发积极情绪的图片内容包括小动物、风景等；诱发消极情绪的图片内容包括枪支、墓地等；中性图片包括椅子、杯子等。实验要求被试者仔细观察图片（图片呈现 6 s），要求被试者体验图片内容，图片消失后，用 9 点量表进行效价和唤醒度的测量。重点观察情绪体验的整个认知加工过程与轻型颅脑损伤的关系，其 ERP 指标主要是 N170、P3 和 LPP

LPP 成分为颅脑损伤患者和装病者的区分提供了一个有效的方法，从而能够很好筛选出真正的颅脑损伤患者，特别对于轻型颅脑损伤患者，尽早识别和诊断，将能够为医护人员尽早采取适当、及时的针对性治疗提供帮助，为患者尽早康复提供保障。

（五）MMN 成分

MMN（mismatch negativity）成分称为失匹配负波，是由一系列重复刺激中任何意外的变化（刺激）引起的一种 ERP 成分，也是大脑对违反规律的一种反应，是由一系列感官刺激（通常在听觉区域）引起产生的神经电信号（图 3-9）。MMN 成分是由异常事件（刺激）的相关响应减去标准事件（刺激）的相关响应而得到的负波。通常在刺激变化开始后 $100 \sim 250$ ms 时达到峰值，在头皮地形图的颞叶和额叶区域表现出最强的强度。潜伏期根据特定范式或违反的规律类型、频率、持续时间、强度或刺激间隔而略有不同。

MMN 成分几乎不受注意力的影响，可以在没有任何任务要求的情况下进行监测，甚至在被试者执行与刺激无关的任务时或者在睡眠等注意力不集中的状态下也可以诱发出来。这为重型颅脑损伤患者或者昏迷患者认知功能的评估提供了有效的工具，包括婴儿和新生儿配合能力极差的患者，也将得到精确的评估。有研究认为，对于昏迷患者，引出 MMN 成分是意识恢复的提示信号，这为特别是急性期重型颅脑损伤患者

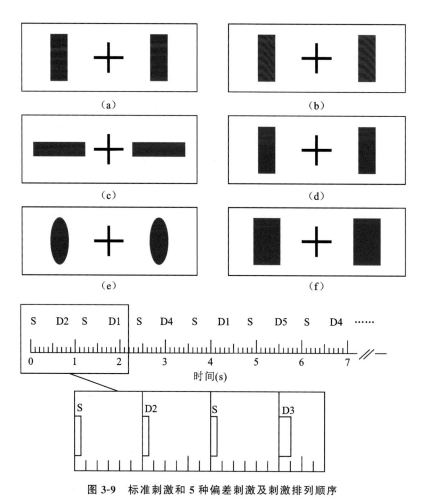

图 3-9　标准刺激和 5 种偏差刺激及刺激排列顺序

（a）标准刺激：红色正立位长方形，持续时间 150 ms，刺激间隔为 500 ms。（b）～（f）偏差刺激包括 5 种：①持续时间：100 ms。②形状：椭圆形。③颜色：蓝色。④大小：面积增大 20％。⑤朝向：水平。⑥概率：标准刺激 50％，5 种偏差各为 10％。要求被试者对视野中央"＋"的大小进行判断，忽略双侧视野的图形

的早期诊断、预测预后提供了客观、可靠的依据，并可进一步指导治疗和康复。中部战区总医院宋健课题组分析了相同觉知状态下的麻醉患者和昏迷患者的 ERP，结果发现患者现两组被试均未引出显著的 MMN 成分，但与麻醉患者相比，昏迷患者表现出 P3a 成分的显著降低（图 3-10），这说明，虽然两组患者的觉知状态相同，麻醉患者认知水平未发生明显改变，而昏迷患者由于大脑受到损伤，导致了认知水平的下降。MMN 成分还可以检测重型颅脑损伤者亚急性期后植物状态和最小意识状态。植物状态转醒可能性微乎其微，而最小意识状态患者存在转醒的可能性。MMN 成分为最小意识状态的识别提供了客观依据，可以指导临床采取针对性的治疗，从而为重型颅脑损伤患者的康复和医疗资源的合理利用提供更加准确的指导。

　　MMN 成分反映大脑在连续刺激之间进行自动比较的能力，所以 MMN 成分可以

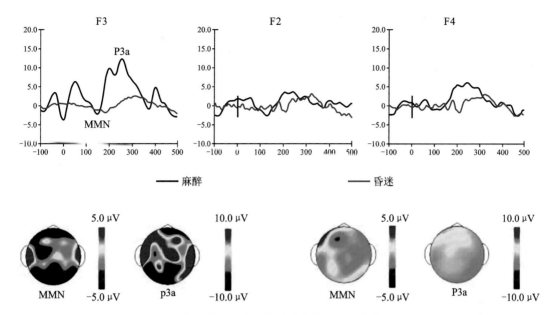

图 3-10 相同觉知状态下的昏迷患者和麻醉患者的 EPRs

作为感知学习和感知准确性的电生理指标，还可以作为颅脑损伤后神经完整性受损和大脑功能异常所致的认知功能异常的早期监测指标。MMN 成分还可以作为颅脑损伤后社会功能和认知功能恢复的预测指标。在这项研究中，纳入 12 例颅脑损伤患者（颅脑损伤后 6 个月以上）和 12 例正常对照组，结果发现颅脑损伤后患者的 MMN 振幅明显低于正常对照组，并结合中国修订韦氏成人智力量表（WAIS-RC）评估神经认知和日常生活活动能力评估量表（ADL scale）评估日常生活功能，发现两组患者颅脑中心区域的 MMN 成分与神经认知功能呈显著负相关，与功能预后呈显著正相关。这也说明颅脑损伤患者的认知功能恢复缓慢，而 MMN 成分作为认知功能评估的电生理指标也为评估颅脑损伤患者的恢复预期提供依据。

总的来说，MMN 成分广泛应用于神经认知功能的评估，无论对于轻型颅脑损伤，还是中至重型颅脑损伤的诊断评估均发挥很大作用，在颅脑损伤后认知功能的评估也是敏感的电生理指标，还可以结合其他认知评估方法，将能够更加全面、准确、完整地对认知功能做出更加客观、系统的评价。

（六）Go/NoGo 范式

Go/NoGo 范式是经典的（行为）反应抑制范式，经常被用来研究认知控制过程，由 NoGo 引起的电生理反应也被作为抑制过程的指标。Go/NoGo 范式由两部分试验刺激组成，Go 试验刺激和 NoGo 试验刺激。实验时要求被试者在 Go 实验刺激出现时做出响应，而在 NoGo 试验刺激出现时则不做出响应。Go/NoGo 范式任务引出两种 ERP 成分，N2 和 P3，其中 N2 由 NoGo 试验刺激产生，P3 可以由 Go 和 NoGo 试验刺激产生，Go-P3 成分出现在脑顶叶部位，而 NoGo-P3 成分在额中央部位表现出最大振幅。

N2 成分为反映冲突监测功能的指标，NoGo-P3 成分与行为抑制有关。Go/NoGo 范式中的反应抑制神经基础由初级神经回路和次级神经回路两个神经传导回路组成。初级神经回路包括皮质结构（主要为背外侧前额叶皮质和腹外侧前额叶皮质）、基底神经节和丘脑之间的连接，这个传导回路直接涉及反应选择和反应抑制。次级神经回路涉及更多皮质受限区域、小脑和丘脑之间的连接，次级神经回路对初级神经回路的传导活动起到调节作用。这些神经回路的输出信号在初级运动皮质层进行整合，初级运动皮质层再投射到脊髓及周围神经对刺激做出手动反应。动物实验也印证了上述神经回路的存在，一项关于猕猴的功能磁共振研究发现，相比于 Go 任务刺激，NoGo 任务刺激后在猕猴双侧腹外侧前额叶皮质显示强烈的显性激活信号。Go/NoGo 范式中 Go 任务刺激与 NoGo 任务刺激中做出的反应其实就是本能性（反射性）/优势性的 Go 过程和意志性（非反射性）/控制性的 NoGo 过程之间的竞争。在神经生物学上，反应抑制取决于额叶控制系统与基底神经节和运动输出区域之间的相互作用。

　　Go/NoGo 范式引出的电生理指标对于认知功能下降很敏感，有研究表明，老龄化的健康人其认知功能下降，因为相比于年轻人，健康老年人表现出 N2 潜伏期延长及 P3 潜伏期延长和振幅下降。Go/NoGo 范式主要用于轻至中型颅脑损伤后认知功能的评估，而对于重型颅脑损伤，由于严重的脑损伤导致大脑结构和功能连接的破坏，不能形成典型的 ERP 诱发模式，所以不能诱发出 N2 和 P3 成分，这说明 Go/NoGo 范式不适用于重型颅脑损伤。Broglio 等研究发现有脑震荡病史的运动员中显示 N2 和 P3 振幅降低，另一项基于 Go/NoGo 范式（图 3-11）对有临床症状的急性期轻型颅脑损伤患者研究发现也有相似表现，这可能与轻型颅脑损伤患者刺激反应模式启动和维持的能力受损有关。颅脑损伤后会导致执行功能与行为控制等认知功能的缺陷，Roche 等的研究在 ERP 中找到了颅脑损伤后认知功能损伤的佐证。在 Go/NoGo 范式刺激下分别记录 8 名颅脑损伤患者和 8 名正常对照者的相关 ERP，结果表明，与正常对照组相比，颅脑损伤组在执行任务时明显受损，在 NoGo 刺激下表现出异常的 N2 和 P3 波形成分。

　　随着对颅脑损伤研究的深入及其所致神经认知损害的认识加深，颅脑损伤所致的抑郁症渐渐受到重视，它严重影响患者生活质量，并给患者造成很大的痛苦。尽管颅脑损伤所致的抑郁症的发病率很高，但对颅脑损伤所致的抑郁症病理生理学知之甚少。有研究比较性地表明，单侧和双侧背外侧前额叶皮质病变比腹内侧前额叶皮质病变更容易导致抑郁，而 Go/NoGo 范式对于抑郁很敏感，可以很好地识别颅脑损伤后抑郁症患者，为尽早对其进行干预、治疗提供客观评价指标。Bailey 等通过情绪 Go/NoGo 任务对重度抑郁症患者、颅脑损伤后重度抑郁症患者、单纯颅脑损伤患者及正常对照组进行研究。结果表明，在反应抑制处理的过程中，单纯颅脑损伤组和正常对照组未发生明显改变，而重度抑郁症患者和颅脑损伤后重度抑郁症患者的神经活动分布和激活强度均发生了改变，这说明这些改变是颅脑损伤后重度抑郁症患者中存在的重度抑郁所致。

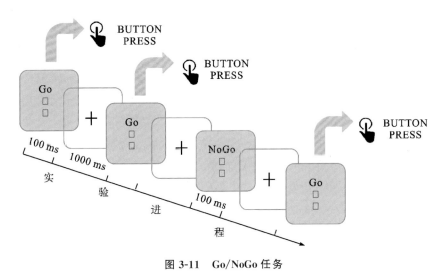

图 3-11　Go/NoGo 任务

包括 3 种类型的视觉刺激（动物、植物和人的图片），试验分为 4 类：动物－动物（Go 刺激）和动物－植物（NoGo 刺激）、植物－植物（无关刺激）和植物－人（新颖刺激），每个刺激以伪随机方式出现，出现概率均等，每个刺激的持续时间为 100 ms，两刺激间隔时间为 1 000 ms。实验要求被试者 Go 刺激下右手食指敲击鼠标按键，NoGo 刺激下不按键

总之，Go/NoGo 范式及其相关独立的 ERP 成分是一种简单和有效的认知评估方法，它可以揭示颅脑损伤后的细微认知功能缺陷。相对于重型颅脑损伤患者，Go/NoGo 范式在轻至中型颅脑损伤患者的认知功能障碍评估中更准确、有效。Go/NoGo 范式在评估颅脑损伤后的精神症状也是一项客观的指标，同时，也是对传统神经心理评估方法的补充。目前大多数还停留在研究阶段，很少有真正的临床实际应用，随着研究的不断深入，它将会更好地服务于临床，指导对颅脑损伤患者采取个性化治疗从而促进颅脑损伤患者的全面康复。

二、静息态脑电波在颅脑损伤中的应用

EEG 是通过特殊设备或者电极记录大脑细胞群自发的节律性脑电活动，是脑神经电生理活动在大脑皮质或者头皮表面的总体反映，将实验时间进程设为横轴，脑电活动的电位信号设为纵轴，这样记录电位与时间进程的相互关系称为 EEG。EEG 主要记录的是位于皮质锥体神经元的顶端同步化的树突突触电位（兴奋性和抑制性突触后电位），而记录到的这些顶端树突的平均膜电位趋向于振荡，这些振荡的生理基础取决于神经元固有特性（离子电导）及重要的网络交互（连接性）。现在人们已经了解到，大脑的瞬时功能与 EEG 振荡直接相关。认知过程实际上是广泛分布的神经元细胞相互连通同步化的过程，这一过程是基于功能连接而不是结构连接，因为神经元细胞活动真正的同步化仅仅发生在几毫米范围内。EEG 振荡的同步化使得神经元细胞之间形成功能性连接，神经元细胞间可以在瞬时进行有效的通信。同时，基于计算机的脑电数据分析已经得到迅猛发展，可以用于解决大脑区域间连通性的相互作用关系，包括认知

行为过程中大脑相互作用区域之间的因果关系及这些关系可能的秩序，这为我们了解认知过程的生理机制及其在颅脑损伤中的病理生理紊乱基础提供了广阔的前景。

传统的时域脑电图频谱根据形状和频率（以 Hz 为单位）范围定性地划分为 delta（0.5～4 Hz）、theta（4～7 Hz）、alpha（8～13 Hz）、beta（14～30 Hz）、gamma（30～100 Hz）等基本振荡。人类 EEG 的频谱可以根据全局模式和局部模式分成两部分。全局模式指 EEG 频谱分布（跨越）相对较广泛的大脑皮质区域，局部模式是指 EEG 频谱分布于较为局限的大脑皮质区域。全局模式被认为是通过广泛空间分布的神经集合的同步相干活动和相位耦合而使不同皮质区域达到整合（同步化）的目的。全局模式的 EEG 频谱为 delta、theta 和 alpha 振荡。局部模式 EEG 频谱被认为是大脑功能的基本信号，局部模式 EEG 频谱代表频谱为 beta 和 gamma 振荡。全局模式振荡与局部模式振荡密切相关，它们的动态相互作用可能反映了广泛低频脑网络信号对局部脑电通路快速激活的调节（自上而下的调节），或者可能反映了将局部激活信号扩布到其他大脑皮质区域（自下而上的调节）。越来越多的证据表明，由多个频谱在空间和时间上同步调节的不同程度的大脑整合可能对感知、记忆、情感、思想和运动的出现发挥关键作用，这些证据提示了人类所有的 EEG 频谱都可能具有一定的功能意义，每个频谱都可能与特定的过程相联系。

另外，EEG 用于评估颅脑损伤患者有两大优势。第一，CT 和 MRI 需要非常庞大且昂贵的设备，需要专用的设施及专门的操作技术人员，而且 CT 具有辐射性，经常扫描可能会带来长期副作用的潜在风险，MRI 禁忌使用医疗器械、植入物及患者体内的任何金属异物。EEG 的设备简单、方便，易于操作，也更便携，更便宜，不需要任何特殊设施，这更有助于现场操作和提高工作效率。第二，CT 和 MRI 具有出色的空间分辨率，但所得图像在时间上是静态的，因此无法直接测量正在进行的大脑活动，而 EEG 所记录到的数据具有极高的时间分辨率，可以实时了解大脑瞬时活动变化。这为颅脑损伤患者提供快速、实时、准确的评估提供了必备条件，特别是轻型颅脑损伤患者，可现场操作性大大节省了时间，对于军事作业相关人员，可现场操作性使得 EEG 评估方法更有前途。

大量的研究事实证明了 EEG 振荡在认知及特定疾病中的指示作用和评价意义。接下来我们将分别阐述 EEG 代表性振荡的产生机制、与认知功能的关系及特定事件的指示和评价作用。

（一）delta、theta、alpha 神经振荡

delta 振荡具体的发生源还不确定，各方研究推测丘脑、前内侧额叶皮质及皮质下区域的脑干、阿肯伯氏核（伏核）、腹侧苍白球和腹侧被盖区多巴胺能神经元可能为 delta 振荡的发生源。delta 振荡与认知之间的联系可以通过 P300 成分进行反映，因为在认知研究中 delta 振荡与 P300 成分表现出共性，存在着正相关关系。有研究认为，delta 振荡与 P300 成分的产生可能都与多巴胺有关。如在 P300 成分范式中，目标刺激后即刻时间内，delta 振荡活动明显增强。平均 ERP 的滤波结果表明，delta 振荡响应优于 P300 成分响应，甚至在单次试验 ERP 试验中，也观察到 P300-delta 的高强度响

应。P300 成分范式所涵盖的认知过程包括工作记忆、动机、注意等，所以人们认为，不同的 P300 成分反映下的 delta 振荡可能是不同认知过程的基础。此外，在 P300 成分范式下，神经递质系统（如多巴胺）和 delta 振荡的产生及两者之间相互作用的具体机制还有待进一步研究，是未来研究的一个方向。另外，delta 振荡可能与人类生理需要密切相关，如满足基本生理需要（食物和性需要）时 delta 振荡有增强的趋势。还有报道认为 delta 振荡与反社会行为有关，Knyazev 等研究发现在有攻击性和反社会行为症状的儿童群体中，delta 振荡相对增加和 alpha 振荡相对降低。

　　theta 振荡的起源由最初的海马结构起源到后来的额叶前部与海马区的活动相互作用学说，再到最近的研究表明，在人类大脑中存在多个 theta 波发生器，从而使边缘系统的活动与脑干、下丘脑和新皮质的活动相整合。theta 振荡和记忆、情绪等联系都很紧密，大量研究已经证实了它们之间的存在紧密的关联。Buzsáki 和 Vertes 强调 theta 振荡参与了信息编码，特别是在主动探索和空间导航过程中，这对记忆的影响很大。theta 振荡与情绪密切相关，有证据证实了 theta 振荡的活动和情绪状态之间的联系。动物实验也表明情绪刺激或者处于情绪唤起状态时的任何刺激是引起 theta 振荡的诱发因素，如猫头鹰的叫声刺激可以引出豚鼠 theta 振荡。还有研究观察到，在情绪唤起期间，杏仁核中的神经元产生 theta 振荡活动。还有研究在恐惧条件下诱发出了 theta 振荡。在恐惧条件反射后，发现小鼠的外侧杏仁核和海马的 CAI 区域之间的 theta 振荡节律性同步活动明显增加）。对人类情绪反应进行实验研究也发现 theta 振荡的变化，Nishitani 等使用脑磁图法研究发现，被试者在识别人类或灵长类婴儿的不愉快和愉快的面部图片时产生了与情绪图片相关的海马区 theta 振荡的同步活动，而且右侧海马区比左侧海马区表现得更为显著。这些结果也表明，人类的海马区参与了对情绪刺激的识别。另外，theta 振荡还可以用来区别特质性焦虑和述情障碍的高低。theta 振荡还可能与冲动行为有关，有研究观察到冲动行为时表现出 theta 振荡的增加。

　　alpha 振荡产生起源众说纷纭，还没有下定论。Silva 等的研究认为 alpha 振荡的产生源位于枕叶皮质的 V 层，Sadato 等的研究表明，alpha 振荡主要产生于大脑后部区域，EEG 相干性研究则支持前后皮质回路之间的相互作用是 alpha 振荡的产生起源。alpha 振荡与认知关系密切，在抑制控制、注意、记忆方面的研究均有相关报道。alpha 振荡与运动程序的抑制有关，Hummel 等研究表明 alpha 振荡的增强反映了抑制运动控制的过程。alpha 振荡与注意也密切相关，在维持对环境刺激的注意力方面起着特殊的作用，EEG 证实了 alpha 振荡参与了注意过程。还有研究认为，alpha 振荡与抑制注意有关，Vanni 等发现顶枕 alpha 振荡的增加与视觉处理的脱离有关。alpha 振荡与记忆过程有关，大量的研究表明，在记忆过程中，alpha 振荡的活动发生了变化。一系列实验结果表明短期（情景性）记忆需求导致了 theta 振荡的同步化，而长期（语义性）记忆需求导致了 alpha 振荡的特异性去同步化。在研究大脑振荡的 working memory 实验范式中，发现 alpha 振荡的活动随着记忆需求的增加而增加，此外，alpha 振荡系统是人类进化过程后期和个体发育过程后期成熟的标志，alpha 振荡对缺氧、营养不足等各种不利环境的影响也很敏感。

EEG 技术在颅脑损伤中的应用早有研究，而且应用十分广泛，从轻型颅脑损伤到重型颅脑损伤甚至昏迷患者，EEG 技术可以通过记录的脑电的变化来评估大脑功能正常与否，从觉醒状态到睡眠状态，EEG 技术均能发挥作用，并不受意识状态的限制，为颅脑损伤的诊断、评估、预测提供了可行的技术手段。

（二）常规脑电波在颅脑损伤中的应用

常规 EEG 通常用于早期神经重症监护评估和监测中至重型颅脑损伤患者，一般不用于早期对轻型颅脑损伤的评估。常规 EEG 用于评估任何严重程度的颅脑损伤患者，通常包括广泛或局灶性减慢和减弱的 alpha 波，而 alpha 波减慢和减弱的程度和持续时间与损伤的严重程度有关。有研究表明，颅脑损伤后意识丧失持续时间少于 2 min 的患者与意识丧失持续时间超过 2 min 的患者相比，alpha 波的频率更低。还有研究发现，在轻型颅脑损伤后 24 h 内脑电异常存在与较弱的长期损伤恢复相关，但是绝大多数轻型颅脑损伤患者在受伤后的头几个月常规脑电波异常消失。在中型或重型颅脑损伤患者中，早期损伤后的临床症状、意识恢复与常规脑电波的相关性相对较强，而在轻型颅脑损伤患者中，常规脑电波异常与临床症状之间的对应关系、常规脑电波与其他神经影像学研究结果之间的对应关系大多数是不一致的。另外，常规 EEG 用于颅脑损伤的评估所表现的 EEG 异常常受到很多因素的干扰，需要加以鉴别，这些因素包括高龄、药物、焦虑、疼痛和伴随颅脑损伤存在的神经系统疾病（如脑缺氧或缺血等），对于中或重型颅脑损伤，这些因素可能会夸大颅脑损伤的 EEG 证据，而对于轻型颅脑损伤，这些因素可能是导致脑电波异常的直接原因。

（三）定量脑电图在颅脑损伤中的应用

颅脑损伤会影响脑内和脑间信息的电生理处理机制，颅脑损伤后脑电信号可能出现异常，因此 EEG 可以作为颅脑损伤相关的大脑功能障碍的评估工具。定量脑电图（quantitative electroencephalography，qEEG）技术可以数字化大脑信号，因此可以分析不同频率（如 theta、alpha、beta 等）的脑电波强度，还可以通过计算机将脑电波强度处理转化为脑功能彩色图。McCrea 等研究结果表明，脑震荡运动员在受伤当天和受伤后 8 d 均表现出 beta 振荡的增强。

颅脑损伤后脑电波的异常大多数是在患者觉醒状态下监测到的，也有研究发现颅脑损伤后睡眠状态下脑电波仍表现异常，这更能说明颅脑损伤后认知功能受到损害。与对照组相比，急性期轻型颅脑损伤患者 1 周内的睡眠脑电图表现异常，显示出 delta 振荡功率的下降，研究还发现轻型颅脑损伤后 10 周患者的睡眠 EEG 中 beta 振荡功率增强。

颅脑损伤对于患者的影响是持久的，Fazel 等研究发现，颅脑损伤与过早死亡的风险显著增加有关，特别是由于自杀、受伤和袭击造成的过早死亡。同样，颅脑损伤还是神经精神疾病的重要危险因素，颅脑损伤后有出现迟发神经精神疾病的风险，如抑郁症、偏头痛等。由于 qEEG 可以作为神经精神疾病的长期监测指标，可能可以为颅脑损伤后的神经精神疾病提供定量指标。比如 Slobounov 等发现，在受伤后即刻出现明显脑电波改变的轻型颅脑损伤患者中，有 85% 在受伤后 12 个月内仍表现出脑电波改变。

EEG 对于神经系统检查较敏感，对颅脑损伤的研究发现，神经系统检查异常的患者中 86% 表现出 EEG 异常，而 EEG 异常的患者中只有 23% 表现出神经系统检查的异常。Ianof 和 Anghinah 指出 EEG 是颅脑损伤后首次发现脑功能异常的神经诊断评估方法。但是，可能由于颅脑损伤后大脑受伤的严重程度和部位不同，在颅脑损伤患者中观察到的 EEG 异常并不统一，比如有文献报道，脑震荡后 15 min，一些患者的脑电图可能正常。而急性期颅脑损伤患者立即表现出癫痫样高频放电活动，qEEG 分析发现 alpha 振荡频率立即降低，theta、delta 或 theta 与 alpha 的比值增加。

qEEG 不仅针对成年个体在遭受颅脑损伤后大脑发生的潜在变化方面的评估见效，也是颅脑损伤相关的儿童认知功能评估工具。Ferraracci 等研究患有轻型颅脑损伤的学龄期儿童，发现额叶脑区的 beta 振荡与处理速度有关，这说明 qEEG 可以用于对处理速度的预测。

此外，qEEG 技术还可以为临床预测提供更多有价值的线索。据统计，约 90% 的闭合性轻型颅脑损伤患者在急诊就诊时表现为 CT 检查阴性，格拉斯哥评分（GCS）15 分，而实际上已经存在脑损伤。在 CT 扫描之前，意识丧失（loss of consciousness, LOC）史通常被认为是决定闭合性头部损伤后急诊患者住院观察的主要因素，因为其颅内出血或者颅内再次出血的风险都很高。Hack 等研究了 72 h 内来急诊科就诊的闭合性颅脑损伤患者，其 GCS 评分为 12~15 分，结果发现结合 qEEG 技术来评估预测颅内出血风险明显优于单纯通过是否有过意识丧失或者意识丧失并有遗忘症。还有研究证实 qEEG 还可以预测重型颅脑损伤预后，所以使用 qEEG 技术对标准的临床预测有显著的价值，可以快速、准确地对颅脑损伤患者进行分类，从而为早期发现颅内异常、降低死亡率和改善预后提供帮助。

ERP 与 EEG 评估技术虽然在颅脑损伤的诊断、预后预测及颅脑损伤后的认知功能的评估中发挥了很大作用，且补充了传统评估技术的短板，但要解决的问题还很多，如 ERP 和 EEG 虽然在许多颅脑损伤背景的研究下表现出异常，但是对于大脑具体损伤的机制和损伤部位仍不能完全解释。随着现代科技的创新和不断发展、技术的革新和不断进步，越来越多的新技术层出不穷，必将推动医疗事业的前进。相信未来，包括 ERP 和 EEG 在内的技术将会与其他技术融合和不断开发、创新，对于颅脑损伤的应用前景将会更加广阔。

三、脑磁图

脑磁图（MEG）是一种测量大脑发出磁场的生物医学技术，是一种在头皮表面测量磁通量的方法，由于该磁通量与突触之间、神经元轴突或树突内产生的潜在神经元电流有关，所以通过测量磁通量可以了解大脑内神经电信号（图 3-12）。MEG 的基本原理是：任何电流都会产生磁感应强度，其强度可以在远离电流源的地方进行测量（如使用拾波线圈），跨过线圈表面的磁通量会在线圈布线材料中感应出电流，该电流的振幅与磁感应强度的瞬时变化成比例，并且很容易测量。静息态 MEG 可用于检测自发性的大脑异常活动，任务态 MEG 也可以用于定位和估计这些异常信号的顺序和潜伏期，并构造大脑活动的图像，这一过程通常称为磁源成像（magnetic source imaging，MSI）。

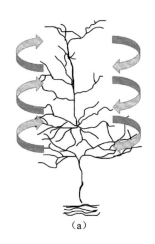
（a）

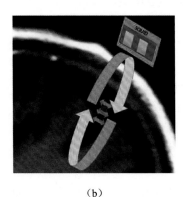
（b）

图 3-12　脑磁图

（a）树突内的神经元电流产生磁场；（b）MEG 磁通量收集装置超导量子干扰仪（SQUID）对大脑内磁场进行检测

　　MEG 测量磁通量也即对脑组织磁场电势的检测，因为磁场是由神经元内电荷移动产生的，所以磁场电势随大脑细胞活动而变化，因此，MEG 可以对大脑活动进行脑电生理的直接评估。MEG 用于颅脑损伤的诊断评估有两大优点：第一，由于 MEG 记录的磁场电势有精确的时空效应，因此，MEG 可以定位大脑异常信号源并记录在标准的 MRI 图像上，这是空间敏感性很低的 EEG 技术和时间敏感性极差的神经影像学技术所不能比拟的。第二，MEG 可以发现普通检测方法不能察觉到的异常，也即 MEG 对大脑异常信号灵敏性很高。有些严重脑损伤患者，CT 与 MRI 扫描结果提示"正常"，显然，缺乏阳性影像学表现并不等于没有脑病理学的改变，即使影像学上表现出异常，往往也不能全面反映脑损伤的严重程度。比如，车祸导致额颞叶挫伤的脑损伤患者，MRI 成像显示受伤后若干年后表现出病灶周围的脑萎缩，而单光子发射计算机断层成像术（single photon emission computed tomography，SPECT）成像表明颞叶的前部和侧面血流大量减少，然而，MEG 显示整个颞叶广泛的慢波异常。这意味着颅脑损伤对大脑的实际功能损害可能远远超过了局灶性损害的范围。第三，MEG 信号的高保真性，因为磁场从大脑传递到头皮的传感器基本不受硬脑膜、血液、头骨、皮肤等干扰。

（一）MEG 在轻型颅脑损伤中的应用

　　由于 MEG 具有很高的时空分辨率，所以被认为是颅脑损伤相关研究的潜在有用工具，特别是在轻型颅脑损伤研究方面更能发挥优势。因为常规的神经成像技术对检测颅脑损伤引起的大脑病理生理变化的敏感性有限，通常不用于评估轻型颅脑损伤治疗的疗效，此外，在大多数轻型颅脑损伤患者具有脑震荡后症状及认知和/或行为缺陷的情况下，常规神经成像技术均不能发现异常，而 MEG 可以发现由轴突损伤引起的异常神经元信号。MEG 观测的数据显示，正常神经元自发活动表现为高于 8Hz 的高频神经元磁信号，而受损伤的神经元组织（如颅脑损伤、脑肿瘤、卒中等）产生局灶性或多区域的低频神经元磁信号（如 delta 1～4 Hz 或 theta 5～7 Hz）。有研究证实 MEG 低频（慢波）源成像方法诊断轻型颅脑损伤的阳性率为 87%，而对于中型颅脑损伤组的阳性率为 100%，并且在正常对照组中没有假阳性诊断，所以 MEG 对异常大脑产生的慢 delta 波（1～4 Hz）的评估可能是诊断轻型颅脑损伤最敏感的指标。一项利用 MEG 的研究发现，无论是否患有与爆炸相关的轻型颅脑损伤，均出现低频信号，而产生异常慢波的皮质区域的大小与有症状颅脑损伤患者的脑震荡后症状评分显著相关。利用 MEG 评估了 84 例持续存在脑震荡症状的轻型颅脑损伤患者，结果发现，与正常对照组相比，颅脑损伤患者表现出更多的前额叶区域慢波异常，而前额叶皮质慢波异常，说明颅脑损伤患者的注意力低下和存在抑郁症状。但是，由于 MEG 对于慢波的检测和定位没有特异性，在其他神经系统疾病或精神疾病（如脑梗死、癫痫、脑肿瘤、阿尔茨海默病、精神分裂症和其他器质性脑疾病）中均可产生异常慢波。抗精神病药、镇静药和催眠药及睡眠不足都可能导致慢波的增加。因此，MEG 用于颅脑损伤的检测必须排除上述等无关因素的干扰，还有研究利用静息态 MEG 发现轻型颅脑损伤患者的默认网络被破坏。

（二）MEG 评估颅脑损伤后的认知功能

颅脑损伤后常常导致认知功能障碍，MEG 可以作为认知功能是否改善的指标。最近一项利用 MEG 研究患有认知功能缺陷的颅脑损伤患者，经过少量运动识别认知神经训练（如视觉运动辨别训练）后，不仅视觉能力得到提高，而且还有许多认知功能，包括集中注意力和转移注意力、处理速度、阅读和工作记忆均得到了明显改善。有一项研究方法为对 12 名患有轻型颅脑损伤（受伤后 6 个月）的儿童和 12 名正常对照儿童的静息态 MEG 源图像进行对比研究，其中这些患儿均有认知症状，结果发现，双侧岛叶皮质的 alpha、beta 和低频带及左侧杏仁核的 alpha 和左侧楔前叶的 beta 振荡过度活跃，这表明 MEG 源成像技术揭示了轻型颅脑损伤儿童的静息态电磁信号异常。还有研究者利用 MEG 研究有认知症状的轻型颅脑损伤成年患者，发现颅脑损伤患者的额颞区慢波（delta-theta）带增加，这些异常信号可能与颅脑损伤后的认知症状有关，MEG 表现出对颅脑损伤出现异常信号的敏感性，也说明 MEG 对颅脑损伤出现认知行为异常的敏感性，它为探索认知行为的变化机制提供了一条途径。MEG 能客观地检测颅脑损伤后的脑电波变化，这对颅脑损伤后认知后遗症的预测具有重要意义。

（三）MEG 与脑网络功能连接

MEG 可以作为颅脑损伤后的大脑功能连接改变的检测方法，基于 MEG 的功能连接模式可以作为大脑一般状态的生物标记物，从而为颅脑损伤患者提供更准确的诊断，进一步指导治疗，并可以评估颅脑损伤的治疗效果。在一项研究中，分析了 31 名轻型颅脑损伤患者和 55 名正常对照组的静息态 MEG 并记录大脑连通性的特征。结果表明，正常对照组显示出密集的网络，其中包括牢固的区域连接和有限数量的远程连接，而轻型颅脑损伤患者表现出较弱的区域连接和强大的远程连接的网络特征。研究也发现，与正常对照组相比，颅脑损伤患者的整体连接性功能降低。其他研究进一步表明，轻型颅脑损伤之后数年，静息态 MEG 下的大脑功能性连接仍有持续性下降。

MEG 的 Lempe-Ziv 复杂度（Lempel-Ziv complexity，LZC）被用来量化大脑网络功能连接的程度。LZC 是由 Lempel 和 Ziv 提出并用来评估不同符号串和它们在序列上的出现率相关的有限序列的随机性。LZC 分析是一种基于通用无损数据压缩算法的非线性分析，这个过程迭代地在原始信号中找到最优的振幅簇，该算法首先将 MEG 信号转换成有限的符号串，对重复序列进行扫描，重复序列在扫描过程中被识别和枚举。然后，将枚举的数据与源信号进行比较，以生成复杂性值，具有较少、较不成熟的神经元或者较简单、较不成熟的神经元回路的大脑（如发育性脑）的 LZC 较低。这都表明，大脑区域之间的连接丧失可能会降低系统功能。弥散张量成像（diffusion tensor imaging，DTI）发现轻型颅脑损伤患者大脑白质纤维中表现出轴突的损伤，这些发现表明轻型颅脑损伤导致皮质区域和白质神经束的神经网络受损，而 LZC 可以客观地描述这种神经网络损伤。利用 MEG 研究爆炸所致的颅脑损伤患者，结果表明，颅脑损伤组大脑多个区域的复杂度降低，这说明颅脑损伤导致了大脑网络功能连接受损，他们还发现颅脑损伤患者表现出区域空间分布广泛复杂度的降低，这可以解释爆炸冲击以分散的方式对颅脑造成损害。同时，LZC 和神经心理学两者在度量运动协调和速度、视觉感知和推理能力方面表现出显著的相关性。

MEG 在颅脑损伤评估中也有诸多局限性。首先，由于大脑产生的磁场非常微弱，因此，需要使用高度屏蔽的房间来排除外部无关的磁场干扰，通常采用超导量子干扰仪（superconducting quantum interference devices，SQUID）的极灵敏磁力计来记录大脑所产生的磁场。该设备购买和维护都很昂贵，而且还需要相关技术人员的操作。其次，尽管 MEG 的时间分辨率很高，但是记录到的信号容易受到无关因素的干扰（如外部刺激、运动、精神活动等），这使得 MEG 技术难以普及，目前还不能作为颅脑损伤的常规临床诊断工具。即使 MEG 发展成为颅脑损伤诊断技术，但是执行、分析和解释 MEG 记录所需的费用、技术要求和技术专业性也很可能会限制其在颅脑损伤诊断中的应用。总的来说，MEG 作为一种颅脑损伤的评估工具，与其他评估技术一起可以使医生对颅脑损伤有更全面的认识和了解，鉴于 MEG 对颅脑损伤诊断、评估的实用性和有效性，未来发展仍前景广阔。

第四节 颅脑损伤后的神经心理学评估技术

创伤性颅脑损伤患者的诸多认知功能评估方法中，神经心理学评估技术有着悠久的研究历史并占据着重要的科研地位，与前述的神经功能影像诊断技术和神经电生理技术相比，神经心理学评估技术有其自身的优势与特色，其不需要 fMRI、神经电生理记录仪等复杂精密的测试仪器，亦无须昂贵的实验耗材，其借助于针对性的神经心理学测评量表可对患者的注意、记忆、语言、视觉控制与执行功能等认知能力进行有效评估，且测评结果可量化成测试分数进行统计学分析与研究。此外，针对颅脑损伤患者的 fMRI 与 ERP 等研究亦多需结合心理学测评所得的行为学数据加以解释和支撑，故神经心理学评估技术在颅脑损伤后认知功能障碍的研究中不可或缺。

认知功能的神经心理学评估研究强调对被试者进行标准化的功能测评，标准化是研究者必须严肃强调的事情，神经心理学评估工作亦是严谨的科学实验研究，要求我们要像在洁净层流实验室里做分子生物学实验那样严谨对待，首先强调测试指导者（主试）及测评工具的标准化，神经心理学评估工作一般要求测试指导者为经过培训的、有资格的心理学专业或神经科的专家，且实际评估中应由与实验结果无利益关系的、对测评被试等情况盲知的两名主试者测评以防结果偏倚。其次要强调测试环境的标准化，虽然部分神经心理学评估技术测评前准备工作较简单，但也不应在干扰因素较多的嘈杂病房或走廊等环境下进行，测试环境要求安静舒适、宽敞明亮，空气较为清新，通风良好（保证氧气充足），避免空间狭小、幽闭。最后还要强调被试者及其状态的标准化，对被试者要执行严格的纳入与排除标准，且应避免由于被试者睡眠不足、疲劳状态、口渴饥饿及紧张状态下进行测评，否则会严重影响注意、记忆及执行等认知功能的真实测评结果。例如，笔者既往曾参与对一名轻型颅脑损伤患者进行认知功能量表测评，其于测试的后半程明显表现为不假思索且随意的快速选择状态，当测试结束后笔者按常规护送其返回病房，但其出门后竟直跑向卫生间……（因憋尿不适而导致测评结果无效），可见被试者保持舒适自然状态对于神经心理学测评工作的重要性。

神经心理学评估技术虽得到了全世界学术界的广泛认可，但无可否认其亦存在一些缺陷，其中最重要的是神经心理学测评结果均无法排除被试者主观因素存在的可能，尤其对于部分被人殴打致伤及交通事故伤的颅脑损伤患者，其为索取赔偿有可能存在伪装认知功能损害行为，故对相关患者进行神经心理学测评时有必要同时结合 fMRI 结果和增加记忆伪装测验（TOMM）等测评工具以评估其主观努力程度及是否存在认知伪装。此外，被试者的年龄、性别、受教育程度、文化背景、经济社会因素及不同的健康状态等因素均可对神经心理学评估结果产生显著影响，尤其是受教育程度因素值得研究者特别重视，多数认知评估量表存在一个共同缺点，即文盲和受教育程度极低的中老年被试者难以有效完成量表中的部分测试项目，如蒙特利尔认知评估量表（MoCA）中的复制立方体与画钟试验，洛文斯顿作业疗法认知评定量表（LOTCA）中的插孔图形、几何图形排序推理等反映视觉空间能力与执行功能的认知测试模块，这些对于缺乏任何文字书写经验的文盲和极低学历的中高龄被试者均甚难完成，且部分测试项目的指导说明亦不容易为较低受教育水平的老年被试者所充分理解，从而难以有效完成全部测试项目，故在神经心理学评估研究中依据受教育水平对被试者进行适当的测试分数校正显得尤为必要。相信随着我国全民受教育水平的提高与文盲比例的快速降低，受教育程度这一因素于研究中所产生的影响将逐步降低，其最终将不会成为神经心理学评估研究中的障碍。

神经心理学评估技术的计算机版本越来越受欢迎，其测评精准、高效，所得行为学测量数据便于计算与统计分析，同时也减小了多中心研究的偏倚，已成为神经心理学测评研究的发展趋势。但笔者需要指出，当测评研究针对相对高龄患者时，计算机版本和纸质版本的差异应予充分考虑，因高龄患者的计算机应用能力普遍较差，大多无法有效适应电脑化的测试过程。针对创伤性颅脑损伤患者认知功能的评估研究中，神经心理学评估虽是重要的组成部分，但在条件允许的情况下尽量不将单一评估量表作为全部测评方法，研究中我们提倡应用多量表结合功能神经影像和（或）神经电生理技术对患者进行多维评估。

本节就经典且常用的认知功能筛查量表和测评具体认知功能的神经心理学评估方法予以介绍和评述。另基于对部分神经心理学测评量表知识产权保护的原因，量表中具体测试细节及表格图形在此不予展开。

一、认知功能障碍筛查量表及综合评估量表

（一）简易精神状态检查量表

简易精神状态检查量表（mini-mental state examination，MMSE）于 1975 年由 Marshal F. Folstein 等作为一篇论文的附录，于 *Journal of Psychiatric Research* 上发表公布，亦称 Folstein 测试。该量表最突出的特点是简单易行，目前于全世界范围内应用甚为广泛，被国内外众多医疗及相关机构共识为认知功能障碍筛查的首选评估方法。MMSE 共包含：时间和地点定向力，即刻记忆，注意力及计算力，延迟记忆，语言能力和视空间。量表（表 3-1）共设定 30 项题目，每项题目回答正确即得 1 分，若回答错误或答不知道则均得 0 分，测试后量表得分范围为 0～30 分。MMSE 测试分数与受教育水平呈密切相关，依据文化水平区别正常标准一般为：文盲＞17 分，小学＞20 分，初中及以上＞24 分。如测试成绩少于以上分值则视为存在认知功能障碍对于初中及以上文化程度被试者来讲，正常分数为≥27 分；21～26 分为轻度认知功能障碍，10～20 分为中度认知功能障碍，0～9 分为重度认知功能障碍。

表 3-1　简易精神状态检查量表（MMSE）

项　目		积　分	
时间和地点定向力（10 分）	1. 今年是哪一年？	1	0
	现在是什么季节？	1	0
	现在是几月份？	1	0
	今天是几号？	1	0
	今天是星期几？	1	0
	2. 你住在哪个省？	1	0
	你住在哪个县（区）？	1	0
	你住在哪个乡（街道）？	1	0
	我们现在在哪家医院？	1	0
	我们现在在第几层楼？	1	0

续表

项　目		积　分					
即刻 记忆 （3分）	3. 告诉你 3 种东西，我说完后，请你重复一遍 并记住，待会还会问你（各 1 分，共 3 分）			3	2	1	0
注意力和计算力 （5分）	4.100－7＝? 连续减 5 次（93、86、79、72、 65，各 1 分，共 5 分。若错了，但下一个答案 正确，只记一次错误）	5	4	3	2	1	0
延迟记性 （3分）	5. 现在请你说出我刚才告诉你让你记住的那些 东西？			3	2	1	0
语言能力 和视空间 （9分）	6. 命名能力 　出示手表，问这个是什么东西？ 　出示钢笔，问这个是什么东西？					1 1	0 0
	7. 复述能力 　我现在说一句话，请清楚地重复一遍（四十 四只石狮子）!					1	0
	8. 阅读能力 　（闭上你的眼睛）请你念一遍这句话，并按 上面意思去做!					1	0
	9. 三步命令 我给您一张纸，请您按我说的去做，现在开始: 用右手拿着这张纸，用两只手将它对折起来，放 在您的左腿上（每个动作 1 分，共 3 分）			3	2	1	0
	10. 写书能力 　要求受试者自己写一句完整的句子					1	0
	11. 结构能力 （出示图案）请您照上面的图案画下来!					1	0
总分				30			

MMSE 能够给被试者提供一个较好的认知功能状态的概述，其最大特点是对未经过规范化的神经心理学评估培训的临床医生或相关专业人士而言，非常容易掌握且快速地实施（大多数情况下可在 10～15 min 内对被试者进行量表的评定）。MMSE 应用广泛的同时亦受到较多质疑，简易既为其优点也为其缺点，受教育程度和年龄因素对 MMSE 存在显著影响。此外，其不适合对轻度认知功能障碍（mild cognitive impairment，

MCI）和某些特定的疾病状态进行认知功能的评估，较多研究资料表明 MMSE 量表对认知功能障碍评定的敏感性和特异性均较低，故较适合作为轻度以上认知功能障碍的一种简易筛查工具，是阿尔茨海默病最常用的临床筛查量表之一。MMSE 可对创伤性颅脑损伤后的认知功能障碍进行简要筛查，但对创伤后认知功能障碍的评估缺乏足够的特异性。

（二）蒙特利尔认知评估量表

蒙特利尔认知评估量表（montreal cognitive assessment，MoCA）是一种简单、灵敏且独立的认知功能障碍筛查工具，是被全球相关领域医务工作者广泛使用的评估量表。MoCA 创立于 1996 年，其是由 Ziad Nasreddine 等根据自身临床经验并参考简易精神状态检查量表（MMSE）等认知评测项目于加拿大魁北克蒙特利尔制定。MoCA 最初在评估轻度认知功能障碍中显示出颇为出色的效力，其一度成为国际上用于快速筛查轻度认知功能损害的主要评定工具，而后则被广泛应用于各种其他临床环境中，目前已成为一个临床最常用的对认知功能异常进行快速筛查的评定工具。

MoCA 共囊括了如下多个重要认知功能领域的检查项目：视空间功能与执行功能、命名、记忆力、注意与集中、计算、语言、抽象能力和定向力等。量表总得分范围为 0～30 分，≥26 分被视为正常范围，其敏感性较高，覆盖了数个较重要的认知领域，量表设计简单易懂，便于操作，测试时间较短（总测试耗时约 10 min），测试效果灵敏可靠，得到临床各相关学科的广泛认可。但 MoCA 也受教育程度、文化背景、检查者使用 MoCA 的经验和认知评测的相关知识、筛查评定所处环境及被试者的情绪与精神状态等因素的影响，不同的状态与背景均会对量表评定的结果产生偏倚。

Nasreddine 等学者于 2005 年的一项关于 MoCA 的实验研究验证表明，与之前临床医生所熟知的 MMSE 相比，MoCA 为一种更有前途的可有效检测轻度认知功能障碍和早期阿尔茨海默病的筛查评定工具。另根据相关验证研究表明，MoCA 临床检测轻度认知功能障碍的灵敏度和特异性普遍优于 MMSE，且 MoCA 尤其更加注重在视空间与执行功能和注意等方面的认知功能检测；而且美国国立卫生研究院（National Institutes of Health）和加拿大脑卒中网络（Canadian Stroke Network）均推荐 MoCA 用于检测血管性认知障碍，故其值得临床进一步推广应用。

在创伤性颅脑损伤后认知功能障碍的评估方面，MoCA 虽不是较特异的颅脑损伤后认知功能测评工具，但以 MoCA 对颅脑损伤患者进行认知功能评定的研究亦屡见不鲜，其可作为一种快速且简单易行的颅脑损伤后认知功能障碍的检测方法。以 MoCA 对 TBI 后认知功能测评研究显示，视空间与执行功能、记忆力和注意力障碍是 TBI 患者最常见的认知功能损害，也是区分轻型颅脑损伤和中型颅脑损伤的主要认知领域，而颅脑损伤后格拉斯哥评分（GCS）和颅脑损伤患者的接受教育程度与 MoCA 评分呈显著正相关，且 MoCA 评估结果可为 TBI 后患者进行有针对性的认知功能康复治疗提供重要参考。以 MoCA 对轻型颅脑损伤患者的研究表明，其可用于受伤早期对病患的认知功能损害进行有效测评，并证明相对年轻、高学历和较高 GCS 评分的颅脑损伤患者 MoCA 测评结果表现更佳。基于 MoCA 针对运动员的认知功能检测研究表明，

MoCA 量表可对运动员的运动相关脑震荡（SRC）的认知功能做出有效检测，但同时研究亦强调 MoCA 并不能完全取代对运动员认知功能的完整的神经心理学评估。需要特别指出的是 MoCA 中所含的全部测试项目均是不计时的，但众所周知，信息的加工速度和反应速度是认知领域中的执行功能甚为敏感的重要指标，故以该量表对被试患者进行认知功能评定过程中总耗时的延长往往被研究者所忽略。

（三）洛文斯顿作业疗法认知评定量表

洛义斯顿作业疗法认知评定量表（the loewenstein occupational therapy cognitive assessment，LOTCA）是以色列希伯来大学和洛文斯顿康复医院联合研制的关于颅脑损伤后认知功能障碍的一套评定工具，量表于 1989 年制定发布，LOTCA 是目前作业疗法中较系统的方法，与其他简易筛查方法相比，具有信度效度高、项目设计严谨、效果显著等优点。

LOTCA 作为一套标准化的神经心理学评估工具，量表设计的初衷是作业治疗师用于判断创伤性颅脑损伤患者的认知功能状况能否胜任作业任务，之后便因其具有认知域广、可靠性强等优点逐渐得到越来越多的临床医生认可，可用于创伤性颅脑损伤、脑血管疾病、颅内肿瘤及阿尔茨海默病等疾病的认知功能障碍测评，目前临床上 LOTCA 在神经内、外科和康复医学科、老年医学科等相关科室被广泛使用。

LOTCA 是以临床实践、神经心理、脑可塑性等理论为基础，以一些基本的认知技能（如解决日常活动中常遇到的问题）为重点的一套标准化测评量表。LOTCA 评分项目包括定向力、视知觉、空间知觉、动作运用、视运动组织、思维操作、注意力和专注力等，其中每个评定项目又分为多个子项目：如视知觉又分为物体识别能力、形状识别能力、图形重叠识别能力、物体一致性识别能力，视运动组织能力涵盖复绘几何图形、复绘二维图形、插孔拼图、彩色方块拼图、无色方块拼图、碎图复原和画钟试验等子项目。LOTCA 设计严谨，临床使用广泛且评估作用肯定。需要特别指出的是，由于其对语言表达要求相对较低，故 LOTCA 可用于伴发失语症的患者进行认知功能测评；但 LOTCA 在实际操作过程中与其他量表相比则稍显复杂，评估相对更为耗时，同时亦易受到患者评定期间整体状态的影响。

在创伤性颅脑损伤患者认知功能障碍的评估方面，可以说 LOTCA 是为评估创伤性颅脑损伤而生的，该量表更加重视与临床治疗的密切结合，能预测颅脑损伤的进展和预后，其可综合评价颅脑损伤患者治疗后的认知功能状态，对评估颅脑损伤患者伤后的认知功能状态能否胜任工作任务具有重要作用，故相对较全面的认知功能评估是 LOTCA 的重要优势，且研究表明其对不同文化背景的被试者进行认知评估时仍具有较好的结构效度和内部一致性信度。既往研究中针对创伤性颅脑损伤患者与脑血管疾病患者、健康对照组的相应结果表明，LOTCA 在不同的测试检验中，评分者之间的信度系数为 0.82～0.97，在感知、视运动组织和思维操作领域的内部一致性系数为 0.85 及以上，且统计学检验分析在患者组和对照组之间的显著性水平达到 0.000 1，充分说明了 LOTCA 的有效性。LOTCA 亦可以作为动态跟踪评价颅脑损伤患者认知功能状态进展及进行认知纵向研究的有效评估措施，需要指出的是，以 LOCTA 对患者进行动态的认知评估过程中，患者可通过对量表的记忆与熟知而达到评估得分逐步提高的现象，其实这也是研究者利用同一认知评定量表对相同被试者进行多次评估所遇到的共同问题，但依笔者所思，LOTCA 所包含的认知测试评定内容相对较为繁多，加上整体评估时间相对于其他量表更长，故被试患者对量表中诸多具体内容记忆和熟知的过程要更加困难，与此同时，被试患者对 LOTCA 进行重复多次"学习"的过程亦被视为认知功能康复与进步的过程，换言之，其是对患者认知有利的过程。LOTCA 实际评估耗时明显长于其他上述神经心理学评估工具（LOTCA 整体评估时间约达 30 min 以上），而相对较长的评估时间加之其实际操作过程略显烦琐，近年来 LOCTA 在创伤性颅脑损伤治疗后认知功能障碍的评估中应用逐渐减少，而有趣的是该量表在其他领域，诸如脑血管疾病、精神疾病甚至成瘾性疾病的认知功能评估方面的研究存在逐渐增多趋势。

（四）韦克斯勒成人智力测试量表

韦克斯勒成人智力测试量表（wechsler adult intelligence scale，WAIS，简称韦氏量表），顾名思义，是用于对成人进行智力或智商测试的一套评估量表，虽然其最初编撰目的仅仅是测试智力，但鉴于其在认知功能的神经心理学评估中的巨大影响，韦克斯勒成人智力测试量表（以下简称韦氏量表）及其中的部分子成分亦被借鉴、改良或独立应用于各种成套认知功能测评工具之中。

韦氏量表是由美国医学心理学家大卫·韦克斯勒（David Wechsler）主持编制的系列智力测验量表，最早于 1939 年其编写了韦克斯勒-贝尔韦智力量表（Wechsler-Bellevue Intelligence Scale，W-BⅠ），1942 年发布了 W-BⅡ，经实践总结后在 1955 年正式发表了 WAIS，后几经修订、改进又陆续发表了韦氏量表Ⅰ～Ⅳ版本（Ⅳ版于 2008 年发布），目前韦氏量表是世界上应用最广泛的智力测验量表，也是相对较权威的智力测评工具，为世界各国相关领域研究者所熟知。量表内容较丰富全面，其中包括知识、领悟、算术、相似性、数字广度、词汇、数字符号、图画填充、木块图、图片排列、物体拼凑等数个分测验。

韦氏量表虽名为智力测试量表，但其在创伤性颅脑损伤后认知功能障碍的评估方面应用甚为广泛，因认知和智力均非孤立的存在，究其联系与区别可粗略理解为认知是人的心理过程或活动，而智力为对事物认知过程及处理过程中所展现出来的能力。研究表明智力对于解释颅脑损伤后的认知功能表现至关重要，从颅脑损伤的亚急性期到病情相对稳定的住院治疗阶段，乃至出院前评估、院外门诊随访及康复治疗阶段，皆可见到基于韦氏量表的认知相关研究。Langeluddecke 等学者研究发现 WAIS-Ⅲ 的智商（IQ）得分不仅可用来评估颅脑损伤患者的智力差异，其在评估颅脑损伤后认知功能后遗症中亦存在显著作用；更有学者基于韦氏量表Ⅳ（WAIS-Ⅳ）作为独立的认知功能评估测试工具来研究认知储备对颅脑损伤后认知测试成绩的影响，以及基于 WAIS-Ⅳ 测评患者的认知能力指数（CPI）于康复门诊进行认知相关研究，说明以韦氏量表评估认知能力已被接受和采纳。Kodama 等基于 WAIS-Ⅲ 对创伤性颅脑损伤的相关研究表明，事件相关电位（ERP）中 P300 成分的振幅和潜伏期与 WAIS-Ⅲ 的测试得分呈显著正相关，而 ERP 的 P300 成分则是反应颅脑损伤患者认知功能的最重要指标之一，其研究较客观地证明为韦氏量表对创伤性颅脑损伤后认知功能的测评功效。新近学者应用 WAIS-Ⅳ 中的子测试项目及嵌入相关指标，针对创伤性颅脑损伤患者的相关研究显示，韦氏量表可成为有效的多元评估模型以测评颅脑损伤后患者的执行效力。

二、注意功能的神经心理学评估

注意是认知过程中重要的组成部分，其是人的心理活动对一定对象的指向和集中。笔者认为认识注意这一概念要注重其并不是孤立存在的，注意必然伴随着对事物的感知、理解、记忆、思维等心理过程。指向性和集中性是注意的两个基本特征，指向性是心理活动有选择地反映一定现象而离开其他对象，表现为对出现在同一时间的多个刺激的选择；集中性是指心理活动停留在被选择对象上的强度，表现为对干扰刺激的抑制。注意力就是把人的感知、记忆、思维等心理活动指向和集中于一定事物的能力。人脑对信息进行感知、整合、加工等处理的能力并非无限，高效的信息处理必然会对众多信息进行有目的的快速筛选，即择有用而舍无用，有选择地加工处理某些信息而忽视其他信息，故注意可理解为筛选出有用信息入住大脑的通道。既往对注意的神经心理学评估研究甚多，其中部分评估测试工具与方法已成为经典，有的评测方法被学者依实际情形和背景加以变换和改良，并被多种成套神经心理学测评量表所纳入，本节仅提及较为经典的数字广度测试（digit span test，DST）、数字符号转换测试（digit symbol substitution test，DSST）、符号数字模式测试（symbol digit modalities test，SDMT）和划消测试（cancellation tests）等神经心理学评估方法。

（一）数字广度测试

数字广度测试是 WAIS 中的一个重要组成部分，其包含于韦氏量表的全部版本之中，可对被试者的注意功能进行有效评估。同时需要指出的是 DST 不但能够作为注意力测试工具，同时也是记忆能力的重要评估手段，现存多个版本的认知测试工具均将 DST 作为评估工作记忆能力的重要方法。

DST 是在试验指导者以每 1 s 说出 1 个数字的速度匀速说出一定数量的数字（必须为随机数字，可为量表指定数字或由 SPSS 等软件生成），被试者认真聆听，当试验指导者说完之后，被试者即按顺背或倒背的要求背诵出相应的数字，以检测被试者按照正确顺序背诵数字的能力。DST 包括顺背和倒背两部分，顺背最多由 12 位数字组成，倒背最多由 10 位数字组成，每一部分均按由易到难的顺序排列，背诵无误得 1 分。任何一项一试正确，便继续进行下一项，如果有错误便进行同项的二试，两试均失败则停止该部分测验。

DST 测试中应注意对被试者具体情况进行灵活处理，顺背较易，一般从 5 位数字开始，而倒背较难，一般从 3 个数字开始；试验指导者诵读数字时务必做到匀速，不得将较长位数的数字分组念出，因非匀速会引导被试者形成组块方式的策略记忆，使记忆变得更加容易。

在创伤性颅脑损伤后注意功能障碍的评估方面，DST 临床应用较为广泛，以 DST 为测试工具评估颅脑损伤患者的注意功能简便易行，无需特殊复杂的试验前准备，测试耗时甚少，评估结果简单明了，故 DST 不仅应用于创伤性颅脑损伤的科研实验研究，亦被广泛应用于神经内科、神经康复科等科室的临床研究，且可用于临床日常查房时评测颅脑损伤患者的注意功能。针对颅脑损伤的研究中，DST 的单独应用甚少，学者多以 DST 结合其他多种测量评估工具对颅脑损伤患者进行注意功能的评估研究。近年的相关研究中，利用 DST 电脑化操作的测评方式逐渐取代了传统的测试指导者预读的做法，使实验更加标准化，有很多学者将 DST 实验加以变换，以计算机视觉呈现的方式对颅脑损伤被试者进行注意与记忆功能测试，同时记录事件相关电位变化，即将 DST 改造成事件相关电位的一个实验研究范式，以此方式对注意功能的神经电生理变化进行科研探索。DST 的操作简易性和评估简易性使其得到临床普遍应用，但其亦存在较明显的局限性，DST 受文化程度的影响较大，同时对注意功能障碍的评估敏感性和特异性不强。

（二）数字符号转换测试

数字符号转换测试亦可称为成数字符号替换测试、数字符号转换测验等。DSST 包含于韦氏量表 WAIS-R、WAIS-Ⅲ、WAIS-Ⅳ 等系列智力测试量表之中，是一种对创伤性颅脑损伤、脑血管疾病、阿尔茨海默病、抑郁症、衰老和各种内科疾病（如肝病）等较敏感的神经心理学评估量表，其在测试认知损伤的注意功能障碍方面效果较好，得到了广泛的普及和临床应用。

DSST 的主要内容为 9 个由数字和符号组成的配对，如 1 配对"┌"、2 配对"┤"、3 配对"＜"等，测试栏中包含数十个 1～9 的数字组成的列表，在每个数字的下面或后面均留有空格，要求被试者以尽可能快的速度将数字所对应的符号写入空格中，在测试指导者所允许的时间之内（一般以 90 s 或 120 s 为记录单元）测量被试者所填入的正确的符号数量。

在研究颅脑损伤患者注意功能障碍的评估方面，DSST 可用来评测患者的注意分割、视觉扫描、查找与追踪，其也在一定程度上反映了被试者对信息处理的速度和运动反应速度，其评估前准备较为简易，对被试患者的注意功能评估过程亦较简洁，评估效果显著。基于 DSST 的颅脑损伤研究多用于评估脑震荡等轻型创伤性颅脑损伤。与 DST 类似，以单独 DSST 对颅脑损伤患者进行注意功能的神经心理学研究较少，多结合其他测评工具进行研究。Makdissi 等学者基于 DSST 的计算机化版本对运动相关颅脑损伤的研究表明，DSST 计算机版本显示出比传统测评实验过程更加高效、精准且更有利于统计分析等诸多优势。且 DSST 的相关研究不仅仅局限于注意功能领域，有学者应用基于 DSST 的极限测试范式（testing-the-limits paradigm）来评估被试者年龄依赖的认知储备状况，在儿童的认知功能锻炼后评估方面也取得了较好效果。被试者年龄和受教育程度对 DSST 亦存在显著影响，其中受教育程度影响尤甚；除导致患者部分视野缺损的颅脑损伤外，DSST 对颅脑损伤的损伤部位定位不敏感。

（三）符号数字模式测试

符号数字模式测试和数字符号转换测试的测试名称、内容、用途及功能、效果均甚为相似，以至于对神经心理学评估领域不太了解的初次接触者经常混淆两种量表，SDMT 最早由 Aaron Smith 于 1973 年发布，分为文字版和口语版，其内容设计与DSST 正相反，量表由 9 个符号和数字组成配对，如"＞"配对 1、"⊥"配对 2 等，测试栏中为符号所组成的列表，在每个符号的下面或后面留有空格，要求被试者以尽可能快的速度将符号所对应的数字写入空格，在要求的时间范围内测量被试者所填入的正确的数字数量。

　　虽然 SDMT 与 DSST 相似性如此之高，但 SDMT 的测试难度对大多数被试者来讲要普遍低于 DSST，因为 DSST 要求被试者经过观察后书写的是数字所对应的各种陌生的符号，而 SDMT 要求书写的对象是普通大众极为熟悉的阿拉伯数字；可是如果更换角度，不考虑书写难易程度的因素，对认知功能的注意力来讲，SDMT 可能要难于DSST，这是由于被试者对各种由几何图形构成的陌生符号的注意与记忆，要明显难于熟知的阿拉伯数字，即导致视觉扫描注意符号，进而定位其对应数字的时间要慢于扫描注意数字后对应符号的速度。在研究颅脑损伤患者注意功能障碍的评估方面，SDMT 的应用范围及效果与 DSST 大致相当，但从近年检索出的相关研究的文献来看，SDMT 的实际研究应用数量可能要少于 DSST。SDMT 的一大重要优势是其拥有文字与口语两个版本，这对部分存在书写障碍或语言障碍的颅脑损伤患者较为有益。研究表明 SDMT 对运动相关性脑震荡的认知功能影响敏感性相对较高，其可用于运动员赛季前认知功能的基线测量，也可在脑震荡运动员经过治疗、康复后，以 SDMT 作为一项重要标准进行认知功能评估来决定运动员能否重返训练场及赛场。近年来基于平板电脑版本的 SDMT 研究表明其可对患者测试过程中的信息加工速度进行更为稳定可靠的评估，且基于 SDMT 测评的功能磁共振研究亦取得了一定进展，研究中对 SDMT 过程中不同脑区及注意网络的激活进行了初步探索，笔者认为类似的研究更加贴近实际应用，有利于未来能够实施针对性的策略对患者进行临床评估与干预。

（四）划消测试

　　划消测试为一种较为古老的传统注意功能测试方法，究其应用时间已超过 100 年，依划消测试所应用的基本元素（如英文字母、阿拉伯数字、简单的符号或几何图形等）不同可分为多种测试方式，最常用的为数字划消测试（digit cancellation test）（以阿拉伯数字为元素）和字母划消测试（letter cancellation test）（以 26 个英文字母为元素）。可能基于具体文化背景的差异，国外以字母划消测试应用相对稍多，而国内则数字划消测试研究应用较广。

　　划消测试（表 3-2）的基本内容是将字母、数字或符号等随机排列成表格状，要求被测试者将其中的某些字母或数字划掉，以评估被试者按要求快速识别目标，而忽略类似的非目标干扰项的能力。以字母划消测试为例简述，实验指导者要求被试者将表格指定区域中的字母 B 划掉，可通过控制字表的长度、提出要求的复杂程度来改变测验的难易，如要求被试者将 E 前面的字母划掉，将 C 前面的 B 划掉，把 H 与 X 之间的字母 G 划掉等来依次进阶增加测试难度。实验测试限定方式可分为两种：测试时间限定和测试工作量限定，以测试时间限定应用相对较多，其将规定时间内正确划掉多少字母及漏划、错划多少字母作为测试指标，来测评被试者的注意情况。

表 3-2　划消测试

请尽快划出此页中的数字（　　）																耗时：			
请尽快划出此页中数字（　　）前面的数字																耗时：			
请尽快划出此页中（　　）与（　　）之间的数字																耗时：			
请尽快划出并计算此页中数字（　　）共有（　　）个																耗时：			
5	8	2	9	4	7	3	5	9	0	1	7	4	9	2	6	4	9	1	3
2	0	7	8	3	2	9	8	3	7	4	7	6	7	9	3	6	2	5	1
3	8	5	9	1	4	7	2	3	9	0	8	5	2	1	7	9	3	6	4
6	7	2	8	0	1	3	0	6	9	1	0	4	3	8	2	1	7	5	9
2	5	9	2	0	1	8	4	7	1	0	6	2	8	5	0	4	7	5	3
0	4	8	5	6	1	2	9	4	0	5	7	1	3	9	4	2	7	1	0
3	9	4	0	4	7	1	6	3	8	4	9	1	0	4	8	2	8	4	7
7	5	8	1	0	3	4	1	9	7	0	3	5	2	7	6	1	0	3	4
9	6	2	0	4	1	4	9	2	3	8	4	0	1	7	3	8	8	9	
4	7	2	4	6	0	9	1	5	8	0	4	1	5	7	0	2	0	2	
5	9	1	4	0	8	4	7	8	3	5	9	2	6	5	0	2	3	7	5
8	4	6	2	3	7	0	1	7	8	3	6	1	9	5	7	4	3	2	4
1	8	5	9	4	0	2	6	2	9	7	9	4	6	1	0	7	4	2	7
7	4	7	5	1	9	4	0	5	7	2	3	4	8	5	3	6	3	3	
2	7	0	5	2	6	4	1	8	2	3	8	2	0	3	7	1	3	8	9
0	5	8	6	5	1	8	4	7	3	0	4	7	2	6	1	5	8		
7	5	7	2	0	3	1	4	9	6	8	0	5	7	3	1	8	0	7	4
4	8	6	2	8	5	1	4	9	6	8	0	5	7	3	1	8	0	7	4
6	9	4	3	1	8	4	7	2	3	0	5	3	2	6	7	9	4	2	7
8	5	7	2	6	3	9	5	0	3	3	1	7	9	4	0	3	7	2	

划消测试可有效测试被试者注意的指向性、集中性，以及注意的选择性和转移能力等。此外，在划消测试过程中被试者要高度集中注意力，迅速与精确地在众多类似元素中搜索、辨别出所要求的特定字母或数字，其可比较不同被试者辨别事物的准确性、知觉加工的处理速度、查验校对的工作效率、多目标的视觉搜索组织能力及执行功能等。基于包括划消测试等多个认知评估量表对颅脑损伤患者的研究表明，以多量表评估运动相关轻型颅脑损伤的认知功能可更好地测评被试者间的变异性，效果明显好于单量表测试。除外测试注意功能等认知能力，近年亦有学者应用划消测试来对颅

脑损伤患者进行单侧空间忽视相关研究及创伤后认知功能康复锻炼研究。划消测试的最大优点为对注意功能的评估特异性相对较高，实验准备简单（纸笔和计时器），测试中的对象元素（数字、字母等）对绝大多数被试者而言存在大致相等的熟知程度，故其对受教育程度、职业类别等因素的影响相对较小。划消测试用于创伤性颅脑损伤患者注意功能的测试时，要求被试者具有书写（或执笔）能力，故对部分存在手部活动障碍的颅脑损伤患者造成测试阻碍。

三、记忆功能的神经心理学评估

记忆（memory）是大脑对既往经历过事物的识记、保持和再现的复杂心理过程，信息加工理论则将记忆过程定义为人脑对输入信息的编码、储存、提取的过程。记忆是最基本的心理过程之一，是人脑进行学习、思考、想象等重要心理活动的基石，亦与其他的心理过程紧密联系。当然，记忆也是人们日常行为、工作、生活乃至进化的基础能力。记忆过程一般分为 3 个基本环节：识记（编码）为记忆过程的首个步骤，为对目标事物的识别，使其在大脑中产生记忆痕迹，留下一些初步印象的过程；保持（储存）是初步印象从最初朦胧不稳定状态渐渐转成长期牢固状态并加以储存的过程，是对识记对象进行强化的过程；再现（提取）是将储存于大脑的相关信息回忆取出的过程。记忆的干预因素甚多，创伤性颅脑损伤所导致的记忆功能的损害前面章节已予介绍，此节便不予赘述。对记忆相关的神经心理学评估研究由来已久且日益深入，并取得了许多重要成果。目前颅脑损伤的神经心理学评估对 3 个维度（依据间隔的时间记忆可分为即瞬时记忆或感觉记忆、短时记忆、长时记忆或延迟记忆）记忆功能的评测均已覆盖，研究记忆测评的神经心理学量表及版本较多，本节仅对几个使用较广的韦氏记忆量表（wechsler memory scale，WMS）、瑞氏听觉性言语学习测验（rey auditory verbal learning test，RAVLT）、加利福尼亚词语学习测试（california verbal learning test，CVLT）等予以评述。

（一）韦氏记忆量表

韦氏记忆量表：最早为 Wechsler 博士于 1945 年所编制发布，其为有效评定记忆功能的一种成套测试量表，可对各种疾病所导致的疑似存在记忆功能障碍的被试者进行有效的记忆测评，该量表在国际上被广泛接受，为临床上神经内外科及康复医学科医生评定记忆功能的经典量表。WMS 历经反复实践修订，截至 2008 年已经发展至第四版本（WMS-Ⅳ），且目前国内业已出现 WMS-Ⅳ 所对应的中文版。

WMS 测试的主要内容包括经历、定向、数字顺序、再认、图片回忆、视觉再生、联想学习、触觉记忆、逻辑记忆、背诵数目等项目，出于知识产权保护的原因 WMS 量表具体内容及操作不予详述。WMS 是少数可对记忆的 3 个维度（即瞬时记忆、短时记忆、长时记忆）进行全覆盖测试的认知心理学评估量表，并可基于记忆评估的原始分数依据特定计算公式求出被试者的记忆商数（memory quotient，MQ），以便对测试得分进行统计学分析及被试者间的比较。

在创伤性颅脑损伤患者记忆功能障碍的测评方面，WMS 作为评估记忆功能的经典量表，以 WMS 为评估工具进行的临床研究颇为广泛，其对颅脑损伤患者的记忆功能评估效果显著，亦大量应用于脑血管病、阿尔茨海默病、精神分裂症及多种内科疾病的记忆功能测评与研究。针对颅脑损伤的研究中，WMS 可单独应用，也可结合其他多种评估工具，亦可见于仅以 WMS 中部分测试项目以对患者进行记忆功能的评估研究。West 等基于 WMS-Ⅲ 的研究表明颅脑损伤患者记忆功能明显受损，且中、重型颅脑损伤的视觉相关记忆测试指标显著降低，并发现颅脑损伤患者的努力程度效应对记忆评分影响显著。Carlozzi 等学者以 WMS 对创伤性颅脑损伤患者的研究提示，颅脑损伤组患者记忆功能评分显著低于对照组，且重型颅脑损伤的认知功能损害明显重于轻、中型损伤患者，WMS 对轻、中型颅脑损伤组测试指标和子测试项目的效应值为中等，而重型颅脑损伤组则得到中到大的 WMS 效应值，表明 WMS 对创伤性颅脑损伤的记忆功能测评效果显著，且结构效度良好。WMS 虽应用较普遍，但仍存一些局限性：因 WMS 强调对被试者进行标准化的记忆功能评测，虽然评估前准备工作较为简单，但其对测试场所存在一定要求，不便于在干扰因素较多的嘈杂病房环境进行，针对记忆功能的测评笔者尤其强调测试指导者应以最严谨的科学实验研究态度来对待，测试环境力求让被试者感到安静舒适、避免任何不良刺激，另应重视避免于睡眠不足、饥饿及疲劳状态下对被试者进行记忆测试，此将严重干扰记忆功能的真实结果，被试者的受教育程度对 WMS 影响较大，文化程度极低者及文盲较难完成部分测试项目（如视觉再生、联想学习等）。

（二）瑞氏听觉词语学习测验

瑞氏听觉词语学习测验（Rey auditory verbal learning test，RAVLT）亦可称为听觉词语学习测验（auditory verbal learning test，AVLT），是一种为神经内外科、精神科及心理科医生所熟知的测试记忆功能的神经心理学测验量表，量表旨在有效评估 16 岁以上患者的词语（言语）记忆功能，RAVLT 于 1958 年由 Ray 发表，后经多位学者加以修订、改良，目前广泛用于各种原因所致的记忆功能损害的评估，近年也出现了中文版（如华山版听觉词语学习测验）。

经典 RAVLT 可分为三种测试：即刻、延迟和再认回忆测试。其基本内容为一个列表学习范式，被试者在这个范式中会听到测试者朗读出一份包含 15 个名词的列表（列表 A），要求被试者尽可能多地回忆出列表中的名词，测试者连续朗读 5 次，被试者对列表 A 自由回忆（一般不要求按次序回忆）5 次，每次朗读所呈现出的名词顺序一致，此为即刻回忆测试。然后测试者以相同的方式再呈现一个干扰列表（列表 B），干扰列表中共包含 15 个不同的名词，同样要求被试者即刻尽可能多地回忆列表 B 中的名词，此为干扰试验；之后要求被试者再次回忆列表 A 中的名词，即被试者第 6 次回忆对列表 A 进行回忆，然后延迟 20 min，要求被试者再一次对列表 A 中的名词进行回忆，即对列表 A 的第 7 次回忆，此为延迟回忆测试。7 次回忆后即可做再认回忆测试，构建包含列表 A 中 15 个名词、列表 B 中 15 个名词与发音或/和含义相近的 20 个名词构成的列表，要求被试者在此列表中鉴别词表 A 中的名词；另一种再认方式为要求被试者朗读一篇例文，文中包含列表 A 中的名词，要求被试者从文中鉴别。

以 RAVLT 为评估工具在创伤性颅脑损伤患者的记忆功能评定中的研究甚为普遍，其可迅速、有效地对患者进行词语记忆能力测评，测试用具极为简单，无需繁杂的评估前准备工作，评估效果显著、直观，测评工作耗时不多，实际操作简便易行，对患者的记忆功能评估特异性较强，故笔者推荐 RAVLT 可作为颅脑损伤患者词语记忆功能评估的首选量表。RAVLT 可评估创伤性颅脑损伤患者记忆功能障碍的性质和严重程度，并跟踪记忆功能随时间的变化情况，因 RAVLT 对记忆功能的评估较特异，故实际研究中其多结合其他认知评估量表对患者进行综合评估。Roberts 等学者基于 RAVLT 对颅脑损伤的研究表明，中、重型创伤性颅脑损伤者存在明显的记忆功能损害，并发现患者逆行性记忆与顺行性记忆表现呈显著相关，其在一定程度上支持了相关潜在记忆机制的重叠。另有学者以 RAVLT 为评估工具的研究提示中、重型颅脑损伤者词语记忆功能显著受损，且研究表明患者存在记忆编码和巩固两个时间阈的记忆缺陷，并指出在颅脑损伤患者的急性期及慢性恢复期，致力于改善言语编码的恢复记忆工作是有效的做法。且有基于 RAVLT 的 18f-氟脱氧葡萄糖正电子发射断层扫描（FDG-PET）研究发现，老年记忆功能减退患者的后扣带回-楔前叶与顶叶皮质脑代谢显著减退，有理由相信类似以 RAVLT 对不同记忆神经环路和记忆网络的研究探索有着广阔的科研前景。RAVLT 的主要局限性为仅适用于成年患者，实际操作中对被试者的受教育程度略显敏感。

（三）加利福尼亚词语学习测验

加利福尼亚词语学习测验最早由 Delis 于 1989 年编写发布（第一版，即 CVLT-I），是被当今世界各国广为认可的神经心理学测试之一，其可有效检测患者记忆功能障碍的程度，是能够相对特异性地测评情景性词语学习和记忆功能的一种认知评估量表，对 CVLT 得分评价的变量指标繁多而详细，故测评结果可对相关研究提供充分数据支撑。Delis 于 2000 年发布了 CVLT 的第二版（CVLT-II），其是目前被公认为标准且得到广泛使用的版本。

CVLT 的主要测试内容与瑞氏听觉词语学习测验相类似，两者均为词语学习测试，但 CVLT 有其自身独有的特色与优势。CVLT 亦为列表学习的方式呈现，测试指导者朗读出一份包含 16 个名词的列表（列表 A），16 个名词按照语义不同共分为 4 类（如动物类、植物类、交通工具类、服装类等），其不按语义顺序随机编排，要求被试者尽可能多地回忆，测试指导者朗读 5 次，被试者对应朗读 5 次；之后以相同方式呈现一个包含 16 个名词的干扰列表（列表 B），干扰列表中的名词亦包含 4 类语义，其中 2 类与列表 A 相同，另 2 类则为不同类别（如建筑结构、乐器等），同样要求被试者回忆列表 B；然后进行约 20 min 的非言语评估测试（如卡片分类、连线测试），最后要求被试者对列表 A 再次回忆，最后一次回忆可分为自由回忆、线索回忆（依据语义类别）与再认测试等。

在创伤性颅脑损伤患者记忆功能评估方面，CVLT 的使用历史不及 WMS 与 RAVLT，但自从 CVLT-II 问世以来，凭借其在记忆评估领域的有效性及重复测试的可靠性，其在北美乃至全球范围内的神经科医生中仍得到了广泛应用。笔者认为，CVLT

因明确了列表中测试用名词的具体语义类别而有助于被试者的策略性记忆，故量表的总体测试难度要略低于 RAVLT，且适用范围更广，亦正是因为存在依赖于语义类别的策略记忆，CVLT 更加有助于对颅脑损伤患者应用编码策略的异同对记忆损害类型进行有效辨别，如 Rigon 等学者基于 CVLT 的相关临床研究发现，创伤性颅脑损伤患者存在显著的言语学习及关联性记忆功能损害；Jacobs 等学者应用 CVLT 的较大样本研究表明，量表测试的平均分数可有效区分不同程度（轻、中、重度）颅脑损伤患者与对照组之间的记忆差异；而基于 CVLT 针对颅脑损伤患者的深入研究，Curtiss 等通过利用记忆过程的具体指标发现颅脑损伤患者记忆功能障碍的模式与记忆构建的缺陷相关联，故有效利用 CVLT 得分评价中众多变量指标可创新性地发掘颅脑损伤患者具有特征性的学习与记忆功能障碍。CVLT 的使用局限性同 RAVLT。

四、执行功能的神经心理学评估

执行功能是认知功能研究领域相对高级的功能，是人们对思想和行为进行有意识控制的认知过程。执行功能包含一系列基本的认知过程，如注意控制、工作记忆、抑制控制和认知灵活性等。依笔者理解，执行功能是一种综合的复杂的认知功能，是最能体现个体独立行为能力的一项认知功能，即执行功能受到损害的人无法完成独立的行为，最突出的表现为独立生活与社会交往能力障碍，而其他诸如记忆、注意、语言等认知功能损害的个体则不会出现如此严重的损害。执行功能障碍的神经心理学评估量表繁多，亦较多见于创伤性颅脑损伤相关研究，此节纳入经典且常用的 Stroop 色词测试（stroop color test，SCWT）、威斯康星卡片分类测验（wiscousin card sorting test，WCST）、连线测验（trail making test，TMT）等量表。

（一）Stroop 色词测试

Stroop 色词测试又被称作斯特鲁普色词测验、司楚卜测验、史楚普测验及颜色与文字的冲突实验等。SCWT 是基于心理学上的斯特鲁普效应（stroop effect）所实施的测试实验，该效应在个体对事物认知过程中当出现一个新刺激时，如果其特征和原来的刺激相符，便会加速认知过程，相反，当新刺激特征和原来的刺激不相符，则会干扰个体的认知，从而导致个体认知反应时间延长，其可简单理解为行为执行过程中优势反应对非优势反应的干扰。SCWT 及斯特鲁普效应是 1935 年由美国著名心理学家 John Ridley Stroop 所开发公布，并以其名字命名。

现如今的 SCWT 测试版本众多，各个版本之间的设计不同之处主要在于所呈现文字的数目、文字的颜色种类多少及测试评分方式。最为基础和普遍应用的版本由 4 个测试组成。测试一：要求被试者朗读出以黑色印刷呈现的 5 个代表颜色的词语（如红色、蓝色、绿色、棕色、紫色）；测试二：以不同的颜色印刷体呈现出测试一中的 5 个词语，且印刷颜色与词语所代表的颜色不一致，即词语"红色"用绿颜色油墨来印刷呈现、词语"绿色"用蓝颜色油墨来印刷等，要求被试者朗读出词语而忽视词语的印刷颜色；测试三：呈现出 5 个不同颜色的方块（颜色种类为测试一、测试二中的 5 种颜色），要求被试者读出每个方块的颜色；测试四：再次呈现测试二中的 5 个词语，但要求被试者读出词语的印刷颜色而忽视具体词语。测试中当字意和文字的颜色矛盾时，受测者的读取速度减慢，原因在于将字意与实际颜色区分，大脑必须克制固有习惯，故 SCWT 主要评估被试者执行一个非优势反应过程中保持执行目标、对优势（习惯性）反应干扰的控制能力。

SCWT 是心理学领域最著名的经典实验之一，其在神经心理学领域被广泛运用，亦在创伤性颅脑损伤患者的执行功能评估中得到普遍使用，可有效评估被试者的执行功能、认知灵活性、注意的选择性与反应时间等认知功能。SCWT 对于颅脑损伤患者的执行功能评估可单独应用，但更多见于结合其他认知评估工具对患者进行综合评估，而依笔者建议，以 SCWT 结合其他测评工具能更有效反映颅脑损伤患者的执行功能障碍。既往研究表明创伤性颅脑损伤患者普遍存在 Stroop 干扰效应的显著增大，且除中重型颅脑损伤外，以 SCWT 为测试工具亦可有效评估轻型颅脑损伤患者及颅脑损伤后精神障碍患者的执行功能损害；年龄是执行功能障碍严重程度的最重要影响因素之一，而研究者基于 SCWT 对颅脑损伤患者的研究结果表明，有创伤性脑损伤病史的老年人与无脑外伤史者相比更容易出现与年龄相关的执行功能损害。以往对 SCWT 的应用多为基于测试卡片的方式，近年研究者借助计算机强大的时间精度与记录和运算功能，以电脑呈现的 SCWT 测试范式得以实现，借助该范式可对颅脑损伤患者进行同步功能近红外光谱技术研究（fNIRS），其可对患者的认知功能进行更有效的客观评估，相信在颅脑损伤的研究中 SCWT 范式将得到日益广泛的运用。SCWT 的应用局限性主要在于色盲被试者无法进行测试。

（二）威斯康星卡片分类测验

威斯康星卡片分类测验又称威斯康星卡片分类测试，是测试执行功能的常用神经心理学评估量表，首先由 Esta A. Berg 和 David A. Grant 于 1948 年编制发布，早期用于检测被试者的抽象思维能力，后经众多研究者改良修订出数种版本，为世界各国研究者所熟知，目前为心理学、临床神经内外科最常用的评估患者执行功能障碍的测试量表。

WCST 共包含 4 个目标参照卡片和 128 个测试卡片，卡片含有颜色、形状、数量 3 个元素，颜色共分为红色、黄色、蓝色、绿色 4 种，形状分为圆形、星形、十字形、三角形（或正方形）4 种，每个卡片包含 1～4 个不等的上述几何图形。测试中指导者掌握依据不同元素（颜色、形状、数量）的分类原则，要求被试者将测试卡片堆放于其认为与之匹配的目标参照卡片下方，测试指导者告知被试者放置正确或错误，并告知即使错误亦无须更改，被试者利用此经验信息来修正执行下一个卡片的投放位置。指导者要求被试者先以颜色为原则分类卡片，如被试者连续 10 次分类正确则转换至形状原则，连续 10 正确分类即转换至数量原则，之后再转换至颜色原则，至被试者完成 6 次分类或 128 个卡片用尽。

以 WCST 为测评工具对创伤性颅脑损伤进行的临床研究甚为广泛，是目前评估执行功能损害的经典神经心理学量表，检测评估的敏感性和特异性也较高。WCST 早期用于检测被试者的抽象思维能力，后来发现其能够较敏感地评估被试者有无大脑额叶的局灶性损害，尤其是对额叶背外侧部损伤较为敏感。需要指出的是，执行功能的概念亦源于额叶大脑皮质损伤的相关研究，额叶皮质损伤可导致一系列神经心理缺陷，因这些缺陷均与额叶皮质相关，故以往的研究中出现过额叶皮质与执行功能近乎等同的思想，此处有必要强调，完好的执行功能并非仅依存于额叶大脑皮质，大脑的其他重要解剖结构如边缘系统、顶叶、丘脑等脑区在执行功能实施中亦为不可或缺的部分。笔者于神经外科临床数年的经历中即遇到过额叶脑挫裂伤的病患尚能极佳地完成执行功能测试，其他部位脑挫裂伤的患者也可显示出执行功能损害，亦有 meta 分析研究表明，众多混合的证据并不支持执行功能和额叶活动之间一对一的对等关系，而 WCST 评估的低分数亦不能等同于大脑额叶损伤。WCST 包含完成分类数、完成第一个分类应答数、持续性应答数、持续性错误百分数、概念化水平百分数等数个测试评分指标，对被试者间进行比较及研究中进行统计学分析甚为有益，有研究表明依据 WCST 的相关测评指标可对创伤性颅脑损伤的严重程度（轻、中、重分型）进行有效区分。WCST 的局限性同 SCWT 类似，存在色盲的被试者无法完成 WCST 测试，且对于理解能力甚差的高龄和文盲被试者应用 WCST 亦存在挑战。测试前指导者尤应充分告知其关于 WCST 足够多的信息，并确认被试者听懂理解，方可进行有效测试。

（三）连线测验

连线测验是由美国陆军于 1944 年编制的认知功能测试项目，为陆军个人综合能力测试的一个组成部分，后被整合在 Halstead-Reitan 成套神经心理测验之中，目前被世界各国研究者普遍熟知与应用。

TMT 测试过程较简单：共分为 TMT-A 和 TMT-B 两部分。TMT-A 部分（图 3-13）测试纸上印有无规则随机排列的 1～25 个数字，要求被试者用笔将数字按顺序以最快的速度连接，即由 1 连接到 2，由 2 连接至 3，直至 25 截止。测试过程中要求连线要依次穿过数字，纸笔不能分离（一气呵成），如连接错误则指导者给予提醒，退回至上一个正确连接的数字继续测试。TXT-B 部分测试中增加英文字母元素，要求被试者由 1 连至 A，A 连至 2，2 至 B，以此类推。正式测试前应有简短的指导练习以确认被试者充分理解。

TMT 测验最初被用于测评一般智力水平，后被美国陆军用来评估由颅脑损伤引起的认知功能障碍，如今被世界各国学者广泛用于颅脑损伤的执行功能障碍相关研究，亦可反映被试者的视觉搜索、注意、计划、认知灵活性及空间知觉与手眼协调等功能，既往研究中多以 TMT 结合其他多种量表来评估颅脑损伤患者的执行功能，其对于中、重型颅脑损伤的执行功能损害颇为敏感，且尤以大脑额叶损伤为甚。近年 TMT 的计算机版（C-TMT）业已问世，且研究表明 C-TMT 有效提升了执行功能测试的可靠性和灵敏度。TMT 的主要局限性在于对视野缺损、执笔障碍及文盲的颅脑损伤患者难以完成有效测试，但值得一提的是复旦大学附属华山医院改良版本——形状连线测试（shape trails test，STT），其将数字置于圆形与方形边框中，以替代 TMT-B 中的英文字母，故 STT 可对文盲及不熟悉英文字母的被试者进行有效测评。

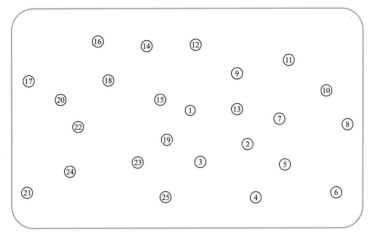

图 3-13　TMT-A

五、语言功能的神经心理学评估

发达的语言能力是仅有人类才能掌握的一种高级功能，也是人类个体认知能力的重要体现，语言与其他认知机制之间亦存在着紧密联系，是认知功能的重要组成部分。语言功能的神经心理学评估量表版本繁多，笔者将其分为两大部分，其一为失语筛查量表，主要对失语的检测；其二为各种具体的语言功能测试评估，如词语流畅性测验、Boston 命名测试（BNT）等。此节仅纳入较具代表性的波士顿诊断性失语检查（boston diagnostic aphasia examination，BDAE）和词语流畅性测验（verbal fluency test，VFT）。

（一）波士顿诊断性失语检查

波士顿诊断性失语检查由 Harold Goodglass 和 Edith Kaplan 于 1972 年编撰发布，后被翻译成多种语言，是目前使用较广的一种失语诊断性检验量表。BDAE 最初使用目的是针对怀疑存在失语症的成年人进行测试评估，后被广泛用于各种原因导致语言功能损害的神经心理学评估研究。

BDAE 评估量表测试覆盖面广，设计较为严谨，其根据感知模式（视觉、听觉、手势）、处理功能（理解、分析、解决问题）和反应模式（写作、发音、操作）来全面地评估被试者的语言功能。BDAE 由五个大项所构成，每个测试大项针对言语行为的一个重要功能领域：①会话性交谈和阐述性言语——测评综合性的言语交往能力；②听力理解——测评听觉语言的理解能力；③口头表达——测评口语的表达能力；④书面语言理解——测评书面语言的接收或阅读能力；⑤书写——测评书面语言的表达或写作能力。每个测试大项中均包含数个检测子项目。BDAE 可能是笔者见过测试内容最为繁多冗长的量表（量表长度可达 20 余页），故因具体内容及长度所限，此处未予详尽展开。但从另一方面讲，BDAE 对语言功能的不同方面评估做到了足够详尽，该量表的初衷亦旨在全面测评被试者的语言功能特点及对各种失语症进行有效鉴别与诊断分析。BDAE 包含对语言及语言相关功能的检验，其既可对被试者的语言特征进行定性检测，又可对语言交流能力进行定量分析；既可确定被试者失语之严重程度，又可对失语类型进行判断，结构效度佳且全面而详尽的评估内容是 BDAE 的主要特点和优点。对创伤性颅脑损伤患者的语言评估由于 BDAE 的测评耗时甚长（达 1 h 余），故较严重地限制了 BDAE 的相关研究应用，建议研究者可以选择性利用 BDAE 中各子项目有针对性地对被试患者进行语言功能评估，而近年 BDAE 简短版本（BDAE-SF）的应用使其在保持诊断敏感性的同时减少了总检测时间，为颅脑损伤研究中的推广应用奠定了基础。

（二）词语流畅性测验

词语流畅性测验由 Thurstone 等学者 1962 年编制发布，又称受控口头词语联想测验（controlled oral word association test，COWA）、言语流畅性测试等。VFT 最初用于痴呆的筛查与诊断，以评估患者的语言、记忆、执行等认知能力。VFT 凭借相对简单高效的语言评估能力，迅速被各国学者翻译使用，现被纳入多种成套认知评估量表，是当今世界使用最为广泛的一种测评语言功能的神经心理学量表。

VFT 要求被试者于有限时间内就特定类别说出尽可能多的词语，依测试内容与类别不同可分为范畴流畅性、字母流畅性、动作流畅性测验等，其中以范畴流畅性测验应用最为普遍，亦是 VFT 的代表性测试范式。范畴流畅性测验要求被试者在单位时间内（一般 1 min）说出尽可能多的属于某范畴的词语，常用类别范畴包括动物、蔬菜、水果、家庭用品、交通工具、城市名词、服装及中国姓氏等；字母流畅性测验（又称音位流畅性测验）要求被试者在 1 min 内说出尽可能多的以 F、A、S 为首字母的单词，其在母语为英语的国家应用较为普遍；动作流畅性测验则要求被试者在 1 min 内说出尽可能多的于某场所可能发生的动作，如在田地里可能发生的动作有哪些，在厨房里可能出现哪些动作等。

在创伤性颅脑损伤患者语言功能评估方面，VFT 评估量表得到了各国学者的广泛认可与应用。VFT 的字面含义常被理解为评估患者语言表述流利程度的测评工具，故笔者认为受控口头词语联想测验（COWA）的表述更能准确反映此评估量表的内涵，研究者可予借鉴采纳。VFT 除反映认知的语言方面功能外，同时也是执行功能及认知灵活性的重要评估工具，也不同程度地反映了患者的记忆、分类、联想、反应速度及思维流畅性等功能。VFT 几乎不用任何特殊的评估前准备工作，实施过程简单易行，且时间耗费极少，可在日常查房时于患者床边进行测评，亦可用于颅脑损伤患者的门诊随访评估。除成年被试者，近年在青少年认知功能评估的相关研究中亦可见 VFT 的应用。对颅脑损伤患者进行相关研究时 VFT 多结合其他语言评估工具（常见 Boston 命名测验等），以更加全面准确地测评被试者的语言功能，尤其对于大脑额叶损伤患者的认知功能测评中 VFT 凸显了其更加敏感的优势。VFT 使用局限性主要在于被试者的受教育程度影响，而音位流畅性测验则应注意被试者母语的影响，而其对于极低学历及文盲被试者则无法进行有效评估，另外被试者年龄在颅脑损伤研究中所产生的重要影响始终不应被忽视。

六、视觉空间功能的神经心理学评估

视觉空间功能是认知功能的重要组成部分，是被试者在多维度上"识别、整合、分析空间与视觉形式、细节、结构和空间关系"所必需的认知过程，是人们感知运动、深度和距离及空间导航等所必备的能力。对于视觉空间功能测评的工具多达十余种，画钟测验（clock drawing test，CDT）、Rey-Osterrieth 复杂图形测验（Rey-Osterrieth compler figure，ROCF）等已被纳入数个成套神经心理学认知评估量表之中。

（一）画钟测验

画钟测验（CDT）最早使用于 20 世纪 60 年代，究其初始创造者既往文献资料并未见一致的确切记载，CDT 最初被用于认知功能障碍和痴呆的筛查评估，后被广泛应用于多种原因所致视觉空间功能障碍的神经心理学研究，并成为 MoCA 等多个经典认知评估量表的重要组成部分。

CDT 测试内容设计甚为简洁，要求被试者于一张空白纸上画出一个钟，钟面上要求带有数字，同时要求钟的时针和分针所指的时间是 8 点 20 分，或其他常用时间如 1 点 50 分、11 点 10 分等（即时针和分针分别涉及钟面两侧的时间位置）。除前述为 CDT 最为常用的测试形式，尚有给定钟面仿照画钟测试、给定圆圈画钟测试及给定圆圈与数字画钟测试等诸多形式。CDT 存在数种不同的评分方法（总分 3～20 分不等），其评分依据大同小异，几乎均是基于能否顺利地画出圆圈、钟面特定位置上准确地标注数字、清楚地画出时针与分针的位置指向和总体空间关系的精确协调等评分因素。

在创伤性颅脑损伤患者的认知功能的评测方面，作为测评视觉空间能力的经典评估方法，以 CDT 为测试工具进行的相关研究甚为广泛，除颅脑损伤外，CDT 亦对阿尔茨海默病、精神疾病及脑血管疾病的视觉空间功能检测效果显著，且有证据表明其可对轻度认知功能损害（MCI）的患者进行有效测评。而针对颅脑损伤患者的研究中，因有 CDT 测试前准备工作极简，耗时短，故可于床边及门诊进行测试，CDT 既可代表视觉空间功能检测项目结合其他测评工具对患者进行综合评估，亦可作为颅脑损伤患者认知功能障碍的筛查工具单独应用，且有研究表明 CDT 的测试结果与颅脑损伤患者的具体损伤部位显著相关，更加支持了 CDT 对颅脑损伤患者检测评估的敏感性与有效性。CDT 因简易高效的实验设计使其应用局限性甚小，有基于 CDT 的研究表明正常老化过程会使顶叶与枕叶功能发生显著改变，进而导致 CDT 测试结果差异，故研究中仍须注意年龄因素的考量与校正。

（二）Rey-Osterrieth 复杂图形测验

Rey-Osterrieth 复杂图形测验（ROCF）首先由瑞士心理学家 Andre Rey 于 1941 年编制（complex figure test，CFT），而后由 Paul-Alexandre Osterrieth 于 1944 年对测评实施过程及评分规则进行标准化，其是目前使用较广泛的一种用于测评被试者视觉空间能力等认知功能的神经心理学测验。

ROCF（图 3-14）因测试顺序及评分系统的差异存在不同的版本，其中以德裔美国心理学家 Edith Meyer Taylor 于 1959 年提出的 EM Taylor 版本国际上较为流行。ROCF 共包括复制、即刻回忆和延迟回忆三部分。复制部分呈现给被试者一个包含正方形、长方形、圆形、三角形和其他多种几何图形组成的复杂图形卡片，以及一张测试用空白纸，要求被试者以彩笔于测试纸上画出复杂图形，待其画出一部分后予更换其他颜色的彩笔（记录颜色顺序），共以 6 种颜色彩笔完成复制；即刻回忆部分要求复制完成后收回卡片和测试纸，嘱被试者即刻凭记忆在另一张测试纸上重绘复杂图形；延迟回忆部分要求被试者于 30 min 后依记忆再次重绘复杂图形。Taylor 将复杂图形分为 18 个单元，以绘制图形准确程度、空间位置关系错误与否每单元记 0～2 分，另有复制时间、即刻回忆时间和延迟回忆时间等行为学指标。

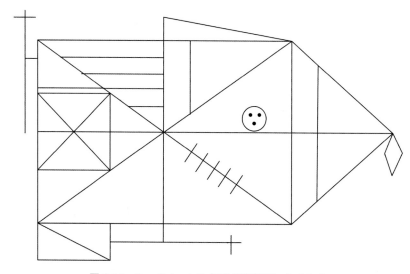

图 3-14　Rey-Osterrieth 复杂图形测验（ROCF）

ROCF 测试中的完好表现需要被试患者应用许多不同的认知能力，因此该测试允许评估不同的认知功能，其既可对被试者的视觉空间功能进行测评，又可对其他认知功能诸如注意、记忆、计划与执行功能等进行有效评估。与其他认知评估量表相比，ROCF 对测试环境存在要求，且测试时间相对较长，实际评分系统应用与计算过程稍显复杂，但 ROCF 依其敏感有效的检测能力依然得到了世界各国研究者的认可。在针对创伤性颅脑损伤患者相关认知功损害的研究表明，ROCF 不仅可对颅脑损伤患者的视觉空间功能进行有效评估，且可用于对患者的执行功能进行测评；更有基于 ROCF 对视觉记忆功能测评的研究表明，颅脑损伤患者的语言和智商表现均与视觉记忆测评结果相关，此与笔者见解相符，笔者认为视觉记忆能力对视觉空间能力的构成不可或缺，是视觉空间能力的基础，也是反映智力水平的重要方面。依笔者理解，ROCF 的第一部分（复制）更类似于画钟测验，其着重测试患者的视觉空间功能与注意功能，而第二、第三部分（即刻与延迟回忆）则着重测试患者的视觉记忆功能，3 个部分评分相结合则可反映出患者的执行功能。

七、其他相关神经心理学评估技术

在神经心理学评估领域中，除外上述认知领域的经典评估，尚有一些反映情感、性格和努力程度的心理学评测量表，它们虽然不是构成认知功能的基本元素，但却与认知功能息息相关，可于认知功能相关研究中反映个体的心理状态，尤其对创伤性颅脑损伤相关认知功能损害的研究而言，其是影响患者认知功能测评结果的重要因素。

（一）贝克抑郁量表

贝克抑郁量表（beck depression inventory，BDI）是由 Beck Aaron T 等学者于 1993 年发布的用来评估患者抑郁症状严重程度的量表，BDI 提出后便在全世界范围内被广泛接受和应用，BDI-Ⅱ为 Beck Aaron T 等学者于 1996 年对 BDI 进行修订的版本，修订版改进了原有的项目，反映了当代抑郁症的诊断标准，并利用较先进的心理测量技术以提高量表的鉴别能力，改进后的 BDI-Ⅱ取代 BDI 已成为临床应用最广泛的抑郁评估工具。目前 BDI-Ⅱ已经被翻译成多种语言，亦在中国得到相关领域的广泛使用。

BDI-Ⅱ设计简单易懂，不仅可由相关医务人员对被试进行临床评估，而且可由普通大众对自己进行量表自评，其耗时较短（5～10 min），评估得分易于计算。BDI-Ⅱ量表共包含 21 项评定条目：悲伤情绪、信心、失败感、乐趣获得、内疚感、惩罚、自我厌恶、自责、自杀念头、哭泣、烦躁不安、社交退缩、优柔寡断、自我价值、精力、失眠、易怒、食欲状况、精神专注、疲劳乏力、性欲减退等，每项评定条目均包含 4 项蕴含等级的陈述（从积极到消极赋分：0～3 分），被试者先仔细阅读每条陈述，之后依据被试近 2 周（包含测试当天）的情况做出最适合于自己状况的选择，如果一个测试项目中有 2 条或以上的情况适合被试者，则选择相对最严重的情况；BDI-Ⅱ得分越高，则被试者的抑郁严重程度越严重。评定标准为 14～19 分为轻度抑郁，20～28 分为中度抑郁，29～63 分为重度抑郁。虽然 BDI-Ⅱ的设计初衷是针对抑郁症的相对特异性较强的量表，但由于其能够较好地反映抑郁相关症状的严重程度，目前已被应用到众多相关领域用于抑郁症状的评价；因抑郁亦为十分常见的神经心理学症状，BDI-Ⅱ的评估分值已成为目前全世界文献中描述抑郁症状严重程度的标准量表，因创伤性颅脑损伤后抑郁症状频发，故 BDI-Ⅱ在创伤性颅脑损伤后抑郁症状的评估中亦得到了普遍应用，其评估结果稳定有效，经常用于对颅脑损伤治疗前后抑郁症状评估的纵向对比研究。此外，近年针对战斗相关颅脑损伤的研究发现，在创伤后积极寻求治疗的人群中普遍存在抑郁症状，且抑郁等精神症状的治疗需求似乎比颅脑损伤本身更加重要。基于 BDI-Ⅱ的研究亦表明颅脑损伤后认知功能障碍与抑郁症状息息相关，凸显了针对颅脑损伤后认知功能损害的相关研究中评估抑郁的重要性。

（二）记忆伪装测验

记忆伪装测验（tests of memory malingering，TOMM）由 Tom N. Tombaugh 于 1996 年编制发布，现已成为一种较经典的神经心理学测评试验，其设计初衷主要用于评估被试者是否存在伪装或诈病行为，后被广泛用于认知功能障碍伪装（尤其是记忆功能伪装）及被试者主观努力程度的有效鉴别评估。

TOMM 是一项包含有 50 个线条图形的视觉记忆识别测评试验，整个测评过程共包括测试 1 和测试 2 两个学习测试，以及一个选择性的延迟进行的保持测试。学习测试首先给被试者呈现靶刺激图形 3 s，再为其共同呈现靶刺激图形与干扰图形，要求被试者选择出之前所呈现的靶刺激图形，被试者无论选择答案错误与否均即刻得到反馈，测试 1 与测试 2 中图形所呈现的顺序相异。如果被试者的测试 2 分数在 45 分以上即不予进行保持测试，反之则予以进一步行保持测试。保持测试于测试 2 完成之后 15 min 实施，测试中不予呈现靶刺激图形，直接要求被试者进行图形选择。伪装或诈病行为评判标准为测试 2 或保持测试中分数少于 45 分。

近乎所有的神经心理学评估量表评测结果均无法排除存在一定的被试者主观因素干扰的可能，而创伤性颅脑损伤患者的认知功能障碍测评更非例外，笔者从事神经外科临床一线工作数年中曾接诊数以千计的急性颅脑损伤病患，无论是交通事故伤、被他人殴打致伤抑或被雇佣者劳动损伤，患者为索取更加高额的赔偿而伪装认知功能损害，甚至伪装临床症状、诈病的事例均屡见不鲜，笔者认为，针对在创伤性颅脑损伤患者的神经心理学评估研究中引入伪装测验势必会增加研究的客观性，而 TOMM 测评即可有效地测评被试者的认知功能伪装与主观努力程度。以 TOMM 针对创伤性颅脑损伤患者的测评研究表明，TOMM 可独立地测试颅脑损伤患者的主观努力程度，且表明此与患者的记忆能力无关，示意 TOMM 对于颅脑损伤患者的特异与稳定。近年 TOMM 以计算机程序呈现的测评方式（TOMM-C）大力推动了相关研究进展，Kanser 等学者基于计算机化的 TOMM 对颅脑损伤患者进行了有效测评，其研究证明 TOMM-C 结合被试者的反应时间可显著提高对诈病或认知伪装检测的准确性，为未来的相关研究提供了崭新的方向。当然，TOMM 亦存在显著的应用局限性，以 TOMM 进行测试的前提是被试者对测评过程及其相关理论的不知晓，如果被试者为熟知此项测试的心理学专业人士，那么其极有可能于测试过程中进行"有效伪装"；另 TOMM 的测评标准并非绝对，针对轻型颅脑损伤可能需要更高分数作为判定标准，具体研究中应针对特定研究对象进行基于既往文献的判定分数调整与校正。

（三）普度钉板测验

普度钉板测验（purdue pegboard test，PPT）于 1948 年由普渡大学心理学家 Joseph Tiffin 博士编制发布，其开发设计的初衷是用作衡量被试者手工灵巧程度的一种方式，以择优挑选工业操作、装配线作业工人为主要目的。PPT 推广后便被引入医学及心理学领域，作为一种广为使用的评价被试者手部运动灵巧性和双手协调性的神经心理学测试。

PPT 测试内容设计精巧、简洁，其为被试者呈现一块矩形的面板（多为木制），面板顶部带有 4 个圆形凹槽，凹槽中分别用于放置金属钉、能穿过钉子的小套管和垫片等，面板中部纵向含有两排平行的钉孔，每排 25 个钉孔（共 50 个孔）。测试过程中要求被试者取出每个凹槽中的器件，按顺序将金属钉套上小套管及垫片，后准确插入钉孔中。正式开始测试前应有短暂的测试练习，测试方法分为优势手测试（左利手或右利手）、非优势手测试、双手测试及组合装配测试等。指导者在正式测试时对被试者的每项测试进行计时，要求被试者测试过程尽最大能力做到迅速而准确，一般以 30 s 内放置金属钉的数量为测试分数。

PPT 已成为一种较经典的运动功能评测工具，有效反映了手臂、手腕和手指的总体运动能力，以及上肢的精细运动能力，客观而简便地对被试者进行有效的定量检测。PPT 在创伤性颅脑损伤患者神经心理学评估方面的研究相对较少，其更多地应用于康复医学领域运动功能的评估。Asikainen 等学者的相关研究证明，PPT 可对中、重型颅脑损伤患者的功能预后进行有效预测，亦可用于评估患者远期的职业功能损后；除对成人患者的评估外，有研究表明 PPT 亦可对儿童颅脑损伤患者的运动功能进行有效测评。PPT 的应用局限性在于要求被试者必须拥有完好的视力与基本的双上肢运动功能，视力水平低下的老年患者难以有效完成测评；且有研究表明测试的环境温度会显著影响被试者的 PPT 评估结果，故实施研究时务必要求被试者于相同环境温度下进行测评；而对于标准测试用具的准备，目前已有制造商提供标准 PPT 测试套装供研究者购买。

另笔者认为，作为科学研究者，我们不应时时被既往研究工具的"标准"所局限，探索创新是每个科研工作者的追求，如对于 PPT 评估，应用研究时我们可增加测试元素，如给予不同金属钉、套管、垫片施予不同的颜色，对钉孔的设置应用不同的几何图形排布，有目的地制定测试规则，以便于调整测评难度或增加对被试者注意、记忆、执行功能等能力的评估，当然，创新的有效性要有相应的实验研究数据支撑。

参考文献

[1] ACHARD S, DELON-MARTIN C, VÉRTES P E, et al. Hubs of brain functional networks are radically reorganized in comatose patients[J]. Proceedings of the National Academy of Sciences, 2012, 109(50): 20608-20613.

[2] ADAMSON C, YUAN W, BABCOCK L, et al. Diffusion tensor imaging detects white matter abnormalities and associated cognitive deficits in chronic adolescent TBI[J]. Brain Injury, 2013, 27 (4): 454-463.

[3] AI J, LIU E, PARK E, et al. Structural and functional alterations of cerebellum following fluid percussion injury in rats[J]. Experimental brain research, 2007, 177(1): 95-112.

[4] AFTANAS L I, PAVLOV S V, REVA N V, et al. Trait anxiety impact on the EEG theta band power changes during appraisal of threatening and pleasant visual stimuli[J]. International Journal of Psychophysiology, 2003, 50(3): 205-212.

[5] AFTANAS L I, PAVLOV S V, REVA N V, et al. Trait anxiety impact on the EEG theta band power changes during appraisal of threatening and pleasant visual stimuli[J]. International Journal of Psychophysiology, 2003, 50(3), 205-212.

[6] AFTANAS L I, VARLAMOV A A, REVA N V, et al. Disruption of early event-related theta synchronization of human EEG in alexithymics viewing affective pictures[J]. Neuroscience Letters, 2003, 340(1): 57-60.

［7］　ALHOURANI A，WOZNY T A，KRISHNASWAMY D，et al. Magnetoencephalography-based i-dentification of functional connectivity network disruption following mild traumatic brain injury［J］. Journal of neurophysiology，2016，116（4）：1840-1847.

［8］　ANOKHIN A P，LUTZENBERGER W，NIKOLAEV A，et al. Complexity of electrocortical dynamics in children：developmental aspects.［J］.Dev Psychobiol，2000，36：9-22.

［9］　ASHMAN T，CANTOR J B，TSAOUSIDES T，et al. Comparison of cognitive behavioral therapy and supportive psychotherapy for the treatment of depression following traumatic brain injury：a randomized controlled trial［J］. The Journal of head trauma rehabilitation，2014，29（6）：467-478.

［10］　ARBOUR C，KHOURY S，LAVIGNE G J，et al. Are NREM sleep characteristics associated to subjective sleep complaints after mild traumatic brain injury？［J］. Sleep Medicine，2015，16（4）：534-539.

［11］　ARCINIEGAS DAVID B.Clinical electrophysiologic assessments and mild traumatic brain injury：state-of-the-science and implications for clinical practice.［J］.Int J Psychophysiol，2011，82：41-52.

［12］　ARDILA A. A cross-linguistic comparison of category verbal fluency test（ANIMALS）：a systematic review［J］. Archives of Clinical Neuropsychology，2020，35（2）：213-225.

［13］　ASIKAINEN I，NYBO T，MÜFLER K，et al. Speed performance and long - term functional and vocational outcome in a group of young patients with moderate or severe traumatic brain injury［J］. European journal of neurology，1999，6（2）：179-185.

［14］　ALMOMANI F，AVI-ITZHAK T，DEMETER N，et al. Construct validity and internal consistency reliability of the Loewenstein occupational therapy cognitive assessment（LOTCA）［J］. BMC psychiatry，2018，18（1）：184.

［15］　ALVAREZ JULIE A，Emory Eugene，Executive function and the frontal lobes：a meta-analytic review.［J］.Neuropsychol Rev，2006，16：17-42.

［16］　BENDLIN BARBARA B，RIES MICHELE L，LAZAR MARIANA，et al. Longitudinal changes in patients with traumatic brain injury assessed with diffusion-tensor and volumetric imaging.［J］. Neuroimage，2008，42：503-514.

［17］　BATE A J，MATHIAS J L，CRAWFORD J R.Performance on the Test of Everyday Attention and standard tests of attention following severe traumatic brain injury.［J］.Clin Neuropsychol，2001，15：405-422.

［18］　BIGLER E D.Neuroimaging in pediatric traumatic head injury：diagnostic considerations and relationships to neurobehavioral outcome.［J］.J Head Trauma Rehabil，1999，14：406-423.

［19］　BOLDEN L B，GRIFFIS J C，NENERT R，et al. Cortical excitability and seizure control influence attention performance in patients with idiopathic generalized epilepsies（IGEs）［J］. Epilepsy & Behavior，2018，89：135-142.

［20］　BATTY R，FRANCIS A，THOMAS N，et al. Executive dysfunction in psychosis following traumatic brain injury（PFTBI）［J］. Journal of clinical and experimental neuropsychology，2015，37（9）：917-930.

［21］　BRUGNOLO A，MORBELLI S，ARNALDI D，et al. Metabolic correlates of Rey auditory verbal learning test in elderly subjects with memory complaints［J］. Journal of Alzheimer′s Disease，2014，39（1）：103-113.

［22］ BORICH M，MAKAN N，BOYD L，et al. Combining whole-brain voxel-wise analysis with in vivo tractography of diffusion behavior after sports-related concussion in adolescents: a preliminary report［J］. Journal of neurotrauma, 2013, 30(14): 1243-1249.

［23］ BROOKS W M，STIDLEY C A，PETROPOULOS H，et al. Metabolic and cognitive response to human traumatic brain injury: a quantitative proton magnetic resonance study.［J］. J. Neurotrauma, 2000, 17: 629-640.

［24］ BAILEY NEIL W，HOY KATE E，MALLER JEROME J，et al. An exploratory analysis of Go/Nogo event-related potentials in major depression and depression following traumatic brain injury.［J］.Psychiatry Res, 2014, 224: 324-334. .

［25］ BAILLET S. Magnetoencephalography for brain electrophysiology and imaging［J］. Nature neuroscience, 2017, 20(3): 327-339.

［26］ BAND G P，VAN BOXTEL G J, Inhibitory motor control in stop paradigms: review and reinterpretation of neural mechanisms.［J］.Acta Psychol (Amst), 1999, 101: 179-211.

［27］ BERMAN STEVEN M，NOBLE ERNEST P，ANTOLIN TIM，et al. P300 development during adolescence: effects of DRD2 genotype.［J］.Clin Neurophysiol, 2006, 117: 649-659. .

［28］ BIGLER E D, Neuroimaging in pediatric traumatic head injury: diagnostic considerations and relationships to neurobehavioral outcome.［J］.J Head Trauma Rehabil, 1999, 14: 406-423. .

［29］ BIGLER E D. The lesion (s) in traumatic brain injury: Implications for clinical neuropsychology ［J］. Archives of clinical neuropsychology, 2001, 16(2): 95-131.

［30］ BORNHOFEN C，MCDONALD S. Emotion perception deficits following traumatic brain injury: A review of the evidence and rationale for intervention［J］. Journal of the International Neuropsychological Society, 2008, 14(4): 511-525.

［31］ BRADLEY MARGARET M，SABATINELLI DEAN，LANG PETER J，et al. Activation of the visual cortex in motivated attention.［J］.Behav. Neurosci., 2003, 117: 369-380. .

［32］ BREAKSPEAR M，WILLIAMS L M，STAM C J. A novel method for the topographic analysis of neural activity reveals formation and dissolution of 'dynamic cell assemblies'［J］. Journal of computational neuroscience, 2004, 16(1): 49-68.

［33］ BROGLIO STEVEN P，PONTIFEX MATHEW B，O'CONNOR PHILIP，et al. The persistent effects of concussion on neuroelectric indices of attention.［J］.J. Neurotrauma, 2009, 26: 1463-1470. .

［34］ BUZSÁKI G. Theta rhythm of navigation: link between path integration and landmark navigation, episodic and semantic memory［J］. Hippocampus, 2005, 15(7): 827-840.

［35］ BEN-DAVID B M，NGUYEN L L T，VAN LIESHOUT P H II M. Stroop effects in persons with traumatic brain injury: Selective attention, speed of processing, or color-naming? A meta-analysis［J］. Journal of the International Neuropsychological Society, 2011, 17(2): 354.

［36］ BENJAMINS J S，DALMAIJER E S，TEN BRINK A F，et al. Multi-target visual search organisation across the lifespan: Cancellation task performance in a large and demographically stratified sample of healthy adults［J］. Aging, Neuropsychology, and Cognition, 2019, 26(5): 731-748.

［37］ CAEYENBERGHS K，LEEMANS A，HEITGER M H，et al. Graph analysis of functional brain networks for cognitive control of action in traumatic brain injury［J］. Brain, 2012, 135(4): 1293-1307.

[38] CAEYENBERGHS K,LEEMANS A,LEUNISSEN I, et al. Altered structural networks and executive deficits in traumatic brain injury patients.[J].Brain Struct Funct,2014,219:193-209.

[39] CRUM R M,ANTHONY J C,BASSETT S S, et al. Population-based norms for the Mini-Mental State Examination by age and educational level.[J].JAMA,1993,269:2386-2391.

[40] CARLOZZI NOELLE E,GRECH JULIE,TULSKY DAVID S.Memory functioning in individuals with traumatic brain injury: an examination of the Wechsler Memory Scale-Fourth Edition (WMS-IV).[J].J Clin Exp Neuropsychol,2013,35:906-914.

[41] COOK NATHAN E,KARR JUSTIN E,BROOKS BRIAN L, et al. Multivariate base rates for the assessment of executive functioning among children and adolescents.[J].Child Neuropsychol,2019,25:836-858.

[42] CHEN C J, WU C H, LIAO Y P, et al. Working memory in patients with mild traumatic brain injury: functional MR imaging analysis[J]. Radiology,2012,264(3):844-851.

[43] CURTISS G,VANDERPLOEG R D,SPENCER J, et al. Patterns of verbal learning and memory in traumatic brain injury.[J].J Int Neuropsychol Soc,2001,7:574-85.

[44] CHEN J-K, JOHNSTON K M, FREY S, et al. Functional abnormalities in symptomatic concussed athletes: an fMRI study.[J].Neuroimage,2004,22:68-82.

[45] CHU Z,WILDE E A,HUNTER J V, et al. Voxel-based analysis of diffusion tensor imaging in mild traumatic brain injury in adolescents.[J].AJNR Am J Neuroradiol,2010,31:340-346.

[46] CNOSSEN MARYSE C, SCHOLTEN ANNEMIEKE C, LINGSMA HESTER F, et al. Predictors of Major Depression and Posttraumatic Stress Disorder Following Traumatic Brain Injury: A Systematic Review and Meta-Analysis.[J].J Neuropsychiatry Clin Neurosci,2017,29:206-224.

[47] CANTERO J L, ATIENZA M. The role of neural synchronization in the emergence of cognition across the wake-sleep cycle[J]. Rev Neurosci,2005,16(1):69-83.

[48] CASTELLANOS NAZARETH P,LEYVA INMACULADA,BULDÚ JAVIER M, et al. Principles of recovery from traumatic brain injury: reorganization of functional networks.[J].Neuroimage,2011,55:1189-1199.

[49] CODISPOTI M, FERRARI V, BRADLEY M M. Repetition and event-related potentials: distinguishing early and late processes in affective picture perception[J]. Journal of Cognitive Neuroscience,2007,19(4):577-586.

[50] CREMONA-METEYARD S L,GEFFEN G M.Event-related potential indices of visual attention following moderate to severe closed head injury.[J].Brain Inj,1994,8:541-558.

[51] CURRIE S, SALEEM N, STRAITON J A, et al. Imaging assessment of traumatic brain injury [J]. Postgraduate medical journal,2016,92(1083):41-50.

[52] DECO G, JIRSA V K, MCINTOSH A R. Emerging concepts for the dynamical organization of resting-state activity in the brain[J]. Nature Reviews Neuroscience,2011,12(1):43-56.

[53] DENNIS E L, JIN Y, VILLALON-REINA J E, et al. White matter disruption in moderate/severe pediatric traumatic brain injury: advanced tract-based analyses[J]. NeuroImage: Clinical,2015,7:493-505.

[54] DEBERT C T, STILLING J, WANG M, et al. The montreal cognitive assessment as a cognitive screening tool in athletes[J]. Canadian Journal of Neurological Sciences,2019,46(3):311-318.

［55］ DONG Y H，SHARMA V K，CHAN B P L，et al. The Montreal Cognitive Assessment (MoCA) is superior to the Mini-Mental State Examination (MMSE) for the detection of vascular cognitive impairment after acute stroke［J］. Journal of the neurological sciences，2010，299(1-2)：15-18.

［56］ DYMOWSKI A R，OWENS J A，PONSFORD J L，et al. Speed of processing and strategic control of attention after traumatic brain injury［J］. Journal of clinical and experimental neuropsychology，2015，37(10)：1024-1035.

［57］ DRIJKONINGEN D，CHALAVI S，SUNAERT S，et al. Regional gray matter volume loss is associated with gait impairments in young brain-injured individuals［J］. Journal of neurotrauma，2017，34(5)：1022-1034.

［58］ D'HONDT F，LASSONDE M，THEBAULT-DAGHER F，et al. Electrophysiological correlates of emotional face processing after mild traumatic brain injury in preschool children［J］. Cognitive，Affective，and Behavioral Neuroscience，2017，17(1)：124-142.

［59］ DIMITRIADIS S I，ZOURIDAKIS G，REZAIE R，et al. Functional connectivity changes detected with magnetoencephalography after mild traumatic brain injury［J］. NeuroImage：Clinical，2015，9：519-531.

［60］ DOCKREE PAUL M，ROBERTSON IAN H. Electrophysiological markers of cognitive deficits in traumatic brain injury：a review.［J］.Int J Psychophysiol，2011，82：53-60. .

［61］ DOI R，MORITA K，SHIGEMORI M，et al. Characteristics of cognitive function in patients after traumatic brain injury assessed by visual and auditory event-related potentials.［J］.Am J Phys Med Rehabil，2007，86：641-649. .

［62］ DONALDSON P E，MATTHEWS B H. Action currents within the central nervous system［J］. The Journal of physiology，1955，129(3)：58-59.

［63］ DURO D，CERVEIRA P，SANTIAGO B，et al. Clock drawing test in mild cognitive impairment：Correlation with cerebral perfusion in single-photon emission computed tomography［J］. Neuropsychology，2019，33(5)：617.

［64］ PAULA J J，PAIVA G C C，COSTA D S. Use of a modified version of the switching verbal fluency test for the assessment of cognitive flexibility［J］. Dementia & Neuropsychologia，2015，9(3)：258-264.

［65］ DONDERS J，STOUT J. The influence of cognitive reserve on recovery from traumatic brain injury［J］. Archives of Clinical Neuropsychology，2019，34(2)：206-213.

［66］ DE GUISE E，LEBLANC J，GOSSELIN N，et al. Neuroanatomical correlates of the clock drawing test in patients with traumatic brain injury［J］. Brain injury，2010，24(13-14)：1568-1574.

［67］ EIERUD C，CRADDOCK R C，FLETCHER S，et al. Neuroimaging after mild traumatic brain injury：review and meta-analysis［J］. NeuroImage：Clinical，2014，4：283-294.

［68］ ELTING J W，MAURITS N，VAN WEERDEN T，et al. P300 analysis techniques in cognitive impairment after brain injury：comparison with neuropsychological and imaging data［J］. Brain Injury，2008，22(11)：870-881.

［69］ ECHEMENDIA R J，PUTUKIAN M，MACKIN R S，et al. Neuropsychological test performance prior to and following sports-related mild traumatic brain injury.［J］.Clin J Sport Med，2001，11：23-31.

[70] ERDODI LASZLO A,ABEARE CHRISTOPHER A. Stronger Together：The Wechsler Adult Intelligence Scale-Fourth Edition as a Multivariate Performance Validity Test in Patients with Traumatic Brain Injury.[J].Arch Clin Neuropsychol, 2020, 35：188-204.

[71] FRENETTE L C,TINAWI S,CORREA J A, et al. Early detection of cognitive impairments with the Montreal Cognitive Assessment in patients with uncomplicated and complicated mild traumatic brain injury.[J].Brain Inj, 2018, undefined：1-9.

[72] FRASER ELINOR E,DOWNING MARINA G,BIERNACKI K，et al. Cognitive Reserve and Age Predict Cognitive Recovery after Mild to Severe Traumatic Brain Injury.[J].J. Neurotrauma, 2019, 36：2753-2761.

[73] FONG M W M, VAN PATTEN R, FUCETOLA R P. The Factor Structure of the Boston Diagnostic Aphasia Examination[J]. Journal of the International Neuropsychological Society：JINS, 2019, 25(7)：772-776.

[74] FABER J,WILDE E A,HANTEN G, et al. Ten-year outcome of early childhood traumatic brain injury：Diffusion tensor imaging of the ventral striatum in relation to executive functioning.[J]. Brain Inj, 2016, 30：1635-1641.

[75] FAZEL S, WOLF A, PILLAS D, et al. Suicide, fatal injuries, and other causes of premature mortality in patients with traumatic brain injury：a 41-year Swedish population study[J]. JAMA psychiatry, 2014, 71(3)：326-333.

[76] FINNIGAN S, HUMPHREYS M S, DENNIS S, et al. ERP 'old/new'effects：memory strength and decisional factor (s)[J]. Neuropsychologia, 2002, 40(13)：2288-2304.

[77] FOLMER ROBERT L,BILLINGS CURTIS J,DIEDESCH-ROUSE ANNA C，et al. Electrophysiological assessments of cognition and sensory processing in TBI：applications for diagnosis, prognosis and rehabilitation.[J].Int J Psychophysiol, 2011, 82：4-15.

[78] FOTI D, HAJCAK G. Deconstructing reappraisal：Descriptions preceding arousing pictures modulate the subsequent neural response[J]. Journal of cognitive neuroscience, 2008, 20 (6)：977-988.

[79] GARNETT M R,BLAMIRE A M,RAJAGOPALAN B，et al. Evidence for cellular damage in normal-appearing white matter correlates with injury severity in patients following traumatic brain injury：A magnetic resonance spectroscopy study.[J].Brain, 2000, null：1403-1409.

[80] GALLAGHER K, AZUMA T. Analysis of story recall in military Veterans with and without mild traumatic brain injury：Preliminary results[J]. American journal of speech-language pathology, 2018, 27(1S)：485-494.

[81] GILMORE CASEY S,CAMCHONG J,DAVENPORT NICHOLAS D，et al. Deficits in Visual System Functional Connectivity after Blast-Related Mild TBI are Associated with Injury Severity and Executive Dysfunction.[J].Brain Behav, 2016, 6：e00454.

[82] GREVE KEVIN W,BIANCHINI KEVIN J,DOANE BRIDGET M. Classification accuracy of the test of memory malingering in traumatic brain injury：results of a known-groups analysis.[J].J Clin Exp Neuropsychol, 2006, 28：1176-1190.

[83] GUISE BRIAN J,THOMPSON MATTHEW D,GREVE KEVIN W, et al. Assessment of performance validity in the Stroop Color and Word Test in mild traumatic brain injury patients：a criterion-groups validation design.[J].J Neuropsychol, 2014, 8：20-33.

[84] GARRIDO M I, KILNER J M, STEPHAN K E, et al. The mismatch negativity: a review of underlying mechanisms[J]. Clinical neurophysiology, 2009, 120(3): 453-463.

[85] GEETS W, LOUETTE N. EEG and brain-stem evoked potentials in 125 recent concussions[J]. Revue d'electroencephalographie et de neurophysiologie clinique, 1983, 13(3): 253.

[86] GORDON S M, FRANASZCZUK P J, HAIRSTON W D, et al. Comparing parametric and nonparametric methods for detecting phase synchronization in EEG.[J].J. Neurosci. Methods, 2013, 212: 247-258. .

[87] GORGORAPTIS N, ZAW-LINN J, FEENEY C, et al. Cognitive impairment and health-related quality of life following traumatic brain injury[J]. NeuroRehabilitation, 2019, 44(3): 321-331.

[88] GRACE A A. The tonic/phasic model of dopamine system regulation: its relevance for understanding how stimulant abuse can alter basal ganglia function.[J].Drug Alcohol Depend, 1995, 37: 111-129.

[89] GAUTHIER S, LEBLANC J, SERESOVA A, et al. Acute prediction of outcome and cognitive-communication impairments following traumatic brain injury: The influence of age, education and site of lesion[J]. Journal of communication disorders, 2018, 73: 77-90.

[90] GREENBERG R P, DUCKER T B. Evoked potentials in the clinical neurosciences[J]. Journal of neurosurgery, 1982, 56(1): 1-18.

[91] HAN K, MAC DONALD C L, JOHNSON A M, et al. Disrupted modular organization of resting-state cortical functional connectivity in US military personnel following concussive 'mild' blast-related traumatic brain injury[J]. Neuroimage, 2014, 84: 76-96.

[92] HACHINSKI V, IADECOLA C, PETERSEN R C, et al. National Institute of Neurological Disorders and Stroke - Canadian stroke network vascular cognitive impairment harmonization standards[J]. Stroke, 2006, 37(9): 2220-2241.

[93] HAY J R, JOHNSON V E, YOUNG A M H, et al. Blood-brain barrier disruption is an early event that may persist for many years after traumatic brain injury in humans[J]. Journal of neuropathology and experimental neurology, 2015, 74(12): 1147-1157.

[94] HACK D, HUFF J S, CURLEY K, et al. Increased prognostic accuracy of TBI when a brain electrical activity biomarker is added to loss of consciousness (LOC)[J]. The American Journal of Emergency Medicine, 2017, 35(7): 949-952.

[95] HAJCAK G, MACNAMARA A, OLVET D M. Event-related potentials, emotion, and emotion regulation: an integrative review[J]. Developmental neuropsychology, 2010, 35(2): 129-155.

[96] HÄMÄLÄINEN M, HARI R, ILMONIEMI R J, et al. Magnetoencephalography—theory, instrumentation, and applications to noninvasive studies of the working human brain[J]. Reviews of modern Physics, 1993, 65(2): 413.

[97] HANEEF Z, LEVIN HARVEY S, FROST JAMES D, et al. Electroencephalography and quantitative electroencephalography in mild traumatic brain injury.[J].J. Neurotrauma, 2013, 30: 653-656. .

[98] HAZAN E, ZHANG J, BRENKEL M, et al. Getting clocked: screening for TBI-related cognitive impairment with the clock drawing test[J]. Brain injury, 2017, 31(11): 1501-1506.

[99] HE J, ZHENG Y, FAN L, et al. Automatic processing advantage of cartoon face in Internet gaming disorder: evidence from P100, N170, P200 and MMN[J]. Frontiers in psychiatry, 2019,

10：824.

[100] HESSEN E，NESTVOLD K. Indicators of complicated mild TBI predict MMPI-2 scores after 23 years[J]. Brain Injury，2009，23(3)：234-242.

[101] HINOJOSA J A，MERCADO F，CARRETIÉ L. N170 sensitivity to facial expression：A meta-analysis.[J].Neurosci Biobehav Rev，2015，55：498-509.

[102] HUANG M X，NICHOLS S，BAKER D G，et al. Single-subject-based whole-brain MEG slow-wave imaging approach for detecting abnormality in patients with mild traumatic brain injury[J]. NeuroImage：Clinical，2014，5：109-119.

[103] HUANG M X，NICHOLS S，ROBB A，et al. An automatic MEG low-frequency source imaging approach for detecting injuries in mild and moderate TBI patients with blast and non-blast causes [J]. Neuroimage，2012，61(4)：1067-1082.

[104] HEYANKA D J，THALER N S，LINCK J F，et al. A factor analytic approach to the validation of the Word Memory Test and Test of Memory Malingering as measures of effort and not memory[J]. Archives of Clinical Neuropsychology，2015，30(5)：369-376.

[105] HUANG M X，ROBB SWAN A，ANGELES QUINTO A，et al. Resting-State Magnetoencephalography Source Imaging Pilot Study in Children with Mild Traumatic Brain Injury[J]. Journal of Neurotrauma，2020，37(7)：994-1001.

[106] HENRY JULIE D，CRAWFORD JOHN R. A meta-analytic review of verbal fluency performance in patients with traumatic brain injury.[J].Neuropsychology，2004，18：621-628.

[107] HUMMEL F，ANDRES F，ALTENMÜLLER E，et al. Inhibitory control of acquired motor programmes in the human brain[J]. Brain，2002，125(2)：404-420.

[108] HUSTER RENÉ J，ENRIQUEZ-GEPPERT S，LAVALLEE CHRISTINA F，et al. Electroencephalography of response inhibition tasks：functional networks and cognitive contributions.[J]. Int J Psychophysiol，2013，87：217-233.

[109] IANOF J N，ANGHINAH R. Traumatic brain injury：an EEG point of view[J]. Dementia & Neuropsychologia，2017，11(1)：3-5.

[110] IVERSON GRANT L，LOVELL MARK R，COLLINS MICHAEL W. Validity of ImPACT for measuring processing speed following sports-related concussion.[J].J Clin Exp Neuropsychol，2005，27：683-689.

[111] JOHNSON B，ZHANG K，GAY M，et al. Alteration of brain default network in subacute phase of injury in concussed individuals：resting-state fMRI study[J]. Neuroimage，2012，59(1)：511-518.

[112] JACOBS M L，DONDERS J. Criterion validity of the California Verbal Learning Test-(CVLT-II) after traumatic brain injury[J]. Archives of clinical neuropsychology，2007，22(2)：143-149.

[113] JONES A. Test of memory malingering：Cutoff scores for psychometrically defined malingering groups in a military sample[J]. The Clinical Neuropsychologist，2013，27(6)：1043-1059.

[114] JOHNSON V E，STEWART W，SMITH D H. Axonal pathology in traumatic brain injury[J]. Experimental neurology，2013，246：35-43.

[115] JURANEK J，JOHNSON C P，PRASAD M R，et al. Mean diffusivity in the amygdala correlates with anxiety in pediatric TBI[J]. Brain imaging and behavior，2012，6(1)：36-48.

[116] JONKMAN LISA M. The development of preparation，conflict monitoring and inhibition from

early childhood to young adulthood: a Go/Nogo ERP study. [J]. Brain Res., 2006, 1097: 181-193.

[117] JAYWANT A, BARREDO J, AHERN D C, et al. Neuropsychological assessment without upper limb involvement: a systematic review of oral versions of the Trail Making Test and Symbol-Digit Modalities Test[J]. Neuropsychological Rehabilitation, 2018, 28(7): 1055-1077.

[118] KUHTZ - BUSCHBECK J P, HOPPE B, GÖLGE M, et al. Sensorimotor recovery in children after traumatic brain injury: analyses of gait, gross motor, and fine motor skills[J]. Developmental Medicine & Child Neurology, 2003, 45(12): 821-828.

[119] KUROWSKI B, WADE S L, CECIL K M, et al. Correlation of diffusion tensor imaging with executive function measures after early childhood traumatic brain injury[J]. Journal of pediatric rehabilitation medicine, 2009, 2(4): 273-283.

[120] KANE N M, CURRY S H, BUTLER S R, et al. Electrophysiological indicator of awakening from coma.[J].Lancet, 1993, 341: 688.

[121] KIRK IAN J, MACKAY JAMES C. The role of theta-range oscillations in synchronising and integrating activity in distributed mnemonic networks.[J].Cortex, 2003, 39: 993-1008. .

[122] KLIMESCH W. Memory processes, brain oscillations and EEG synchronization[J]. International journal of psychophysiology, 1996, 24(1-2): 61-100.

[123] KLIMESCH W. EEG-alpha rhythms and memory processes[J]. International Journal of psychophysiology, 1997, 26(1-3): 319-340.

[124] KATZ N, ITZKOVICH M, AVERBUCH S, et al. Loewenstein Occupational Therapy Cognitive Assessment (LOTCA) battery for brain-injured patients: reliability and validity. [J]. Am J Occup Ther, 1989, 43: 184-192.

[125] KLIMESCH W. EEG alpha and theta oscillations reflect cognitive and memory performance: a review and analysis.[J].Brain Res. Brain Res. Rev., 1999, 29: 169-195. .

[126] KNYAZEV G G, SLOBODSKAYA H R, AFTANAS L I, et al. EEG correlates of emotional problems and conduct disorder in schoolchildren[J]. Human Physiology, 2002, 28(3): 263-268.

[127] KANSER ROBERT J, RAPPORT LISA J, BASHEM JESSE R, et al. Detecting malingering in traumatic brain injury: Combining response time with performance validity test accuracy.[J]. Clin Neuropsychol, 2019, 33: 90-107.

[128] KNYAZEV GENNADY G. Motivation, emotion, and their inhibitory control mirrored in brain oscillations.[J].Neurosci Biobehav Rev, 2007, 31: 377-395. .

[129] KNYAZEV G G, SLOBODSKAYA H R, SAFRONOVA M V, et al. Personality, psychopathology and brain oscillations [J]. Personality and individual differences, 2003, 35 (6): 1331-1349.

[130] KOENIGS M, HUEY E D, CALAMIA M, et al. Distinct regions of prefrontal cortex mediate resistance and vulnerability to depression [J]. Journal of Neuroscience, 2008, 28 (47): 12341-12348.

[131] KOUFEN H, DICHGANS J. Frequency and course of posttraumatic EEG-abnormalities and their correlations with clinical symptoms: A systematic follow up study in 344 adults[J]. Fortschritte der Neurologie, Psychiatrie und ihrer Grenzgebiete, 1978, 165-177.

[132] KODAMA T, MORITA K, DOI R, et al. Neurophysiological analyses in different color envi-

ronments of cognitive function in patients with traumatic brain injury[J]. Journal of neurotrauma, 2010, 27(9): 1577-1584.

[133]　LEUNISSEN I, COXON P, CAEYENBERGHS K, et al. Subcortical volume analysis in traumatic brain injury: the importance of the fronto-striato-thalamic circuit in task switching [J].Cortex, 2014, 51: 67-81.

[134]　LEVIN H S, WILDE E A, CHU Z L, et al. Diffusion tensor imaging in relation to cognitive and functional outcome of traumatic brain injury in children [J].J Head Trauma Rehabil, 2008, 23: 197-208.

[135]　LAMBERTZ M, LANGHORST P.Simultaneous changes of rhythmic organization in brainstem neurons, respiration, cardiovascular system and EEG between 0.05 Hz and 0.5 Hz [J].J Auton Nerv Syst, 1998, 68: 58-77. .

[136]　LAVIN A, GRACE A A.Physiological properties of rat ventral pallidal neurons recorded intracellularly in vivo [J].J Neurophysiol, 1996, 75: 1432-1443. .

[137]　LAWTON T, HUANG M X.Dynamic cognitive remediation for a Traumatic Brain Injury (TBI) significantly improves attention, working memory, processing speed, and reading fluency [J]. Restor Neurol Neurosci, 2019, 37: 71-86. .

[138]　LEVAN A, BLACK G, MIETCHEN J, et al. Right frontal pole cortical thickness and executive functioning in children with traumatic brain injury: the impact on social problems [J].Brain Imaging Behav, 2016, 10: 1090-1095.

[139]　LANGE F, SEER C, KOPP B. Cognitive flexibility in neurological disorders: Cognitive components and event-related potentials [J]. Neuroscience & Biobehavioral Reviews, 2017, 83: 496-507.

[140]　LAMERS M J M, ROELOFS A, RABELING-KEUS I M.Selective attention and response set in the Stroop task [J].Mem Cognit, 2010, 38: 893-904.

[141]　LEUNG L S, YIM C Y.Rhythmic delta-frequency activities in the nucleus accumbens of anesthetized and freely moving rats [J].Can J Physiol Pharmacol, 1993, 71: 311-320. .

[142]　LEW H L, DIKMEN S, SLIMP J, et al. Use of somatosensory-evoked potentials and cognitive event-related potentials in predicting outcomes of patients with severe traumatic brain injury [J]. Am J Phys Med Rehabil, 2003, 82: 53-61.

[143]　LEW H L, GRAY M, POOLE J H. Simultaneous measurement of perceptual and motor cortical potentials: implications for assessing information processing in traumatic brain injury [J]. American journal of physical medicine & rehabilitation, 2009, 88(1): 1-6.

[144]　LEW H L, LEE E H, PAN S S L, et al. Electrophysiologic abnormalities of auditory and visual information processing in patients with traumatic brain injury [J]. Am J Phys Med Rehabil, 2004, 83: 428-433. .

[145]　LEW H L, POOLE J H, CHIANG J Y P, et al. Event-related potential in facial affect recognition: potential clinical utility in patients with traumatic brain injury [J].J Rehabil Res Dev, 2005, 42: 29-34.

[146]　LEWINE J D, DAVIS J T, SLOAN J H, et al. Neuromagnetic assessment of pathophysiologic brain activity induced by minor head trauma [J].AJNR Am J Neuroradiol, 1999, 20: 857-866. .

[147]　LANGELUDDECKE P M, LUCAS S K.Wechsler Adult Intelligence Scale-Third Edition findings

in relation to severity of brain injury in litigants [J].Clin Neuropsychol，2003，17：273-284.

[148] LEWINE J D，PLIS S，ULLOA A，et al. Quantitative EEG biomarkers for mild traumatic brain injury [J]. Journal of Clinical Neurophysiology，2019，36(4)：298-305.

[149] LI B Y，TANG H D，CHEN S D.Retrieval Deficiency in Brain Activity of Working Memory in Amnesic Mild Cognitive Impairment Patients：A Brain Event-Related Potentials Study [J].Front Aging Neurosci，2016，8：54. .

[150] LUO Q，XU D，ROSKOS T，et al. Complexity analysis of resting state magnetoencephalography activity in traumatic brain injury patients [J]. Journal of neurotrauma，2013，30(20)：1702-1709.

[151] MCCAULEY S R，WILDE E A，BIGLER E D，et al. Diffusion tensor imaging of incentive effects in prospective memory after pediatric traumatic brain injury [J].J Neurotrauma，2011，28：503-516.

[152] MADDOCKS D，SALING M. Neuropsychological deficits following concussion [J]. Brain Injury，1996，10(2)：99-104.

[153] MATTHEWS G，AMELANG M. Extraversion，arousal theory and performance：A study of individual differences in the EEG [J]. Personality and individual differences，1993，14(2)：347-363.

[154] MAZZINI L，ZACCALA M，GARERI F，et al. Long-latency auditory-evoked potentials in severe traumatic brain injury [J].Arch Phys Med Rehabil，2001，82：57-65.

[155] MCCREA M，BROGLIO S P，MCALLISTER T W，et al. Association of blood biomarkers with acute sport-related concussion in collegiate athletes：findings from the NCAA and Department of Defense CARE Consortium [J]. JAMA network open，2020，3(1)：e1919771.

[156] MEYER-LINDENBERG A.The evolution of complexity in human brain development：an EEG study [J].Electroencephalogr Clin Neurophysiol，1996，99：405-411.

[157] MICHEL C M，LEHMANN D，HENGGELER B，et al. Localization of the sources of EEG delta，theta，alpha and beta frequency bands using the FFT dipole approximation [J].Electroencephalogr Clin Neurophysiol，1992，82：38-44.

[158] MISSONNIER P，DEIBER M-P，GOLD G，et al. Working memory load-related electroencephalographic parameters can differentiate progressive from stable mild cognitive impairment [J].Neuroscience，2007，150：346-356. .

[159] MOPPETT I K. Traumatic brain injury：assessment，resuscitation and early management [J]. British Journal of Anaesthesia，2007，99(1)：18-31.

[160] MORITA M，NAKAHARA K，HAYASHI T.A rapid presentation event-related functional magnetic resonance imaging study of response inhibition in macaque monkeys [J].Neurosci Lett，2004，356：203-206. .

[161] MOSER J S，HAJCAK G，BUKAY E，et al. Intentional modulation of emotional responding to unpleasant pictures：an ERP study [J].Psychophysiology，2006，43：292-296.

[162] MÜLLER A，CANDRIAN G，DALL'ACQUA P，et al. Altered cognitive processes in the acute phase of mTBI：an analysis of independent components of event-related potentials [J].Neuroreport，2015，26：952-957. .

[163] MÜLLER S V，VON SCHWEDER A J，FRANK B，et al. The effects of proprioceptive stimulation on cognitive processes in patients after traumatic brain injury [J].Arch Phys Med Rehabil，

2002，83：115-121.

[164] MAKDISSI M，COLLIE A，MARUFF P，et al. Computerised cognitive assessment of concussed Australian Rules footballers [J].Br J Sports Med，2001，35：354-360.

[165] MITCHELL ALEX J.A meta-analysis of the accuracy of the mini-mental state examination in the detection of dementia and mild cognitive impairment [J].J Psychiatr Res，2009，43：411-431.

[166] MCDOWELL S，WHYTE J，D'ESPOSITO M.Working memory impairments in traumatic brain injury：evidence from a dual-task paradigm [J].Neuropsychologia，1997，35：1341-1353.

[167] MULLER M D，RYAN E J，KIM C，et al. Test-retest reliability of Purdue Pegboard performance in thermoneutral and cold ambient conditions [J].Ergonomics，2011，54：1081-1087.

[168] NAIR D G. About being BOLD [J]. Brain Research Reviews，2005，50(2)：229-243.

[169] NATHAN D E，OAKES T R，YEH P H，et al. Exploring variations in functional connectivity of the resting state default mode network in mild traumatic brain injury [J].Brain Connect，2015，5：102-114.

[170] NÄÄTÄNEN R，PAKARINEN S，RINNE T，et al. The mismatch negativity（MMN）：towards the optimal paradigm [J].Clin Neurophysiol，2004，115：140-144.

[171] NATIV A，LAZARUS J A，NATIV J，et al. Potentials associated with the Go/No-Go paradigm in traumatic brain injury [J].Arch Phys Med Rehabil，1994，75：1322-1326. .

[172] NEAL J，STROTHKAMP S，BEDINGAR E，et al. Discriminating Fake From True Brain Injury Using Latency of Left Frontal Neural Responses During Old/New Memory Recognition [J]. Front Neurosci，2019，13：988.

[173] NIEUWENHUIS S，YEUNG N，VAN DEN WILDENBERG W，et al. Electrophysiological correlates of anterior cingulate function in a go/no-go task：effects of response conflict and trial type frequency [J]. Cognitive, affective, & behavioral neuroscience，2003，3(1)：17-26.

[174] NASREDDINE Z S，PHILLIPS N A，BÉDIRIAN V，et al. The Montreal Cognitive Assessment，MoCA：a brief screening tool for mild cognitive impairment [J]. Journal of the American Geriatrics Society，2005，53(4)：695-699.

[175] NISHITANI N，Dynamics of cognitive processing in the human hippocampus by neuromagnetic and neurochemical assessments [J].Neuroimage，2003，20：561-571. .

[176] NUWER M，Assessment of digital EEG，quantitative EEG，and EEG brain mapping：report of the American Academy of Neurology and the American Clinical Neurophysiology Society [J]. Neurology，1997，49：277-292.

[177] OLOFSSON J K，NORDIN S，SEQUEIRA H，et al. Affective picture processing：an integrative review of ERP findings [J].Biol Psychol，2008，77：247-265.

[178] OZEN LANA J，FERNANDES MYRA A，CLARK AMANDA J，et al. Evidence of cognitive decline in older adults after remote traumatic brain injury：an exploratory study [J].Neuropsychol Dev Cogn B Aging Neuropsychol Cogn，2015，22：517-533.

[179] O'BRYANT SID E，HUMPHREYS JOY D，SMITH GLENN E，et al. Detecting dementia with the mini-mental state examination in highly educated individuals [J].Arch. Neurol，2008，65：963-967.

[180] PALACIOS EVA M，SALA-LLONCH R，JUNQUE C，et al. Resting-state functional magnetic

resonance imaging activity and connectivity and cognitive outcome in traumatic brain injury [J].
JAMA Neurol，2013，70：845-851.

[181] PARÉ D. Role of the basolateral amygdala in memory consolidation [J]. Progress in neurobiology，2003，70(5)：409-420.

[182] PANWAR N，PUROHIT D，DEO SINHA V，et al. Evaluation of extent and pattern of neuro-cognitive functions in mild and moderate traumatic brain injury patients by using Montreal Cognitive Assessment (MoCA) score as a screening tool：An observational study from India [J].Asian J Psychiatr，2019，41：60-65.

[183] PORTER KATHERINE E，STEIN MURRAY B，MARTIS B，et al. Postconcussive symptoms (PCS) following combat-related traumatic brain injury (TBI) in Veterans with posttraumatic stress disorder (PTSD)：Influence of TBI，PTSD，and depression on symptoms measured by the Neurobehavioral Symptom Inventory (NSI) [J].J Psychiatr Res，2018，102：8-13.

[184] PETTEMERIDOU E，KENNEDY MARY R T，CONSTANTINIDOU F.Executive functions，self-awareness and quality of life in chronic moderate-to-severe TBI [J].NeuroRehabilitation，2020，46：109-118.

[185] PANDIT ANAND S，EXPERT P，LAMBIOTTE R，et al. Traumatic brain injury impairs small-world topology [J].Neurology，2013，80：1826-1833.

[186] PERLSTEIN WILLIAM M，COLE MICHAEL A，DEMERY JASON A，et al. Parametric manipulation of working memory load in traumatic brain injury：behavioral and neural correlates [J].J Int Neuropsychol Soc，2004，10：724-741.

[187] PACHALSKA M，ŁUKOWICZ M，KROPOTOV JURI D，et al. Evaluation of differentiated neurotherapy programs for a patient after severe TBI and long term coma using event-related potentials [J].Med Sci Monit，2011，17：CS120-CS128. .

[188] PARKS ANDREW C，MOORE ROBERT D，WU C T，et al. The association between a history of concussion and variability in behavioral and neuroelectric indices of cognition [J].Int J Psychophysiol，2015，98：426-434. .

[189] POLICH J，HERBST K L.P300 as a clinical assay：rationale，evaluation，and findings [J].Int J Psychophysiol，2000，38：3-19.

[190] PINTO TIAGO C C，MACHADO L，BULGACOV TATIANA M，et al. Is the Montreal Cognitive Assessment (MoCA) screening superior to the Mini-Mental State Examination (MMSE) in the detection of mild cognitive impairment (MCI) and Alzheimer's Disease (AD) in the elderly? [J].Int Psychogeriatr，2019，31：491-504.

[191] PLENGER P，KRISHNAN K，CLOUD M，et al. fNIRS-based investigation of the Stroop task after TBI [J].Brain Imaging Behav，2016，10：357-366.

[192] ROGERS B P，MORGAN V L，NEWTON A T，et al. Assessing functional connectivity in the human brain by fMRI [J]. Magnetic resonance imaging，2007，25(10)：1347-1357.

[193] RANDALL WILLIAM M，SMITH JANETTE L.Conflict and inhibition in the cued-Go/NoGo task [J].Clin Neurophysiol，2011，122：2400-2407. .

[194] RAPP PAUL E，KEYSER DAVID O，ALBANO A，et al. Traumatic brain injury detection using electrophysiological methods [J].Front Hum Neurosci，2015，9：11.

[195] ROCHE RICHARD A P，DOCKREE PAUL M，GARAVAN H，et al. EEG alpha power changes

reflect response inhibition deficits after traumatic brain injury (TBI) in humans [J].Neurosci Lett，2004，362：1-5.

[196] ROJO-MOTA G，PEDRERO-PÉREZ EDUARDO J，RUIZ-SÁNCHEZ DE LEÓN JOSÉ M，et al. Loewenstein Occupational Therapy Cognitive Assessment to Evaluate People with Addictions [J].Occup Ther Int，2017，2017：2750328.

[197] RIGON A，SCHWARB H，KLOOSTER N，et al. Spatial relational memory in individuals with traumatic brain injury [J].J Clin Exp Neuropsychol，2020，42：14-27.

[198] ROBERTS CAROLINE M，SPITZ G，MUNDY M，et al. Retrograde Autobiographical Memory From PTA Emergence to Six-Month Follow-Up in Moderate to Severe Traumatic Brain Injury [J].J Neuropsychiatry Clin Neurosci，2019，31：112-122.

[199] RÖSCHKE J，FELL J.Spectral analysis of P300 generation in depression and schizophrenia [J]. Neuropsychobiology，1997，35：108-114.

[200] RAKERS SANDRA E，SCHEENEN MYRTHE E，WESTERHOF-EVERS HERMA J，et al. Executive functioning in relation to coping in mild versus moderate-severe traumatic brain injury [J].Neuropsychology，2018，32：213-219.

[201] ROLIN SUMMER N，MULLEN CHRISTINE M，VACCARIELLO E，et al. Examining the Cognitive Proficiency Index in rehabilitation patients [J].Appl Neuropsychol Adult，2019，undefined：1-10.

[202] SMITS M，DIPPEL DIEDERIK W J，HOUSTON GAVIN C，et al. Postconcussion syndrome after minor head injury：brain activation of working memory and attention [J].Hum Brain Mapp，2009，30：2789-2803.

[203] SU C Y，CHEN W L，TSAI P C，et al. Psychometric properties of the Loewenstein Occupational Therapy Cognitive Assessment-Second Edition in Taiwanese persons with schizophrenia [J].Am J Occup Ther，2007，61：108-118.

[204] SUCHAN J，RORDEN C，KARNATH H O. Neglect severity after left and right brain damage [J]. Neuropsychologia，2012，50(6)：1136-1141.

[205] SAMUEL ROY D，ZAVDY O，LEVAV M，et al. The Effects of Maximal Intensity Exercise on Cognitive Performance in Children [J].J Hum Kinet，2017，57：85-96.

[206] SOLDATOVIC-STAJIC B，MISIC-PAVKOV G，BOZIC K，et al. Neuropsychological and neurophysiological evaluation of cognitive deficits related to the severity of traumatic brain injury [J]. Eur Rev Med Pharmacol Sci，2014，18：1632-1637. .

[207] SON B C，PARK C K，CHOI B G，et al. Metabolic changes in pericontusional oedematous areas in mild head injury evaluated by 1H MRS [J].Acta Neurochir. Suppl，2000，76：13-16.

[208] SPIELBERG JEFFREY M，MCGLINCHEY REGINA E，MILBERG WILLIAM P，et al. Brain network disturbance related to posttraumatic stress and traumatic brain injury in veterans. [J]. Biol Psychiatry，2015，78：210-216.

[209] STAMM JULIE M，KOERTE INGA K，MUEHLMANN M，et al. Age at First Exposure to Football Is Associated with Altered Corpus Callosum White Matter Microstructure in Former Professional Football Players [J].J Neurotrauma，2015，32：1768-1776.

[210] SADATO N，NAKAMURA S，OOHASHI T，et al. Neural networks for generation and suppression of alpha rhythm：a PET study [J].Neuroreport，1998，9：893-897. .

[211] SALLINEN M, KAARTINEN J, LYYTINEN H. Is the appearance of mismatch negativity during stage 2 sleep related to the elicitation of K-complex? [J].Electroencephalogr Clin Neurophysiol, 1994, 91: 140-148. .

[212] SAMS M, PAAVILAINEN P, ALHO K, et al. Auditory frequency discrimination and event-related potentials [J]. Electroencephalography and Clinical Neurophysiology/Evoked Potentials Section, 1985, 62(6): 437-448.

[213] SAUSENG P, KLIMESCH W, STADLER W, et al. A shift of visual spatial attention is selectively associated with human EEG alpha activity [J], Eur J Neurosci, 2005, 22: 2917-2926. .

[214] SCHUPP HARALD T, OHMAN A, JUNGHÖFER M et al. The facilitated processing of threatening faces: an ERP analysis.[J].Emotion, 2004, 4: 189-200.

[215] SCHÜRMANN M, BAŞAR-EROGLU C, KOLEV V, et al. Delta responses and cognitive processing: single-trial evaluations of human visual P300 [J]. Int J Psychophysiol, 2001, 39: 229-239.

[216] SEIDENBECHER T, LAXMI T R, STORK O, et al. Amygdalar and hippocampal theta rhythm synchronization during fear memory retrieval [J].Science, 2003, 301: 846-850. .

[217] SHIN S S, BALES J W, DIXON C E, et al. Structural imaging of mild traumatic brain injury may not be enough: overview of functional and metabolic imaging of mild traumatic brain injury [J]. Brain imaging and behavior, 2017, 11(2): 591-610.

[218] SIAPAS ATHANASSIOS G, LUBENOV EVGUENIY V, WILSON MATTHEW A.Prefrontal phase locking to hippocampal theta oscillations [J].Neuron, 2005, 46: 141-151.

[219] SILVA L R, AMITAI Y, CONNORS B W.Intrinsic oscillations of neocortex generated by layer 5 pyramidal neurons [J].Science, 1991, 251: 432-435. .

[220] SLOBOUNOV S, SEBASTIANELLI W, HALLETT M.Residual brain dysfunction observed one year post-mild traumatic brain injury: combined EEG and balance study [J].Clin Neurophysiol, 2012, 123: 1755-1761. .

[221] SILVA P H R, SPEDO C T, BARREIRA A A, et al. Symbol Digit Modalities Test adaptation for Magnetic Resonance Imaging environment: A systematic review and meta-analysis [J]. Mult Scler Relat Disord, 2018, 20: 136-143.

[222] SRINIVASAN R.Spatial structure of the human alpha rhythm: global correlation in adults and local correlation in children [J].Clin Neurophysiol, 1999, 110: 1351-1362. .

[223] STERIADE M, GLOOR P, LLINAS R R, et al. Basic mechanisms of cerebral rhythmic activities [J]. Electroencephalography and clinical neurophysiology, 1990, 76(6): 481-508.

[224] STIELL I G, WELLS G A, VANDEMHEEN K, et al. Variation in ED use of computed tomography for patients with minor head injury [J]. Annals of emergency medicine, 1997, 30(1): 14-22.

[225] SUN H Y, LI Q, CHEN X P, et al. Mismatch negativity, social cognition, and functional outcomes in patients after traumatic brain injury [J].Neural Regen Res, 2015, 10: 618-623.

[226] TOLL RUSSELL T, WU W, NAPARSTEK S, et al. An Electroencephalography Connectomic Profile of Posttraumatic Stress Disorder [J].Am J Psychiatry, 2020, 177: 233-243.

[227] TUNG L C, YU W H, LIN G H, et al. Development of a Tablet-based symbol digit modalities test for reliably assessing information processing speed in patients with stroke [J].Disabil Reha-

bil，2016，38：1952-1960.

[228] TALWAR NATASHA A，CHURCHILL NATHAN W，HIRD MEGAN A，et al. The Neural Correlates of the Clock-Drawing Test in Healthy Aging [J].Front Hum Neurosci, 2019, 13：25.

[229] TOMBAUGH T N, MCINTYRE N J. The mini - mental state examination：a comprehensive review [J]. Journal of the American Geriatrics Society，1992，40(9)：922-935.

[230] TSAPKINI K，VLAHOU C H，POTAGAS C.Adaptation and validation of standardized aphasia tests in different languages：Lessons from the Boston Diagnostic Aphasia Examination - Short Form in Greek [J].Behav Neurol, 2010, 22：111-119.

[231] TOLONEN A，SÄRKELÄ MIKA O K，TAKALA RIIKKA S K，et al. Quantitative EEG Parameters for Prediction of Outcome in Severe Traumatic Brain Injury：Development Study [J]. Clin EEG Neurosci, 2018, 49：248-257.

[232] ULETT G A，CLAUSSEN F B.A spring-pressure-contact electrode for use in electroencephalographic recording [J].Science, 1944, 99：85-86.

[233] VAKHTIN ANDREI A，CALHOUN VINCE D，JUNG REX E，et al. Changes in intrinsic functional brain networks following blast-induced mild traumatic brain injury [J].Brain Inj, 2013, 27：1304-1310.

[234] VAN B，GHESQUIÈRE P，LAGAE L，et al. Mathematical Difficulties and White Matter Abnormalities in Subacute Pediatric Mild Traumatic Brain Injury [J]. Neurotrauma, 2015, 32：1567-1578.

[235] VALLESI A.Targets and non-targets in the aging brain：A go/nogo event-related potential study [J].Neurosci Lett, 2011, 487：313-317. .

[236] VANNI S，REVONSUO A，HARI R.Modulation of the parieto-occipital alpha rhythm during object detection [J].J. Neurosci, 1997, 17：7141-7147. .

[237] VERTES ROBERT P.Hippocampal theta rhythm：a tag for short-term memory [J].Hippocampus, 2005, 15：923-935. .

[238] VESPA PAUL M，BOSCARDIN W JOHN，HOVDA DAVID A，et al. Early and persistent impaired percent alpha variability on continuous electroencephalography monitoring as predictive of poor outcome after traumatic brain injury [J].J Neurosurg, 2002, 97：84-92.

[239] VOS L，WILLIAMS M W，PORITZ J M P，et al. The discrepancy between cognitive complaints and neuropsychological test findings in persons with traumatic brain injury [J]. The Journal of head trauma rehabilitation, 2020, 35(4)：E382-E392.

[240] VÄLIMÄKI M，MISHINA K，KAAKINEN JOHANNA K，et al. Digital Gaming for Improving the Functioning of People With Traumatic Brain Injury：Randomized Clinical Feasibility Study [J].J Med Internet Res, 2018, 20：e77.

[241] VIETH J B，KOBER H，GRUMMICH P.Sources of spontaneous slow waves associated with brain lesions，localized by using the MEG [J].Brain Topogr, 1996, 8：215-221.

[242] WANG Z Q，YAN C G，ZHAO C，et al. Spatial patterns of intrinsic brain activity in mild cognitive impairment and Alzheimer's disease：a resting-state functional MRI study [J].Hum Brain Mapp, 2011, 32：1720-1740.

[243] WOODS STEVEN P，DELIS DEAN C，SCOTT J C，et al. The California Verbal Learning Test--second edition：test-retest reliability, practice effects, and reliable change indices for the

standard and alternate forms [J].Arch Clin Neuropsychol，2006，21：413-420.

[244] WATTS D J，STROGATZ S H. Collective dynamics of 'small-world' networks [J]. nature，1998，393(6684)：440-442.

[245] WOZNIAK JEFFREY R，KRACH LINDA，WARD E，et al. Neurocognitive and neuroimaging correlates of pediatric traumatic brain injury：a diffusion tensor imaging (DTI) study [J].Arch Clin Neuropsychol，2007，22：555-568.

[246] WU TREVOR C，WILDE ELISABETH A，BIGLER ERIN D，et al. Longitudinal changes in the corpus callosum following pediatric traumatic brain injury [J].Dev Neurosci，2010，32：361-373.

[247] WRIGHT MATTHEW J，SCHMITTER-EDGECOMBE M.The impact of verbal memory encoding and consolidation deficits during recovery from moderate-to-severe traumatic brain injury [J].J Head Trauma Rehabil，2011，26：182-191.

[248] WILDE ELISABETH A，BOUIX S，TATE DAVID F，et al. Advanced neuroimaging applied to veterans and service personnel with traumatic brain injury：state of the art and potential benefits [J].Brain Imaging Behav，2015，9：367-402.

[249] WOODS DAVID L，WYMA JOHN M，HERRON TIMOTHY J，et al. The Effects of Aging，Malingering，and Traumatic Brain Injury on Computerized Trail-Making Test Performance [J].PLoS ONE，2015，10：e0124345.

[250] WEST LAURA K，CURTIS KELLY L，GREVE KEVIN W，et al. Memory in traumatic brain injury：the effects of injury severity and effort on the Wechsler Memory Scale-III [J].J Neuropsychol，2011，5：114-125.

[251] WHYTE ENDA F，GIBBONS N，KERR G，et al. Effect of a High-Intensity，Intermittent-Exercise Protocol on Neurocognitive Function in Healthy Adults：Implications for Return-to-Play Management After Sport-Related Concussion [J].J Sport Rehabil，2015，24：undefined.

[252] WOODS ADAM J，MARK VICTOR W.Convergent validity of executive organization measures on cancellation [J].J Clin Exp Neuropsychol，2007，29：719-723.

[253] WALKER ALEXANDRA J，BATCHELOR J，SHORES E A，et al. Diagnostic efficiency of demographically corrected Wechsler Adult Intelligence Scale-III and Wechsler Memory Scale-III indices in moderate to severe traumatic brain injury and lower education levels [J].J Int Neuropsychol Soc，2009，15：938-950.

[254] YALLAMPALLI R，WILDE ELISABETH A，BIGLER ERIN D，et al. Acute white matter differences in the fornix following mild traumatic brain injury using diffusion tensor imaging [J].J Neuroimaging，2013，23：224-227. .

[255] YUAN W H，WADE SHARI L，BABCOCK L.Structural connectivity abnormality in children with acute mild traumatic brain injury using graph theoretical analysis [J].Hum Brain Mapp，2015，36：779-792. .

[256] YUH ESTHER L，MUKHERJEE P，LINGSMA HESTER F，et al. Magnetic resonance imaging improves 3-month outcome prediction in mild traumatic brain injury [J].Ann. Neurol，2013，73：224-235.

[257] YUAN J J，HE Y Y，ZHANG Q L，et al. Gender differences in behavioral inhibitory control：ERP evidence from a two-choice oddball task [J].Psychophysiology，2008，45：986-993.

[258] YUAN P，RAZ N.Prefrontal cortex and executive functions in healthy adults：a meta-analysis of

structural neuroimaging studies [J].Neurosci Biobehav Rev，2014，42：180-192.

[259] ZHAN J，GAO L，ZHOU F Q，et al. Amplitude of Low-Frequency Fluctuations in Multiple-Frequency Bands in Acute Mild Traumatic Brain Injury [J].Front Hum Neurosci，2016，10：27.

[260] ZHAN L，LEOW ALEX D，JAHANSHAD N，et al. How does angular resolution affect diffusion imaging measures? [J].Neuroimage，2010，49：1357-1371. .

[261] ZHOU Y X，KIERANS A，KENUL D，et al. Mild traumatic brain injury：longitudinal regional brain volume changes [J].Radiology，2013，267：880-890.

[262] ZHOU Y X，LUI YVONNE W，ZUO X N，et al. Characterization of thalamo-cortical association using amplitude and connectivity of functional MRI in mild traumatic brain injury [J].J Magn Reson Imaging，2014，39：1558-1568. .

[263] ZARZA-LUCIANEZ D，ARCE-ARCE S，BHATHAL H，et al. Mismatch negativity and conscience level in severe traumatic brain injury [J]. Revista de Neurologia，2007，44(8)：465-468.

[264] ZHAO Q H，GUO Q H，LI F，et al. The Shape Trail Test：application of a new variant of the Trail making test [J].PLoS ONE，2013，8：e57333.

[265] ZHANG B W，ZHAO L，XU J.Electrophysiological activity underlying inhibitory control processes in late-life depression：a Go/Nogo study [J].Neurosci Lett，2007，419：225-230. .

[266] ZUJ DANIEL V，FELMINGHAM KIM L，PALMER MATTHEW A，et al. Neural activity and emotional processing following military deployment：Effects of mild traumatic brain injury and posttraumatic stress disorder [J].Brain Cogn，2017，118：19-26.

[267] ZANINOTTO ANA L，VICENTINI JESSICA E，SOLLA DAVI JORGE F，et al. Visuospatial memory improvement in patients with diffuse axonal injury（DAI）：a 1-year follow-up study [J].Acta Neuropsychiatr，2017，29：35-42.

[268] ZHANG L Y，YANG KING H，KING ALBERT I. A proposed injury threshold for mild traumatic brain injury [J].J Biomech Eng，2004，126：226-236.

[269] ZIHL J，FINK T，PARGENT F，et al. Cognitive reserve in young and old healthy subjects：differences and similarities in a testing-the-limits paradigm with DSST [J]. Plos one，2014，9(1)：e84590.

[270] 闫研，姚顺，曹成龙，等. 基于静息态磁共振的轻型颅脑损伤患者脑小世界网络的研究[J].中华实验外科杂志,2016,33(007):1850-1852.

[271] 占洁. 创伤性脑损伤患者脑功能与结构的磁共振研究[D].南昌:南昌大学,2018.

第四章

颅脑损伤后认知功能障碍的康复治疗

第一节 概　述

颅脑损伤（Traumatic brain injury，TBI）已成为全球致死和致残的主要原因之一。研究表明，TBI每年在全球造成约4 000亿美元的直接成本和间接成本，造成了巨大的社会经济负担。而在我国，由于缺乏最新的流行病学数据，基于以往流行病学数据，中国TBI年发生率为55.4/10万～64.1/10万，病死率约12.99/10万，即便是轻型TBI患者仍然有可能存在严重的躯体和精神后遗症，对患者及家属的生活造成重大影响，因此颅脑损伤是中国乃至世界面临的重大公共卫生问题。

认知功能障碍是颅脑损伤后最常见的后遗症之一，其主要表现为记忆障碍、注意力障碍、执行功能障碍、思维障碍和失算失用等多种形式。认知障碍在额颞叶损伤的患者中较为多见，轻症患者伤后3个月内出现记忆和注意障碍的概率为40%～60%，而中重型颅脑损伤患者可高达90%，认知障碍临床主要表现为注意力无法持续集中，难以完成交谈、阅读及思考，记忆力减退，学习兴趣和语言表达能力下降，分析判断能力减退及工作能力下降等。严重影响了患者日常生活能力和社会适应能力，对其重返社会带来较大困难。

前3章已详细讲述了颅脑损伤后认知功能障碍的病理生理机制、生物学效应及评估诊断技术，本章节将根据近年来国内外颅脑损伤后认知障碍的研究进展，系统阐述认知障碍的康复治疗方法，为颅脑损伤患者的损伤后康复提供参考。

第二节 认知障碍的评估和综合康复管理

当前，对于TBI相关认知障碍的康复治疗选择仍然有限。在临床研究中，研究人员发现TBI患者间存在较大异质性，其原因是损伤的病理生理机制和个体对药物反应不同。因此，在TBI相关认知障碍的康复治疗中，需要根据患者的损伤机制和药物反应，制定个体化治疗和用药方案。

颅脑损伤后认知功能障碍评估是认知障碍康复的重要环节之一。早期准确、客观的认知功能评估，有助于对患者进行分类、评估严重程度，进而指导康复治疗，同时可为后期评估提供基础数据。如前文所述，当前评估认知障碍的临床筛查量表主要为简易智力状态检查量表（MMSE）、蒙特利尔认知评价量表（MoCA）及洛文斯顿作业疗法认知评定量表（LOTCA）。通过该类量表的评估，结合患者临床症状及神经电生理、神经成像等客观检查手段，可对认知障碍患者进行分类和评级，进而有利于为临床工作者进行下一步康复治疗提供依据。

当前，我国针对认知障碍的主要康复管理措施如下。①认知功能训练：主要包括注意力、记忆力和执行功能训练。②药物治疗：临床常用的药物有谷氨酸受体阻断剂、AChE 抑制剂、GABA 环形衍生物、钙拮抗剂和神经营养等药物。③非药物性神经调控：经颅直流电刺激。④高压氧治疗：重型颅脑损伤患者昏迷程度与认知障碍密切相关，高压氧对重型颅脑损伤患者的记忆力、定向力、计算力及近期记忆均有康复作用。接下来将围绕以上 4 个方面，结合当前 TBI 相关认知障碍康复的最新研究进展，旨在将 TBI 相关认知障碍康复过程中所涉及的临床问题和相关文献进行综合分析，为临床判断提供现有最佳的科学依据。

第三节   认知功能训练在 TBI 相关认知障碍中的应用

根据损伤部位不同，TBI 患者可累及记忆、认知控制、语言、空间等认知能力的一项或几项，而认知功能训练则可通过策略学习、提升认知能力、场景式任务等方式来干预 TBI 相关认知障碍，试图延缓或逆转其认知障碍。认知功能训练所涉及的任务可以是嵌套于日常生活场景中的任务，亦可基于注意力、记忆力、认知控制等认知加工过程，以提升这些加工能力的训练任务。常用的注意力训练方法包括猜测游戏、删除作业、时间感训练、数目顺序等，常用的记忆训练方法有联想、背诵、记忆技巧和应用记忆辅助物等方法。本文将重点就注意力、记忆力和执行功能障碍进行详尽描述。

一、注意力缺陷的矫正

注意力障碍，包括信息处理速度、难以保持长期专注、注意力易被转移。往往 TBI 后认知障碍的矫正最先从注意力缺陷开始。注意力包括多种不同成分，如顶叶皮质、丘脑网状核与空间感官刺激与定向相关，前扣带回与目标选择与决策相关，蓝斑、脑干网状结构则负责维持觉醒。然而需要注意的是，注意力的神经控制并非上述脑区所控制的单一认知过程，其神经控制包括大脑皮质、皮质下核团、脑干网状结构等大部分相互协调互相影响。因此，在认识 TBI 患者的注意力缺陷时，需要意识到以下两个问题：

（1）不同部位的颅脑损伤会产生不同性质的注意力障碍，这是不同部位的注意力网络受损所致。

（2）不同部位的颅脑损伤亦可产生相似的注意力障碍，这是由于注意力网络在颅内广泛分布且互相密切相关。

因此，注意力缺陷的矫正前，需要明确注意力缺陷的受损部位，方能更有效有针对性地对 TBI 患者行康复治疗。

研究人员基于文献资料、临床经验及患者反馈等资料，建立了注意力临床模型，其将注意力分为五种类别，并进一步根据其提出的五种注意力编制了恢复训练方案，即为注意力过程训练（attention process training，APT）。目前 APT 已作为训练注意力的工具，被广泛应用于国外的精神医学领域。

研究表明，经过 10 周的 APT 训练后，相较于对照组，赋予 APT 任务的治疗组 TBI 相关注意力缺陷患者自觉注意力和记忆能力有显著改善，且神经心理量表提示患者认知功能改善，这与患者的自我评价一致。且基于 APT 改良的训练方法应用于 TBI 相关认知障碍患儿，同样取得了良好的注意力改善。这些研究同时表明，APT 训练改善的是患者控制注意力的能力，而非注意力损伤区域的修复。而 APT 训练的获益受众主要面向 TBI 急性期后的恢复患者，在急性期的康复中，注意力缺陷的矫正不明显，且在此阶段更应注重于损伤相关的治疗。

而 APT 训练在国内并未普及，且训练需要专业人员指导与评估，故以下同时提供国内常用的注意力训练方法：

（1）猜测游戏。取两个透明玻璃杯和一个弹球，嘱患者注视术者将一个杯子覆扣在弹球上，并指出有弹球的杯子，反复数次。无误后改用两个不透明的杯子，操作同上，反复数次。成功后改用更多的杯子或更多不同颜色的球，扣上后让患者分别指出有各种颜色弹球的杯子，反复数次。

（2）删除作业。在一张白纸上写几个大写的拼音字母（亦可用数字、图形），嘱患者用铅笔删除术者指定的字母，再改写字母的顺序和规定要删的字母，反复进行数次，成功后增加字母的行数和难度。

（3）时间感。要求患者按命令启动秒表，并于 10 s 时停止秒表，然后将时间逐渐延长至 1 min，当误差小于 1～2 s 时，改为不让患者看表，启动后让他心算到 10 s 时停止，然后将时间延长，到 2 min 时停止，每 10 s 的误差不得超过 1.5 s。达到要求后改为一边与患者交谈，一边让患者进行上述训练，使患者尽量控制自己不因交谈而分散注意力。

（4）作业疗法。编织、木工、拼图练习等。

二、记忆力缺陷的矫正

记忆力缺陷是 TBI 患者认知障碍中最常见和持久的，通常以近期事件遗忘为主。TBI 患者通常会以虚构或错构的事物来填补所遗忘的事件。需要注意的是，脑外伤后记忆力障碍并非典型的遗忘性疾病，尽管其存在非常普遍，但记忆力缺陷可能是多种因素共同造成的结果，而非记忆本身的缺陷，如注意力缺陷的情况下，患者可因注意力分散或信息处理速度下降，造成信息获取障碍，而执行功能障碍则可导致原始信息无法有效整理或无法启动高效记忆检索，两者可共同造成记忆力缺陷的结果。

康复治疗中进行记忆训练时，应当注意：①耐心细声地向患者提问和下命令；②由简至繁进行练习，将整个练习分解成若干小部，分步训练，成功后再逐步联合；③利用视、听、触、嗅和运动等多种感觉输入来配合训练；④每次训练时间不宜过长，记忆正确时要及时给予鼓励增强信心。记忆力的评估可通过韦氏成人记忆量表（WMS）、River Mead 行为记忆测试（RBMT）进行。以下介绍几种常用的记忆力障碍的康复治疗方法。

（1）PQRST 法。P（preview，预览要记住的内容）；Q（question，向自己提出与内容有关的问题）；R（read，为了回答问题熟读资料）；S（state，反复陈述阅读过的资料）；T（test，用回答问题的方法来检验自己的记忆）。此方法适用于信息量较大的训练且可产生较好的疗效。（视频二维码 4-1）

视频二维码 4-1

（2）视觉记忆法。先将 3～5 张绘有日常用品的图片卡放在患者面前，告诉患者每卡可以看 5 s，然后将卡收去，让患者用笔写下所看到的物品的名称，反复数次，成功后增加卡的数目。此方法同样适用于其余感官（听、嗅、触等），但视觉记忆更直接有效。

（3）编故事。把要记忆的内容按患者的习惯和爱好编成故事，有助于记忆。

（4）应用记忆辅助物。若患者出现信息回忆困难或无他人帮助提醒时，可建议患者利用记事本或日记本替代。接受记忆辅助物治疗的 TBI 患者，需要明确辅助物应用时的具体场景，且需要根据个人需求和环境改变进行个体化调整。该种记忆矫正治疗需要较长的训练周期，以确保记事本的实际使用效果。

三、执行能力缺陷的矫正

执行能力缺陷体现在社会功能、工作和康复配合的障碍，主要表现为无目的或混乱的语言行为。通常，执行能力缺陷与额叶受损相关：额叶背外侧损伤通常影响患者复杂事物辨别能力；前额叶内侧损伤通常影响患者执行注意力和计划要求较高的任务；而眶额叶损伤通常会引起患者抑制功能和情绪控制的异常。

额叶损伤患者的言语功能得到了相对保留，但无法通过运用这些信息制定目标执行，即"言行不一"，即使在言语表述理解的情况下仍忽视目标要求，这就是执行能力缺陷的本质——目标忽略。因此，针对执行能力障碍，当前的干预措施包括目标管理训练（goal management training，GMT）、分步问题解决法和情绪自我调控法等。

四、小结

认知功能训练是 TBI 康复中不可或缺的组成部分，无论采用何种方法，其目的均是为了改善患者的日常功能发挥和生活质量，随着计算机技术的发展，当前认知训练已与计算机相结合，将计算机作为治疗平台，为了给患者提供最优的康复治疗，需要在此期间及时准确地进行疗效评估，并根据评估结果，结合不同患者认知障碍的异质性、生活的独特性及疗效的有效性及时进行个体化调整。

第四节　颅脑损伤后相关认知障碍的药物治疗

在开始药物治疗 TBI 相关认知障碍前，临床医生应先对患者进行完整评估，当考虑使用认知药物治疗时，需要注意以下三点：①须详细询问病史，使用客观的认知评估工具手段，对患者的全面认知障碍进行评估。②重新评估所有正在进行的治疗手段对认知障碍的影响，如抗惊厥、苯二氮䓬类药物可能会加重 TBI 患者的认知障碍。因此，若需使用药物治疗外伤所致认知障碍时，应停止此类药物，若停药后仍存在需要治疗的认知障碍，应先采用非药物治疗，只有此类干预无明显效果时，方才考虑药物治疗。③用药时采用"锥形"原则，即小剂量起始、缓慢加量，仔细检测不良反应和药物间的相互作用，随症状改善或病程延长逐渐减少药物种类。

根据前文对颅脑损伤后神经化学的认识，在药物治疗认知障碍时，其主要目的如下：调节多巴胺能、儿茶酚胺能及胆碱能作用。目前尚缺乏针对 TBI 相关认知障碍的大规模随机对照研究和循证医学证据，当前的用药经验来自小样本研究或血管源性、老年痴呆所致认知障碍的研究成果衍生。当前我国专家共识推荐临床常用的药物有谷氨酸受体阻断剂、AChE 抑制剂、GABA 环形衍生物、钙拮抗剂和神经营养剂等。下文将着重介绍主要药物治疗原理及相关药物在 TBI 相关认知障碍康复治疗中的临床应用。

一、作用于多巴胺能系统的药物

在经过初始的机械损伤后，TBI 的发生还会引发一系列的继发性损伤，如代谢紊乱、氧化应激等。这些继发性脑损伤往往进一步损害患者的认知功能，但这种继发损害在几个月到几年的时间里进展缓慢，因此为治疗干预提供了一个窗口。在有关 TBI 的病理生理学研究中发现当发生 TBI 时，因为解剖特性，多巴胺（dopamine，DA）神经递质系统似乎特别容易受到损伤。多巴胺是最常见的中枢神经系统儿茶酚胺类递质，多巴胺能神经元主要集中在中脑的黑质致密区、腹侧被盖区、下丘脑和脑室周围，主要发出黑质-纹状体、中脑-皮质、中脑-边缘和下丘脑-漏斗四条通路。DA 由其特异受体介导发挥其生理、病理等方面的作用，其受体属于 G 蛋白耦联受体家族，根据其药理学特征和信号转导通路的不同，可分为 D_1 样 DA 受体（D_1、D_5）和 D_2 样 DA 受体（D_2、D_3、D_4）。以上受体均可产生 G 蛋白以活化或抑制腺苷环化酶 cAMP，进而影响多巴胺能水平（图 4-1）。多个团队通过动物模型等研究发现，TBI 可造成颅内 DA 受体分布改变，降低多巴胺水平，引起多巴胺能系统的生化紊乱。多巴胺会影响包括海马、纹状体和前额叶皮质在内的多个大脑区域，这些脑区与认知功能高度相关，被证实与觉醒、注意力、执行功能等多方面的认知表现有关。因此，TBI 中多巴胺神经递质系统的损害可能是患者认知功能损害的潜在病理生理学机制之一，使得增强多巴胺能作用成为潜在的康复治疗方向。现有的部分证据表明，以多巴胺能系统为重点神经保护对象和使用多巴胺激动剂的治疗策略可能会减轻脑外伤后的认知功能缺陷并加速患者康复，从而使患者受益。但现存的随机对照研究大多样本量小，缺乏统一的认知功能评价体系，多巴胺激动剂临床使用的安全性和有效性尚没有一个统一的结论，仍需要更多的临床证据支持。本小节将对常用的多巴胺激动剂和现有的实验证据进行叙述：

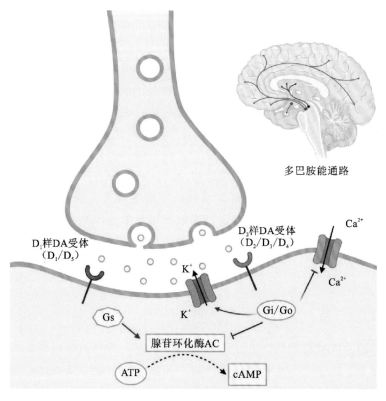

图 4-1　多巴胺能受体

（1）左旋多巴作为多巴胺前体，通常与卡比多巴联合治疗帕金森病。当左旋多巴与卡比多巴联合降低外周代谢程度时，左旋多巴可以增加中枢神经系统多巴胺水平，尽管临床上应用不多，但仍可作为治疗 TBI 后认知障碍的手段。小样本研究提示二者联用于颅脑损伤患者，可改善患者注意力、记忆力缺陷及言语功能障碍，而近期有病例报道提示左旋多巴/卡比多巴可造成 TBI 患者躁狂风险增加。因此需要针对左旋多巴对 TBI 患者有效性和安全性的大样本研究以明确药物是否有效。

（2）溴隐亭是一种选择性多巴胺 D₂ 受体激动剂，Kline AE 及其团队在脑损伤小鼠模型的研究中发现使用溴隐亭可以改善被试小鼠的工作记忆，并改善空间学习能力。研究提示溴隐亭可提高前额叶相关的执行功能，改善 TBI 患者认知功能和预后，2006年神经损害基金会（NeuroTrauma Foundation，NTF）曾发表的外伤性脑损伤后遗症药理学治疗建议中也提及了溴隐亭的临床使用，其工作组认为溴隐亭能帮助改善患者的认知功能障碍，并推荐以 2.5 mg 的剂量给予执行功能损害的患者。但长期使用的安全性及有效性仍待大样本多中心的临床研究验证。

（3）金刚烷胺是另一种多巴胺激动剂，和溴隐亭一样，于 2006 年曾被 NTF 推荐，金刚烷胺除过多巴胺激动作用外，还可以拮抗 NMDA 型谷氨酸受体。在针对 TBI 的临床前期研究中，金刚烷胺被 Dixon CE 的团队证实可以改善颅脑损伤小鼠的空间学习能力，而在临床研究中，金刚烷胺也被证明对患者的康复有辅助作用。但是并非所有的实验都得出了积极的结果，2015 年 Hammond 及团队在一项纳入 168 例患者的随机双盲实验中并未发现金刚烷胺对干患者的情绪应激具有积极的控制作用。金刚烷胺与其他的多巴胺激动剂一样，其临床疗效及安全性有待进一步研究。

二、作用于 NMDA 受体的药物

谷氨酸主要作用于 NMDA（N-甲基-D-天冬氨酸）受体，当谷氨酸激活 NMDA 受体时，钙离子通道开放，造成钙离子大量内流，加速神经和胶质细胞死亡，释放更多的谷氨酸和炎性物质持续激活 NMDA 受体（图 4-2）。TBI 早期脑内谷氨酸水平即可上升并在一段时间内保持较高水平，其作为兴奋性氨基酸递质，持续增高可能导致相应脑区损伤并造成 TBI 后相关认知障碍。基于此，另一种治疗策略即抵抗 TBI 后谷氨酸介导的神经毒性作用，保护神经和胶质细胞，进而改善认知障碍。

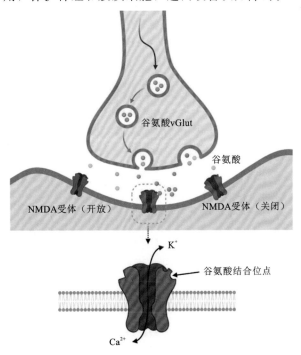

图 4-2 NMDA 受体

金刚烷衍生物是一系列化合物，广泛用于治疗各种疾病，包括流感和帕金森病等。金刚烷胺可能是研究最广泛的金刚烷衍生物，在作用于 NMDA 受体的药物中，它作为颅脑损伤后长期意识障碍的最常用处方药物之一，目前也被视为意识障碍的一线治疗药物。

金刚烷胺作为中度亲和的非竞争性 NMDA 受体拮抗剂,理论上可用于拮抗谷氨酸介导的神经毒性作用,且对多巴胺能系统也有一定作用,可间接增加多巴胺释放,减少突触前多巴胺激活多巴胺受体及增强突触后多巴胺受体敏感性的作用。Dixon 和 Klein 已证明金刚烷胺在治疗慢性 TBI 实验室模型中的作用。目前已有的研究显示,在患者颅脑损伤给予金刚烷胺后可显著提高治疗 4 周内的认知功能恢复率,虽然对照组在 4 周内也有改善,但金刚烷胺组的恢复速度更快,影响了功能上一些有意义的行为,如对命令的响应、对语意的理解等。无论自受伤以来的间隔时间如何,或患者入组时是否处于营养状态或最低意识状态,金刚烷胺都在治疗期间对 TBI 后相关认知障碍表现出一定的意义,且在中断治疗后恢复率显著降低。与此同时,金刚烷胺在 TBI 的急性期治疗中也显示出令人兴奋的结果,Saniova 等人发现,一小部分严重的 TBI 患者接受金刚烷胺 3 d 治疗后,其死亡率稍有降低,GCS 评分则有所改善。Giacino 及其同事也证明了在患有意识障碍的 TBI 患者中实施金刚烷胺治疗后,患者的恢复速度有所提高。

美国神经病学会(AAN)在 2018 年为长期意识障碍的患者提供的临床建议中指出,对于 16～65 岁患有创伤性意识障碍的患者,在受伤后 4～16 周,临床医生应为其开具金刚烷胺(100～200 mg,每日 2 次),服用周期为 4 周,可能会加快疾病早期的功能恢复,减轻残疾负担,使患者和护理人员的心理压力最小化。

值得一提的是,对接受金刚烷胺治疗的患者的分析表明,与金刚烷胺给药相关的伤残等级量表(DRS)评分显著改善始于开始用药的 1 周或之后。这表明金刚烷胺对康复有积极影响。但是,在检查金刚烷胺是否可以提高意识障碍的恢复率时,结果却并不尽如人意。这表明,金刚烷胺可能是加快了创伤后意识障碍患者积极治疗期间功能恢复的步伐,对于是否可以提高重型 TBI 和长期意识障碍患者的疾病恢复率,仍需要进一步研究。

目前,评估金刚烷胺对慢性 TBI 患者认知功能影响的最大已知临床治疗金刚烷胺易激惹多中心研究(amantadine irritability multi-site study,AIMS)结果提示,在患有慢性 TBI 的人群中,每天两次金刚烷胺 100 mg 似乎并不能改善慢性 TBI 患者的认知功能。在使用金刚烷胺治疗的最初 28 d 内,可能会对认知功能产生短暂的轻微负面影响。60 d 后的评估显示,应用金刚烷胺与安慰剂的患者的认知功能指标检测结果无显著差异。这一研究并没有支持以往的观点,即服用 100 mg(每天 2 次)金刚烷胺可以改善慢性 TBI 患者的整体认知功能、学习记忆、注意力等。

谷氨酸及其他兴奋性神经递质对于人类的神经可塑性和学习是必不可少的。因此,在康复过程中长期抑制谷氨酸不是最佳的治疗方式,此类药物的潜在副作用包括低血压、癫痫发作阈值降低、幻觉和行为障碍等。另外,溴隐亭、左旋多巴、普拉克索、拉莫三嗪、莫达非尼等药物在意识障碍患者中的好处及风险尚不确定,但是当金刚烷胺无效或无法忍受金刚烷胺引起的副作用时,可以用这些药物进行治疗。

三、作用于胆碱能系统的药物

胆碱能系统在大脑中的分布非常密集和广泛，主要有大脑皮质、皮质下结构和小脑等。其中胆碱能投射纤维主要分布在基底前脑神经元（BF）和脑桥被盖网状核，前者主要分布在 Meynert 基底核（nbM），投射胆碱能纤维到大脑皮质，后者位于脑干之中，主要向丘脑提供胆碱能投射纤维，除此之外，在海马体、纹状体中也存在少量的固有胆碱能神经元。

乙酰胆碱受体主要有两类，即烟碱受体和毒蕈碱受体。烟碱受体主要分布在丘脑、纹状体和黑质致密部，也存在于小脑皮质和齿状核，大部分的烟碱受体是 α4β2 亚型。毒蕈碱受体也有几个亚型，主要分布在大脑皮质、海马、嗅结节和杏仁核中。乙酰胆碱能受体是由几个不同的多肽基团组成的配体门控阳离子单位。乙酰胆碱受体的激活导致 Na 离子流入和 K 离子流出从而导致细胞去极化（图 4-3）。胆碱能神经元可以影响注意力、记忆力和执行功能等。近几十年的相关研究已经表明阿尔茨海默病、阿尔茨海默病伴痴呆等与胆碱能神经元被破坏有关。胆碱能系统的过度活动也会破坏与多巴胺系统的平衡，导致迟发性运动障碍与其他相关运动障碍的发生。

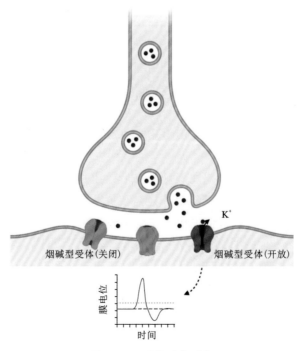

图 4-3　乙酰胆碱能受体

颅脑损伤后注意力和记忆力的损伤是很常见的，对于许多脑外伤幸存者来说，可能会变成持续性的和致残的。从 Meynert 的基底核到海马的胆碱能投射和与海马本身的胆碱能神经元是正常注意力和记忆力所必需的，TBI 破坏了海马及基底节区胆碱能系统的生理结构，导致认知功能障碍。因此，促进患者中枢胆碱能神经的修复，减轻神经及胶质细胞损伤有利于改善 TBI 患者认知功能障碍。Jang 的研究团队在 2015 年的文章中报道了一例颅脑损伤患者的扣带回是通过外侧胆碱能途径康复的。

胆碱能系统对维持哺乳动物的认知功能至关重要。一方面，在脑损伤后的急性期里，胆碱酯酶抑制剂可以促进胆碱能神经元的康复，所以可以利用乙酰胆碱受体拮抗剂进行治疗。但也有很多文献研究表明，胆碱酯酶抑制剂会加速记忆丧失的过程，阻止记忆力的康复。另一方面，有研究表明，外伤性脑损伤引起的内源性胆碱能升高具有神经保护和抗炎作用，这些固有的内源性保护机制可以通过烟碱受体激动剂、正变构调节和迷走神经刺激来增强胆碱能的释放。

在颅脑损伤的急性期，保护海马区域的神经元可以有效改善患者的认知及记忆功能。海马是颅脑损伤中最易受到冲击伤害的区域，理论上大麻素对于海马区域损伤的恢复会很有帮助，一项用合成大麻素右苯那比诺进行的研究表明，经过 GOAT 量表测试，其改善了颅脑损伤患者的预后，然而在一些可能依赖其他神经元细胞的测量结果中，并没有明显改善。而在 Pharmos 研究团队的一项多中心试验中，关于右苯那比诺的主要结果为阴性。此外，长期使用大麻素可能会损害健康个体的记忆通路。

在一项随机、双盲、安慰剂对照试验中，Zhang L 及其团队研究了多奈哌齐对短期记忆和持续注意力的影响。从 2 个康复诊所中随机抽取了 20 名康复期颅脑损伤患者，18 人完成了试验。在试验的前 2 周每天给药 5 mg，在试验的后 8 周每天给药 10 mg。组内分析显示，多奈哌齐对神经心理功能有显著的改善作用。并且其疗效在洗脱期后得以维持。多奈哌齐作为高选择性的中枢乙酰胆碱酯酶抑制剂，通过抑制中枢神经系统胆碱酯酶活性，减轻认知功能区细胞损伤，对于 TBI 亚急性期及恢复期的注意力、记忆力和执行力有一定的治疗作用，但对于 TBI 损伤后急性期的认知功能恢复并无明显改善。

上述研究说明胆碱酯酶抑制剂在颅脑损伤后的康复治疗中存在一定的治疗时间窗口，是否要结合胆碱酯酶激动剂进行治疗还需要进一步的实验研究。另外催胆剂（胞磷胆碱）与苯丝氨酸据称也具有保护和促进神经康复的作用。

四、小结

除了以上三大类作用于神经递质药物外，如脑代谢激活剂胞磷胆碱可促进细胞呼吸，增强网状上行激活系统功能，改善中重型 TBI 的认知、运动和心理预后。目前，通过对 TBI 后神经化学物质改变的认知来看，对于 TBI 后认知障碍患者，用药物干预其儿茶酚胺能和胆碱能靶点可能是最有效的，而 NMDA 受体拮抗剂可能可成为伤后急性、亚急性甚至后期干预谷氨酸的靶点之一。然而以上所有研究均缺乏大规模随机对照研究和高质量的循证医学证据，需要进一步的临床试验验证药物的有效性及安全性。

第五节　非药物性神经调控与补充医学

一、经颅直流电刺激

经颅直流电刺激（transcranial directcurrentstimulation，tDCS）是一种非侵入性、利用弱电流（1～2 mA）调节大脑皮质神经元活动的技术。它通过两个放在头皮的电极，以直流电作用于大脑皮质，通过调节神经网络的活性而发挥作用。在没有其他药物和介入手段的干涉下，一次 tDCS 治疗后可维持长达 1h 甚至更长时间的刺激效果。其原理是通过改变大脑皮质细胞静息膜电位状态，并诱导神经元兴奋，tDCS 阳极可瞬时增强皮质兴奋性，阴极则可降低兴奋性。目前 tDCS 改变皮质兴奋性的机制尚不明确，目前研究人员认为，tDCS 对神经元静息电位的阈下调节，可诱导 NMDA 受体功能发生极性依赖性修饰，影响突触可塑性，进而产生兴奋性重塑的现象。

研究表明，tDCS 刺激背外侧前额叶（dorsolateral prefrontal cortex，DLPFC）刺激左侧 DLPFC 区可提高工作记忆，而刺激右侧 DLPFC 区可提升执行能力。现有的证据表明，tDCS 同样对注意力具有调节作用。刺激初级运动皮质（primary motor cortex）则可增强注意力，刺激右侧后顶叶可提高视听觉注意任务评分，并改善注意相关的视觉搜索任务能力。因此，tDCS 不仅可以调控各种认知能力，还可作为兴奋或抑制某特定脑区活动的工具。通过刺激某一脑区，观测相应行为的变化，从而了解该脑区的功能，为人们了解脑区与行为之间的因果关系提供了一个重要的非侵入性手段。

然而，tDCS 目前还有其局限性，tDCS 改变皮质的兴奋性机制尚不明确，尽管有多种研究探索其造成的生物学效应，但影响 tDCS 疗效的影响因素较多，且空间分辨率较低，刺激靶点无法精确定位，且以上大部分研究均来自非 TBI 的认知障碍患者试验结果，未来仍需要在大样本 TBI 认知障碍人群中进行进一步的临床试验。

二、高压氧治疗

高压氧治疗（hyperbaric oxygen therapy，HBOT）是指在高于一个大气压的环境下吸纯氧的治疗方法，高压氧治疗 TBI 后认知障碍主要基于以下原理：①高压氧可以增加血氧含量，氧气通过物理溶解向全身组织供氧比例明显增加，快速被组织细胞利用，可能减缓患者大脑缺血缺氧损伤。②高压氧可以降低颅内压，脑血流量下降约 21%，颅内压降低约 36%，但脑组织氧分压从常压下的 4 kPa 升高至 31 kPa，从而打破重型 TBI 患者脑水肿与脑缺氧的恶性循环。③高压氧可以明显提高血氧弥散率和有效扩散距离。在组织中，氧以毛细血管为中心向周围不断弥散，在高气压环境下，氧在组织中的弥散速率和有效半径均成倍增加，对挽救濒死细胞具有关键意义。④高压氧环境下的适度氧化应激可动员炎症保护性机制，动物研究表明高压氧可以通过抑制环氧合酶 COX-2 信号通路来减轻脑缺血-再灌注后的炎症反应。⑤高压氧还可以改善脑代谢，保护线粒体功能，减少神经细胞 caspase-3 的分泌，降低血脑屏障通透性及促进侧支循环建立。

尽管当前循证医学证据仍然无法充分支持 HBOT 使 TBI 患者获益，但近年来越来越多的研究表明，HBOT 可以让重度 TBI 患者获益，其昏迷程度与认知障碍密切相关，HBOT 对重型颅脑损伤患者的记忆力、定向力、计算力及近期记忆均有康复作用。

第六节　颅脑损伤相关认知障碍的新兴康复技术

计算机辅助和虚拟现实技术（virtual reality，VR）已逐渐成为认知训练的新方法，应用计算机辅助认知训练系统，可以使患者注意力、记忆力、视空间知觉和时序性等方面活动不同程度的改善，长期预后效果较好；运用虚拟现实技术认知训练，其训练效果可有效改善其注意力障碍，且对偏侧忽略的改善效果更明显。

多年临床实践证实了作业治疗、高压氧治疗、药物治疗等一系列康复治疗方法可以改善认知功能，其中一些治疗方法已在临床中广泛应用，但存在重复性差、枯燥乏味、费用高等缺点，而 VR 技术具有其 3I：沉浸性（immersion）、交互性（interaction）、构想性（imagination），且安全性高、趣味性强、反馈及时等优点，成为新型的康复治疗手段之一。

①记忆力障碍：脑卒中及颅脑损伤后患者的认知障碍主要表现为近事及远事记忆障碍，VR 技术通过反复训练、信息反馈来改善患者的记忆功能。②注意力障碍：认知障碍患者多伴有注意力的不集中，VR 技术对注意障碍的改善有积极作用。

VR 技术目前在认知障碍治疗方面，如记忆、注意障碍、执行功能障碍、单侧空间忽略、语言及计算障碍等的应用已得到初步证实，但其仍缺乏大样本、多中心、高质量的随机对照临床试验研究。每一项新技术问世后，研究者的重点主要集中在新技术的改进和有效性方面，而较少关注其安全性和满意度。为使 VR 技术更有效地运用于认知康复领域，更好地服务于人类社会，今后的研究重点应该放在综合考虑其技术的有效性、安全性、满意度及成本-效益关系等方面，开展更多的大样本多中心随机对照研究临床试验。

参考文献

[1] FARHAD K，KHAN H M，JI A B，et al. Trends in outcomes and hospitalization costs for traumatic brain injury in adult patients in the United States[J]. J Neurotrauma，2013，30(2)：84-90.

[2] MAAS A，MENON D K，ADELSON P D，et al. Traumatic brain injury：integrated approaches to improve prevention，clinical care，and research[J]. Lancet Neurol，2017，16(12)：987-1048.

[3] JIANG J Y，GAO G Y，FENG J F，et al. Traumatic brain injury in China[J]. Lancet Neurol，2019，18(3)：286-295.

[4] CHENG P，YIN P，NING P，et al. Trends in traumatic brain injury mortality in China，2006-

2013：A population-based longitudinal study[J]. PLoS Med，2017,14(7)：e1002332.

[5]　MCMILLAN T M，TEASDALE G M，STEWART E. Disability in young people and adults after head injury：12-14 year follow-up of a prospective cohort[J]. J Neurol Neurosurg Psychiatry，2012,83(11)：1086-1091.

[6]　中国神经科学学会神经损伤与修复分会.脑损伤神经功能损害与修复专家共识[J].中华神经创伤外科电子杂志,2016,2(2):100-104.

[7]　中华医学会神经外科学分会，中国神经外科重症管理协作组.中国重型颅脑创伤早期康复管理专家共识(2017)[J].中华医学杂志,2017,97(21):1615-1623.

[8]　GUSTAVSSON A，SVENSSON M，JACOBI F，et al. Cost of disorders of the brain in Europe 2010[J]. Eur Neuropsychopharmacol，2011,21(10)：718-779.

[9]　JENKINS P O，DE SIMONI S，BOURKE N J，et al. Dopaminergic abnormalities following traumatic brain injury[J]. Brain，2018,141(3)：797-810.

[10]　WHYTE J. Neurologic disorders of attention and arousal：assessment and treatment[J]. Arch Phys Med Rehabil，1992,73(11)：1094-1103.

[11]　SOHLBERG M M，MATEER C A. Effectiveness of an attention-training program[J]. J Clin Exp Neuropsychol，1987,9(2)：117-130.

[12]　SOHLBERG M M，MCLAUGHLIN K A，PAVESE A，et al. Evaluation of attention process training and brain injury education in persons with acquired brain injury[J]. J Clin Exp Neuropsychol，2000,22(5)：656-676.

[13]　SéGUIN M，LAHAIE A，MATTE-GAGNé C，et al. Ready! Set? Let's Train！：Feasibility of an intensive attention training program and its beneficial effect after childhood traumatic brain injury [J]. Ann Phys Rehabil Med，2018,61(4)：189-196.

[14]　DELUCA J，SCHULTHEIS M T，MADIGAN N K，et al. Acquisition versus retrieval deficits in traumatic brain injury：implications for memory rehabilitation[J]. Arch Phys Med Rehabil，2000,81(10)：1327-1333.

[15]　CIARAMELLI E，NERI F，MARINI L，et al. Improving memory following prefrontal cortex damage with the PQRST method[J]. Front Behav Neurosci，2015,9：211.

[16]　ESLINGER P J，DAMASIO A R. Severe disturbance of higher cognition after bilateral frontal lobe ablation：patient EVR[J]. Neurology，1985,35(12)：1731-1741.

[17]　LHERMITTE F. Human autonomy and the frontal lobes. Part II：Patient behavior in complex and social situations：the "environmental dependency syndrome"[J]. Ann Neurol，1986,19(4)：335-343.

[18]　REZAI K，ANDREASEN N C，ALLIGER R，et al. The neuropsychology of the prefrontal cortex[J]. Arch Neurol，1993,50(6)：636-642.

[19]　DUNCAN J，EMSLIE H，WILLIAMS P，et al. Intelligence and the frontal lobe：the organization of goal-directed behavior[J]. Cogn Psychol，1996,30(3)：257-303.

[20]　LEVINE B，ROBERTSON I H，CLARE L，et al. Rehabilitation of executive functioning：an experimental-clinical validation of goal management training[J]. J Int Neuropsychol Soc，2000,6(3)：299-312.

[21]　HART T，VACCARO M J. Goal intention reminding in traumatic brain injury：A feasibility study using implementation intentions and text messaging[J]. Brain Inj，2017,31(3)：297-303.

[22] VON CRAMON D Y, CRAMON G M, MAI N. Problem-solving deficits in brain-injured patients: A therapeutic approach[J]. Neuropsychol Rehabil, 1991,1(1):45.

[23] RATH J F, SIMON D, LANGENBAHN D M, et al. Group treatment of problem-solving deficits in outpatients with traumatic brain injury: A randomised outcome study [J]. Neuropsychol Rehabil, 2003,13(4):461.

[24] Neurobehavioral Guidelines Working Group, WARDEN D L, GORDON B, et al. Guidelines for the pharmacologic treatment of neurobehavioral sequelae of traumatic brain injury[J]. J Neurotrauma, 2006,23(10):1468-1501.

[25] KAUR P, SHARMA S. Recent Advances in Pathophysiology of Traumatic Brain Injury[J]. Curr Neuropharmacol, 2018,16(8):1224-1238.

[26] BALES J W, KLINE A E, WAGNER A K, et al. Targeting Dopamine in Acute Traumatic Brain Injury[J]. Open Drug Discov J, 2010,2:119-128.

[27] VALLONE D, PICETTI R, BORRELLI E. Structure and function of dopamine receptors[J]. Neurosci Biobehav Rev, 2000,24(1):125-132.

[28] BJöRKLUND A, DUNNETT S B. Dopamine neuron systems in the brain: an update[J]. Trends Neurosci, 2007,30(5):194-202.

[29] CHEN S, XIAO N, ZHANG X. Effect of combined therapy with ephedrine and hyperbaric oxygen on neonatal hypoxic-ischemic brain injury[J]. Neurosci Lett, 2009,465(2):171-176.

[30] VAN BREGT D R, THOMAS T C, HINZMAN J M, et al. Substantia nigra vulnerability after a single moderate diffuse brain injury in the rat[J]. Exp Neurol, 2012,234(1):8-19.

[31] KEMPADOO K A, MOSHAROV E V, CHOI S J, et al. Dopamine release from the locus coeruleus to the dorsal hippocampus promotes spatial learning and memory[J]. Proc Natl Acad Sci USA, 2016,113(51):14835-14840.

[32] HOWE M W, TIERNEY P L, SANDBERG S G, et al. Prolonged dopamine signalling in striatum signals proximity and value of distant rewards[J]. Nature, 2013,500(7464):575-579.

[33] TRUJILLO P, VAN WOUWE N C, LIN Y C, et al. Dopamine effects on frontal cortical blood flow and motor inhibition in Parkinson's disease[J]. Cortex, 2019,115:99-111.

[34] SAMI M B, FARUQUI R. The effectiveness of dopamine agonists for treatment of neuropsychiatric symptoms post brain injury and stroke[J]. Acta Neuropsychiatr, 2015,27(6):317-326.

[35] LAL S, MERBTIZ C P, GRIP J C. Modification of function in head-injured patients with Sinemet [J]. Brain Inj, 1988,2(3):225-233.

[36] DIXON C E, KRAUS M F, KLINE A E, et al. Amantadine improves water maze performance without affecting motor behavior following traumatic brain injury in rats[J]. Restor Neurol Neurosci, 1999,14(4):285-294.

[37] MCDOWELL S, WHYTE J, D'ESPOSITO M. Differential effect of a dopaminergic agonist on prefrontal function in traumatic brain injury patients[J]. Brain, 1998,121 (Pt 6):1155-1164.

[38] MUNAKOMI S, BHATTARAI B, MOHAN KUMAR B. Role of bromocriptine in multispectral manifestations of traumatic brain injury[J]. Chin J Traumatol, 2017,20(2):84-86.

[39] SPRITZER S D, KINNEY C L, CONDIE J, et al. Amantadine for patients with severe traumatic brain injury: a critically appraised topic[J]. Neurologist, 2015,19(2):61-64.

[40] HAMMOND F M, SHERER M, MALEC J F, et al. Amantadine Effect on Perceptions of Irrita-

bility after Traumatic Brain Injury: Results of the Amantadine Irritability Multisite Study[J]. J Neurotrauma, 2015,32(16):1230-1238.

[41] MEYTHALER J M, BRUNNER R C, JOHNSON A, et al. Amantadine to improve neurorecovery in traumatic brain injury-associated diffuse axonal injury: a pilot double-blind randomized trial [J]. J Head Trauma Rehabil, 2002,17(4):300-313.

[42] WHYTE J, KATZ D, LONG D, et al. Predictors of outcome in prolonged posttraumatic disorders of consciousness and assessment of medication effects: A multicenter study[J]. Arch Phys Med Rehabil, 2005,86(3):453-462.

[43] GIACINO J T, WHYTE J, BAGIELLA E, et al. Placebo-controlled trial of amantadine for severe traumatic brain injury[J]. N Engl J Med, 2012,366(9):819-826.

[44] SANIOVA B, DROBNY M, KNESLOVA L, et al. The outcome of patients with severe head injuries treated with amantadine sulphate[J]. J Neural Transm (Vienna), 2004,111(4):511-514.

[45] HADANNY A, ABBOTT S, SUZIN G, et al. Effect of hyperbaric oxygen therapy on chronic neurocognitive deficits of post-traumatic brain injury patients: retrospective analysis[J]. BMJ Open, 2018,8(9):e023387.

[46] MESULAM M M. The cholinergic innervation of the human cerebral cortex[J]. Prog Brain Res, 2004,145:67-78.

[47] HECKERS S, GEULA C, MESULAM M M. Cholinergic innervation of the human thalamus: dual origin and differential nuclear distribution[J]. J Comp Neurol, 1992,325(1):68-82.

[48] MESULAM M M, GEULA C. Nucleus basalis (Ch4) and cortical cholinergic innervation in the human brain: observations based on the distribution of acetylcholinesterase and choline acetyltransferase[J]. J Comp Neurol, 1988,275(2):216-240.

[49] ARCINIEGAS D, ADLER L, TOPKOFF J, et al. Attention and memory dysfunction after traumatic brain injury: cholinergic mechanisms, sensory gating, and a hypothesis for further investigation[J]. Brain Inj, 1999,13(1):1-13.

[50] BONNELLE V, LEECH R, KINNUNEN K M, et al. Default mode network connectivity predicts sustained attention deficits after traumatic brain injury[J]. J Neurosci, 2011,31(38): 13442-13451.

[51] JANG S H, KIM S H, KWON H G. Recovery of an Injured Cingulum via the Lateral Cholinergic Pathway in a Patient with Traumatic Brain Injury[J]. Am J Phys Med Rehabil, 2016,95(2): e18-e21.

[52] CAMPBELL K A, KENNEDY R E, BRUNNER R C, et al. The effect of donepezil on the cognitive ability early in the course of recovery from traumatic brain injury[J]. Brain Inj, 2018,32(8): 972-979.

[53] BEEN G, NGO T T, MILLER S M, et al. The use of tDCS and CVS as methods of non-invasive brain stimulation[J]. Brain Res Rev, 2007,56(2):346-361.

[54] KNOTKOVA H, PORTENOY R K, CRUCIANI R A. Transcranial direct current stimulation (tDCS) relieved itching in a patient with chronic neuropathic pain[J]. Clin J Pain, 2013,29(7): 621-622.

[55] KUO M F, PAULUS W, NITSCHE M A. Therapeutic effects of non-invasive brain stimulation with direct currents (tDCS) in neuropsychiatric diseases[J]. Neuroimage, 2014,85 Pt 3:948-960.

[56] KOOPS S, VAN DEN BRINK H, SOMMER I E. Transcranial direct current stimulation as a treatment for auditory hallucinations[J]. Front Psychol, 2015,6:244.

[57] BOGGIO P S, FERRUCCI R, RIGONATTI S P, et al. Effects of transcranial direct current stimulation on working memory in patients with Parkinson's disease[J]. J Neurol Sci, 2006,249 (1):31-38.

[58] DORUK D, GRAY Z, BRAVO G L, et al. Effects of tDCS on executive function in Parkinson's disease[J]. Neurosci Lett, 2014,582:27-31.

[59] SALIMPOUR Y, MARI Z K, SHADMEHR R. Altering Effort Costs in Parkinson's Disease with Noninvasive Cortical Stimulation[J]. J Neurosci, 2015,35(35):12287-12302.

[60] 高压氧在脑复苏中的应用专家共识组.高压氧在脑复苏中的应用专家共识[J].中华急诊医学杂志,2019,28(6):682-690.

[61] ROCKSWOLD S B, ROCKSWOLD G L, ZAUN D A, et al. A prospective, randomized clinical trial to compare the effect of hyperbaric to normobaric hyperoxia on cerebral metabolism, intracranial pressure, and oxygen toxicity in severe traumatic brain injury[J]. J Neurosurg, 2010, 112(5):1080-1094.

[62] JADHAV V, OSTROWSKI R P, TONG W, et al. Cyclo-oxygenase-2 mediates hyperbaric oxygen preconditioning-induced neuroprotection in the mouse model of surgical brain injury[J]. Stroke, 2009,40(9):3139-3142.

[63] CHENG O, OSTROWSKI R P, WU B, et al. Cyclooxygenase-2 mediates hyperbaric oxygen preconditioning in the rat model of transient global cerebral ischemia[J]. Stroke, 2011,42(2): 484-490.

[64] MATCHETT G A, MARTIN R D, ZHANG J H. Hyperbaric oxygen therapy and cerebral ischemia: neuroprotective mechanisms[J]. Neurol Res, 2009,31(2):114-121.

[65] BENNETT M H, TRYTKO B, JONKER B. Hyperbaric oxygen therapy for the adjunctive treatment of traumatic brain injury[J]. Cochrane Database Syst Rev, 2012,12:CD004609.

[66] DE LUCA R, MAGGIO M G, MARESCA G, et al. Improving Cognitive Function after Traumatic Brain Injury: A Clinical Trial on the Potential Use of the Semi-Immersive Virtual Reality [J]. Behav Neurol, 2019,2019:9268179.

[67] ETTENHOFER M L, GUISE B, BRANDLER B, et al. Neurocognitive Driving Rehabilitation in Virtual Environments (NeuroDRIVE): A pilot clinical trial for chronic traumatic brain injury[J]. NeuroRehabilitation, 2019,44(4):531-544.

[68] GAMITO P, OLIVEIRA J, COELHO C, et al. Cognitive training on stroke patients via virtual reality-based serious games[J]. Disabil Rehabil, 2017,39(4):385-388.

第五章

先进神经工程新技术与创伤性颅脑损伤

随着近代科学技术的发展，不断有新的治疗方式被尝试用于创伤性颅脑损伤患者的治疗中，本部分将着重介绍脑机接口、脑深部电刺激、经颅磁刺激、脊髓电刺激等几项技术。由于认知功能的恢复是与运动功能及感觉功能的康复相辅相成的，所以对于新技术应用的介绍，我们将不仅仅基于认知功能方面进行讲述，而是力求全方位让大家能有一个全面的了解。

第一节 脑机接口技术与颅脑损伤

一、脑机接口技术的基本原理

脑机接口（brain-computer interface，BCI）主要是通过将人或动物与计算机相连而达到交流、训练及控制外部设备等目的的一种技术。这项技术的产生可以追溯到20世纪50年代，Lilly团队最早在猴子的大脑皮质置入电极记录猴子运动皮质的电活动并尝试通过相应的脑电信号控制外部设备进行简单的运动。20世纪60—70年代，美国国家卫生研究院（NIH）神经控制研究所团队、Eberhard Fetz团队、Brindley和Craggs团队等许多研究团队分别从分析脑电信号并用于控制外部设备、自我神经控制及视觉呈现等多个方面进行研究。在随后的20年间，由于设备等条件的限制，BCI技术进展缓慢，在20世纪90年代末期，由于材料及设备的改进，BCI技术迎来了新一轮的热潮，在1999年，Chapin和Nicolelis用大鼠的神经元控制一个拉杆进行一维运动，在Nicolelis进行的后续研究中，猴子甚至可以控制机械臂进行二维及三维的运动。有了动物实验的初步尝试，后来通过从手术患者的大脑中收集脑电信号，尝试用这种脑电信号控制外部设备并取得了成功。

上述这些研究主要以植入电极的有创式操作为主，手术风险及术后并发症较多，20世纪70年代Vidal团队进行了基于无创EEG信号控制外部设备的方式，并在其他研究中通过无创的EEG信号进行机械臂运动、光标移动及单词拼写等活动。

经过一轮起步后，随着对脑机接口技术的广泛研究及应用，并逐渐出现一些值得记录的重要事件。2014年巴西世界杯，截肢残疾者凭借脑机接口和机械外骨骼开出了一球。2016 年 10 月 13 日，瘫痪男子 Nathan Copeland 利用意念控制的机械手臂和美国总统奥巴马"握手"，此举意味着首次使完全瘫痪者恢复了触觉。2017 年 2 月，Pandarinath 等发表论文宣布他们成功让 3 名受试瘫痪者通过简单的想象精准地控制电脑屏幕的光标，同时，这 3 名瘫痪患者还成功通过想象在电脑屏幕上输入了他们想说的话，其中一名患者可以平均每分钟输入 39 个字母。

国内 BCI 技术研究最前沿的是浙江大学，在 2020 年初，基于之前的动物实验及临床患者初步的尝试，浙江大学求是高等研究院与浙江大学医学院附属第二医院神经外科共同完成了国内首例 BCI 置入病例，使得瘫痪患者可以通过控制机械臂抓取物体。

BCI 技术的主要设备就是信号采集设备、电脑及效应器，其中效应器多种多样，取决于想实现的不同功能。BCI 技术的基本过程主要包括信号采集、信号处理及效应器控制 3 个阶段。这里我们将一一进行介绍。

信号采集主要有两种方式，有侵入性和非侵入性技术来获取脑部信号。非侵入性技术主要是将电极附着于头皮表面采集信号，不需要手术植入并且无须穿透皮肤。这是首选方法，因为患者也希望避免术中及术后的各种风险。脑电图（electroencephalography，EEG）是用于 BCI 研究的最流行的非侵入性技术。非侵入方法由于电极相对于皮质较远，存在噪声较大的问题，需要一系列降噪处理，才能进行下一阶段的应用。侵入性技术通过穿透皮肤并去除一块头骨以在皮质上、皮质内或皮质下放置电极来获取大脑信号。它们的神经元距离较近，噪声较低，可以提供有关大脑信号的更多信息。然而，对于临床应用而言，侵袭性操作的创伤及创伤带来的风险，限制了它的应用，通常仅应用于需脑深部电刺激及癫痫手术置入电极的患者。侵入式记录电极有两种流行的类型，每种都可以检测单独的信号类型。

（1）皮质表面微阵列仅用于从皮质表面获得皮质电（electrocorticographic，ECoG）信号。

（2）穿透皮质的微阵列等皮质下采集方式主要收集神经元及其轴突的细胞外基质中收集的细胞信号得到局部场电位（local field potential，LFP）。（表 5-1）

表 5-1 不同信息采集方式的信号类型及优缺点

侵入与否	采集方式	信号类型	优点	缺点
侵入式	脑皮质表面	EoCG	·信噪比较 EEG 高 ·有创伤	·空间特征较 EEG 强 ·材料需生物相容
	皮质下	LFP	·最强的空间特征 ·最大的损伤风险	·最高的信噪比 ·胶质增生风险
非侵入式	头皮贴附	EEG	·无创伤 ·信噪比较小	·覆盖面广 ·缺乏空间特征

信号处理方面，以目前最常见的用于神经系统疾病的脑机接口的信号 EEG 举例，其中包括感觉运动节律（sensorimotor rhythm，SMR）、皮质慢电位（slow cortical potential，SCP）、事件相关电位（event-related potential，ERP）。SMR 由感觉和/或运动皮质区域产生，其子类运动图像（MI）应用较为广泛。MI 是主要由运动想象产生的一种信号，它的产生不需要肌肉的实际运动。SCP 是发生在皮质中的缓慢电压变化。它们可以是负值或正值，分别表示皮质激活是增加还是减少。ERP 需要外部刺激才能引起并记录脑电反应。其子类 P300 信号及视觉诱发电位（visually evoked potential，VEP）信号较为常用。P300 是 ERP 在外部刺激后 300～400 ms 内出现一个正峰值。VEP 是使用视觉刺激得到的更具体的 ERP。这些信号均包含在最原始的 EEG 信号中，需要进一步信号处理和分析。

信号处理过程大致可分为 4 个阶段。第一阶段是信号预处理，主要是通过卡尔曼算法初步去除眼电、肌电等低频噪声的干扰。第二阶段是特征提取。特征主要分为时域特征、频域特征及空域特征。通常搜集到的信号是时间-振幅模式。频域特征常需要傅立叶变换、小波变换等方式，得出频率-振幅关系。傅立叶变换主要使用正弦函数分解信号，存在时间窗选择的问题，并且会丢失时域信息，而小波变换是基于傅立叶变换原理，利用时域衰减的小波将得到的信号进行分解，最终可以相对精确地反映信号在时域及频域上的特征。空域特征主要依赖于目前用于 BCI 设备的信号处理技术——空间滤波器，现常采用的是共空间模式（common spatial pattern，CSP）算法，这种算法是一种对两分类任务空间特征的提取办法，可以从每一个电极的信号中提取出每一类任务的空间分布成分，找到一组最优的空间滤波器进行投影，使得不同类别任务的差异最大化，更便于区分。第三阶段是根据提取到的特征对信号进行分类并生成控制命令，主要的分类器包括 Fisher 线性判别（fisher linear discriminant）、支持向量机（support vector machine，SVM）、贝叶斯分类器（bayesian classifier）和神经网络分类器（neural network classifier）等。脑电信号特征被分类并转换为指定输出的命令，如字母选择、光标移动或假体操作。有效的转换算法可确保用户控制的选择范围可以覆盖整个设备的选择命令范围。以常用的 MI 举例，信号特征可能是脑电图记录左侧运动皮质上 21～24 Hzβ 频率的振幅范围。算法则需要尽量保证在这一范围内可以将光标在全屏幕内移动。该算法还必须适用于振幅范围随着用户短时程的状态改变，以及长时程康复所发生的振幅变化。除了算法的自适用能力之外，还需要工作人员实时对算法进行评估调整。简单的算法具有固有的优势，因为该算法对用户适用性良好，校准简便。更为复杂的方案必须在进行评估证明其在适用性及校准简便性上相对于简便算法有明确优势的情况下才会被采用，但是复杂算法的开发潜力较大，值得进一步研究。

效应器设备多种多样，主要接收从模拟大脑信号处理的数字命令，转化为动作或者信息输出。BCI 的效应器设备并不需要刻意地去开发，因为效应器设备可以是任何可以对其进行编程以接收其设计功能的命令的设备。常见的是光标、机械臂一类可以完成动作或输出信息的设备。

二、脑机接口技术在颅脑损伤中的应用

（一）重建运动功能

针对颅脑损伤患者时常由中枢神经元的直接损伤及下行传导纤维束的损伤导致肢体运动障碍及失语。BCI 技术可以通过头皮收集的 EEG 信号，或者皮质收集的 ECoG 信号，通过上述信号处理过程转换为输出信号，控制外部设备辅助或者完全代替患者瘫痪肢体的功能。通过原理的描述不难得出，这项技术要求患者的运动皮质功能至少有所保留，如果由于上运动神经元疾病或损伤而无法获得原发性运动皮质，那么其候选记录区域可能会有一定的灵活性，可以选择辅助运动区域。现有的运动重建可以做到使肢体瘫痪患者能控制机器四肢及外骨骼进行简单的行走及抓握动作，失语患者通过单词拼写设备进行信息的输出等活动。

（二）重建感觉功能

感觉功能的重建是外部刺激通过感受器经计算机处理后转换成特定电信号刺激感觉皮质或者感觉上行纤维，使患者产生相应感觉的过程。在实行条件上，感觉功能的重建，与运动功能有相似的地方，都需要相应的皮质保留有一定的功能，不同的是感觉区域选择灵活性较差，暂未发现候选记录区域。在效果上，感觉重建可以使患者重新产生相应的感觉，增多传入的信息，帮助神经网络的重建；同时感觉功能对运动功能具有很强的辅助作用，感觉的辅助可以让运动功能具有反馈调整的能力，从而变得更加精准和稳定。

（三）意识状态评价

部分患者颅脑损伤后会出现长期昏迷，但这部分患者深层次的意识状态不尽相同，只通过外部反应难以体现。准确地评价这类患者的意识状态有助于明确预后及决定下一步的处理措施。BCI 技术由于其可以分析脑电活动及提取特征，在这方面的评价具有一定优势，近几年被逐渐尝试应用于临床昏迷患者的意识评价。

基于 BCI 的意识评价主要采用的是无创 EEG 的 ERP 信号，其中 VEP 与 P300 较常应用。主要是通过特定的刺激，然后检测患者的脑电反应，从中分析获得可能提示患者意识状态的特征信号。多项研究结果提示，部分无反应的意识障碍患者，可以对视觉及触觉的刺激做出回应。

但是这些都是一些零散的数据，要进一步走向应用，仍需要系统地汇总、分级并统计分级与预后的关系。

（四）功能训练

除了评价功能外，BCI 还有一定的训练功能，主要包括运动功能训练、语言功能与其他认知功能训练。这些功能主要基于反馈调节原理及神经网络的可塑性，目前相关研究主要集中于卒中及脊髓损伤的患者。运动功能训练方面，BCI 技术可以通过对 MI 信号的采集与分析，随后通过屈伸机械臂产生相应的反馈，提高神经对运动的响应及控制。Pichiorri 团队进行了一项纳入 28 例脑卒中患者的随机对照试验，证实在 BCI 训练后，患者的 FMA 评分及 EEG 记录的 MI 振幅较未接受 BCI 训练组有统计学意义的改善。语言功能训练方面，BCI 技术通过分析信号识别患者想要拼写的单词并给予

相应的交流反馈，提高患者的单词拼写能力及交流能力。其他认知功能的训练类似于语言功能训练，力求与患者通过 BCI 技术达成任务-响应-反馈调节模式，从而达到提高患者记忆力、注意力及逻辑能力的目的。

具体到 TBI 的患者，肢体瘫痪及失语的发生率也较高，神经损伤机制与脑卒中也有相似之处，可以借鉴上述研究中的方法来训练患者的相关功能，但目前这方面的研究还较为缺乏，具体效果还需要进一步实践来验证。

三、脑机接口技术应用于颅脑损伤中的问题与展望

除了上述的功能之外，BCI 本身还有很多值得改进与开发的地方，归纳为如下几点：

1. 现有的 BCI 技术操作较复杂和频繁，费用高昂。能否进一步简化 BCI 技术的操作流程，降低成本，决定着 BCI 技术是否能走向更广泛的应用。

2. 信号采集方面，设备的小型化实现和无线传输的保真及抗干扰能力的提升有待进一步研究，如果采集设备能足够小，甚至可以改善无线传输信息，将会极大地方便信息采集过程，同时提供更多采集方式的可能性；如何增强电极独立性及如何更好地获得立体的信息同样值得研究，因为这样可以采集到丰富的信息量，为接下来的操作提供更多的素材。

3. 信号处理方面，更好的降噪算法及信息的深度挖掘有待进一步研究，噪声背景的降低及信息的深度挖掘能够获得更多的脑电活动细节，为下一步设备提供更多的信息保障，以便更精确地完成更复杂的操作。

4. 效应设备上，更好的效应设备设计和操作反馈机制及更接近生理状态的模式将更有助于操作的完成及功能的康复。

5. BCI 技术应用于颅脑损伤的实践较少，大部分关于 BCI 技术的研究集中于脑卒中、脊髓损伤、肌萎缩性脊髓侧索硬化等方面。研究也较为分散，需要进一步的系统化分类探究。具体到认知评价方面，认知评价标准化指标及其与预后的关系有待明确，在这个基础上才能真正使得 BCI 技术应用于临床的认知评价。具体到训练方面，更有效的训练系统及更准确的效果评价方法仍有待发掘，具体到运动及感觉重建上，更多、更好地重建模式需要去尝试。

总而言之，BCI 技术是一项还在发展中的技术，尽管前景广阔，但是要广泛、有效地应用，仍需要不断地探索与发掘。

第二节 脑深部电刺激技术与颅脑损伤

一、脑深部电刺激技术的基本原理

脑深部电刺激（DBS）技术是通过向脑深部特定核团的位置入电极，以特定频率刺激周围核团，从而达到改善患者临床症状的目的。这项技术最早于 1987 年由 Benabid 团

队通过外科手术置入电极刺激丘脑腹侧中间核用于缓解帕金森病（Parkinson's disease）的临床症状。1994 年 Benabid 团队及 Siegfried 团队分别报道了苍白球内侧部（globus pallidus，GPi）及丘脑底核（subthalamic nucleus，STN）用于缓解 PD 患者的震颤症状，随后越来越多的研究出现，分别于 1997 年、2002 年、2003 年促成 FDA 批准 DBS 用于特发性震颤、帕金森病进展期及肌张力障碍的患者。随后的研究不断尝试着拓展 DBS 的治疗领域，并取得了一定的成果。

常规的脑深部电刺激系统通常包括刺激脉冲发生器、导线、电极、患者控制器及医生控制终端。由刺激脉冲发生器产生固定频率脉冲，经导线传导至刺激电极，刺激周围核团，发生脉冲的调整则由控制器及医生控制终端进行控制。值得强调的是，由于在不同阶段所需要的刺激频率、强度、波宽不尽相同，需要医生定期通过医生控制终端进行调整，以达到最佳症状缓解与最小不良反应之间的平衡。

通常最常见的电极置入部位是丘脑腹侧中间核（ventral intermediate nucleus，Vim）、苍白球内侧部、丘脑底核，用于缓解帕金森病及特发性张震颤所产生的运动障碍，其他方面还有置入穹隆、前脑 Meynert 基底核（nucleus basalis of Meynert，NBM）及内嗅皮质用于改善阿尔茨海默病等疾病患者的记忆功能，置入胼胝体下扣带皮质（subcallosal cingulate cortex，SCG）、腹侧内囊/腹侧纹状体（ventral capsule and ventral striatum，VC/VS）等部位治疗一些精神障碍类疾病。具体手术流程如图 5-1 所示。

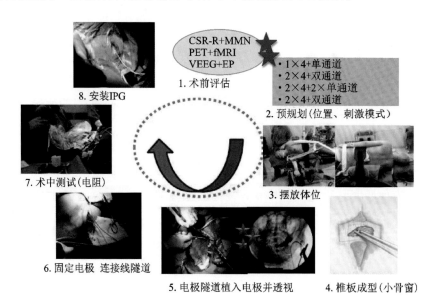

图 5-1　DBS 手术的基本过程

DBS 技术所基于的原理仍不是很确定，存在很多假说，高频刺激的抑制假说指出高频电刺激可以抑制核团活动，从而达到类似核团损毁的作用；而兴奋网络假说则根据高频刺激下局部神经递质增多，认为是这种局部神经网络的兴奋重建了网络的运动调节功能从而达到治疗效果。近些年较为流行的观点认为，DBS 的作用不是单纯的兴奋或抑制，而是一种通过影响神经的动作电位发放模式所产生的复杂的网络调控效应。

还有一些基于细胞代谢变化及神经营养的假说。但是总体而言，仍旧缺乏一套完整的、令人信服的理论揭示 DBS 技术具体的工作原理。

二、脑深部电刺激技术在颅脑损伤中的应用

（一）促进意识障碍患者的意识恢复

TBI 患者会在损伤后长期处于意识障碍状态（disorder of consciousness，DOC），主要包括持续植物状态（persistent vegetative state，PVS）和微意识状态（minimally consciousness state，MCS）。MCS 患者通常比植物状态（VS）患者表现出更多的意识相关行为，如视觉追求、有害刺激的定位、对外部刺激的简单情绪反应和命令遵从行为。根据现有的理论研究，脑干网状上行激活系统的受损是导致昏迷发生的主要原因。脑干网状上行激活系统的神经投射非常复杂，它接收来自脊髓及脑干神经核团的躯体感觉及特殊感觉的传入，广泛传出至丘脑、下丘脑、基底核团、前脑，最终上行至大脑皮质，维持大脑的苏醒状态。中国人民解放军中部战区总医院宋健研究团队通过弥散张量成像（diffuse tensor imaging，DTI）技术及静息态磁共振功能成像（resting-state functional magnetic resonance imaging，RS-fMRI）技术，证明了丘脑至皮质纤维的损伤与患者的昏迷程度存在相关关系。

治疗方面，较早尝试将 DBS 用于意识障碍患者促醒治疗的是 Tsubokawa 团队，他们纳入了 8 例意识障碍患者，DBS 技术刺激中脑网状结构和/或 CM-Pf，最终 3 例患者明显改善，1 例患者部分改善，4 例未见明显改善。2007 年，Schiff 团队进行了一项双盲交叉临床实验，他们用丘脑中央中核旁束复合体（center median-parafascicular complex，CM-Pf）DBS 治疗 1 例 TBI 后 MCS 状态的患者，并成功改善了患者的意识状态评分。2018 年，Chuddy 团队进行了一项纳入 4 例 MCS 及 10 名 VS 状态患者，进行 CM-Pf DBS 治疗，在随后的随访中，MCS 患者中有 3 例恢复了意识，VS 患者中 1 例恢复意识，3 例死亡，剩余的患者未见明显意识改善。近几年开始出现以下丘脑作为刺激靶点，但是具体效果还需更多的研究来证明。

国内这方面研究开展较晚，大约于 2011 年逐渐开始有医院进行尝试，开展较早、病例较多的是中国人民解放军总医院第七医学中心，他们于 2011—2018 年对 24 例患者的回顾分析提示 10 例有效，13 例改善，1 例无效。中国人民解放军中部战区总医院宋健研究团队完成了长江以南首例靶向 CM-Pf 的 DBS 的促醒手术（视频二维码 5-1），患者 19 岁，男性，术前 GCS 评分 4 分，术后患者意识状态恢复良好。

视频二维码 5-1

（二）提高记忆力及认知功能

DBS 最初被应用于记忆力损伤方面是治疗阿尔茨海默病患者的记忆力丧失，主要针对的靶点是穹隆、前脑 Meynert 基底核及内嗅皮质，取得了一定的效果。而 TBI 患者，很多在意识恢复后出现了或轻或重的记忆功能障碍。基于治疗阿尔茨海默病的研

究，DBS 刺激上述核团被尝试应用于 TBI 患者及动物模型中以改善创伤后颅脑损伤的记忆功能障碍，并取得了一定效果。但是出于伦理方面的原因，总体来讲还是动物模型的数据偏多而临床患者数据很少，尚需要进一步谨慎地验证其效果。

（三）治疗创伤后的精神障碍

最早针对一些严重的精神障碍，采用的是前额叶切断术等外科治疗的方式，但是由于伦理学的原因，反对的观点一直很强烈。电子 DBS 治疗的可控性、可逆性及在早期针对 PD 的 DBS 治疗中发现 DBS 可以同时部分改善患者的精神障碍，给严重精神疾病的治疗带来了新的可能性。目前的研究中，DBS 主要靶向胼胝体下扣带皮质、腹侧内囊/腹侧纹状体、伏隔核（nucleus accumbens，NAcc）、下丘脑下角（inferior thalamic peduncle，ITP）及外侧缰核（the lateral habenula，LH）等部位用于治疗抑郁症、强迫症、攻击行为、创伤后应激障碍及抽动-秽语综合征等精神障碍疾病。

TBI 患者很多在伤后出现抑郁症、焦虑症及易冲动等精神障碍的症状，严重影响了患者融入社会生活能力。现有的治疗方式仍是药物治疗，而针对药物治疗控制欠佳的患者，则显得束手无策。DBS 则为治疗这些创伤后的精神障碍患者提供了可能。但是具体到创伤性颅脑损伤后的精神障碍，DBS 技术的尝试较少，仍需要进一步探索。

（四）控制癫痫发作

难治性癫痫治疗的传统方式，主要是通过外科手术切除异常放电灶，这有可能会造成患者某些功能的丧失。DBS 技术相比于手术切除方式具有安全可逆等优势，因此被应用于治疗难治性癫痫。DBS 主要通过刺激丘脑前核和海马来阻断癫痫的环路以达到抑制癫痫的目的，同时保证较少的副作用及较高的安全性。也有研究证实其他刺激部位如丘脑中央中核、尾状核、脚桥核及穹隆也可以抑制癫痫的发作。在 TBI 患者中，癫痫发作较为常见，部分为难治性癫痫，DBS 在这方面患者的治疗中，有一定的应用前景。

（五）改善运动功能

治疗 PD 及特发性震颤的症状是 DBS 最早被批准应用的领域，这方面的数据及疗效较为可靠。随着参数的调整，帕金森病患者的震颤逐渐好转（视频二维码 5-2）。具体到 TBI 方面的应用，常见的有创伤后震颤及创伤后的肌张力增高。这些症状的出现，与丘脑及基底节核团受损导致运动调节功能异常有关，所以其治疗原理也与治疗帕金森病刺激的核团类似，都是刺激丘脑腹侧中间核、苍白球内侧部、丘脑底核等部位，获得症状的缓解。但相关

视频二维码 5-2

研究较分散，样本量较小，虽然有 PD 及特发性震颤的治疗数据借鉴，但是仍需具体到 TBI 患者的高质量治疗实验数据进行支撑。

三、脑深部电刺激技术应用于颅脑损伤中的问题与展望

（一）个性化的损伤评价及个性化方案的制定

TBI 本身就存在个体性，每个人的损伤情况可能都不尽相同，如何对每个 TBI 的

患者进行个体化的评估，以设计符合个体受伤情况的置入电极位置及刺激方案是保证治疗效果的关键。同一症状的产生可能来自不同的损伤部位，那么首先就需要相应的基础研究将损伤部位及症状产生的原理对应起来。其次需要的是合适的评价手段，也就是用什么方式可以系统地评价神经系统损伤的部位及程度，目前对磁共振技术的算法及对脑电图的解析技术的革新，有可能某种程度上解决这个问题。最后是明确电极的置入位置及刺激频率、强度、时间等参数会对神经产生怎样的影响，以便于根据损伤部位及程度合理地选择置入电极的位置和刺激参数。

（二）刺激部位的精准化

刺激部位的精准化顾名思义就是要对上述个性化评价所得出的刺激部位进行精准的刺激，是减少不良反应的关键。要达到刺激部位的精准化，首先需要改进的是设备，如何让电极更小、更坚韧是一个重要的研究方向，只有电极更小了，在置入的方式选择上才会更灵活。其次是刺激部位的形状不一定是规则的，如何根据刺激部位的形状，合理地设置电极，使得刺激部位既囊括需要刺激的部位而不外溢，也是一个重要的研究方向。上述两个问题解决了，能不能精准地将电极放进去就成了制约效果的关键，这就要求进一步通过改进置入装置来减少置入电极的误差。

（三）治疗方案的动态调整

随着治疗的进行，患者之前制定的治疗参数可能需要相应的调整，以达到最佳的治疗效果、最少的不良反应。如何方便这一过程，减少患者的治疗负担，成为又一个议题。针对这个问题，已经有公司开发出软件可以达到医生远程的初步评价与参数调整，普及及进一步优化这一方式，将极大地方便患者，提高治疗的效果。

第三节　经颅磁刺激技术与颅脑损伤

一、经颅磁刺激

经颅磁刺激（transcranial magnetic stimulation，TMS）技术的基本原理：TMS技术是一种非侵入性技术，主要利用电磁感应技术达到特定皮质抑制或兴奋。这项技术最早被开发出来用于运动皮质的刺激。因为其具有无创、实施方便的优点，这项技术被越来越多的人研究，不仅技术方式上有了提高，其应用的范围也有很大的拓展。

现有的TMS系统包括电源、磁感应线圈、固定支架、温度监控器及控制器。电源主要负责提供电力供应；磁感应线圈主要接受电源的电力脉冲后通过电磁感应产生相应的磁场；固定支架主要负责线圈与头部的位置相对固定，以保证刺激的精准性；温度监控器主要避免磁感应线圈过热，延长线圈使用寿命，避免发热的相关损伤的风险；控制器主要负责调节刺激的强度及频率。

现有的TMS刺激方式主要有单信号经颅刺激技术（single-pulse TMS，sTMS）、成对信号经颅刺激技术（pair-pulse TMS，pTMS）及重复经颅刺激技术（repetitive TMS，rTMS）。sTMS 顾名思义就是一次产生一个脉冲的磁刺激，每个电磁脉冲的间隔时间较长；pTMS 就是一次产生一对信号，每对信号间隔时间较长，两个信号可以刺激相同部位，也可以刺激不同部位。sTMS/pTMS 主要会引起局部神经元的去极化及动作电位，这两种刺激方式现在主要被用于电生理检查及神经网络的研究。rTMS 技术主要是以一定频率，不间断地产生磁场脉冲刺激，主要分为高频刺激（1～50 Hz）及低频刺激（<1 Hz），现有的实验数据表明，低频刺激主要抑制刺激区域的活动，而高频刺激主要兴奋刺激区域的活动。主要被应用于神经网络研究及意识障碍、认知功能、情感障碍、运动功能障碍、癫痫的辅助治疗。

目前关于 TMS 确切的作用机制还没有一个统一的观点，认可度较高的观点是通过磁刺激影响神经轴突的去极化，引起下游胞体接受的刺激发生基因表达改变，进一步引起下游细胞的受体表达及修饰发生相应的改变，如 N-甲基-D-天冬氨酸受体（N-methyl-D-aspartic acid receptor，NMDAR）等，增强长时程易化（long term potentiation，LTP）/长时程抑制（long term depression，LTD）效应，从而使得一段时间内神经功能发生改变。其他还有磁刺激影响神经增殖及神经营养物质的改变等观点，由于接受范围较 LTP/LTD 理论窄，此处不做详细介绍了。

二、经颅磁刺激技术在颅脑损伤中的应用

（一）TMS 技术应用研究及损伤评估

由于 TMS 技术具有无创刺激特定皮质的特性，所以常将 TMS 技术与其他技术联用来探索神经联系，常见的联用有 TMS-EEG 及 TMS-fMRI。TMS-EEG 技术主要是在 TMS 技术进行指定皮质的刺激之后检测出特定部位的脑电活动。这一技术可以探究大脑对特定部位刺激响应的电活动特征，从而用于其他的应用性研究；缺点是这种脑电活动缺乏对大脑空间活动的反映。而 TMS-fMRI 技术则是在 TMS 技术刺激特定皮质后通过 fMRI 技术观察脑部的代谢活动。这一技术通常用于特定刺激后大脑代谢活动的变换，从而研究大脑空间上的相互联系；缺点是这一技术的时域敏感性相对于 TMS-EEG 技术较弱。

TBI 患者时常会发生意识障碍，但是导致同一症状的损伤情况不尽相同，这决定着后期治疗方向的选择。但是由于昏迷患者的沟通障碍问题，使得具体的评估困难重重。而 TMS-EEG 及 TMS-fMRI 为这一类患者的评估提供了可能。通过对刺激反应的阈值、响应的信号大小和延迟、脑组织活动的范围等时域及空域的特点反映，可以对 TBI 患者的脑功能进行更详尽及更具有指导性的评价。

（二）治疗认知及情绪障碍

TMS 的治疗作用研究最多的方向是改善认知及情绪障碍，研究的对象多种多样，主要是抑郁症、精神分裂症、痴呆及帕金森等疾病。刺激的位点也是多种多样，其中最为主流的是选择背外侧前额叶皮质，刺激频率常选择 5～20 Hz。一项 19 年的荟萃分

析纳入了 9 篇质量较高的关于 TMS 治疗 PTSD 的研究，肯定了 TMS 在 PTSD 中的治疗作用，其他的情感障碍则因为研究量较少，质量欠佳，不能得出确切结论。认知方面，多项研究提示，TMS 能够提升治疗对象的工作记忆及认知加工能力。具体到 TBI 的治疗，早期研究多集中于病例报道，近期有关 TMS 患者的研究提出了异议，一项研究认为 TMS 尚无法对 TBI 后的创伤后应激障碍达到有统计学意义上的缓解，但可以改善患者的认知功能。另一项关于慢性弥漫性轴索损伤患者的研究提示尽管其耐受性较好，但 TMS 对患者未形成有统计学意义的治疗效果。总体而言，有关 TMS 应用于 TBI 患者是否能改善患者情绪及认知功能的争议较大，需要更多更详细、可信度更高的数据来进一步证明。

（三）治疗慢性神经性疼痛

治疗慢性神经性疼痛是另一个 TMS 技术研究比较多的方向，刺激区域主要是 M1 区及 DLPFC，2019 年的一项纳入 12 项随机对照试验、350 例患者的荟萃分析显示，高频刺激 M1 区缓解慢性疼痛的治疗效果较为可靠，低频刺激及高频刺激 DLPFC 缓解慢性疼痛可靠性较低，需要更多质量较好的数据进一步阐述。具体到 TBI 患者方面，这类患者很多在伤后长期存在有神经性疼痛的困扰，而 TMS 技术为这类患者提供了可能的治疗方式。

（四）其他治疗方向

TMS 还可以被用于改善卒中、帕金森的运动功能，一方面，运动皮质有损伤的情况下，可以通过刺激患者的 M1 区促进神经网络的重建。而当运动皮质由于抑制降低而过度兴奋产生肌张力增高等现象时，低频 rTMS 可以通过抑制过度兴奋的大脑皮质，同样的抑制作用还可以用于治疗癫痫发作。针对昏迷及植物生存状态的患者，TMS 刺激枕叶、前额叶皮质及初级运动皮质可以促进昏迷患者的皮质活性及意识的康复。

三、经颅磁刺激技术应用于颅脑损伤中的问题与展望

在技术原理上，由于 TMS 选择的是体表磁刺激的方式，线圈产生的磁场的固有特性决定着它会随着距离衰减。通常的 TMS 技术刺激深度较浅，限制了 TMS 技术的应用，如何改进现有的聚焦方式，让刺激可以更深更精准地刺激大脑是一个很值得研究的课题。

功能的研究主要是集中在以 TMS 及其他技术联合应用于神经科学的探索上。定向刺激特定部位，然后通过其他检测手段检测活动区域及信号特征将有助于人类进一步了解不同状态下的神经联络，了解我们自己大脑的工作方式。而有关评估方面，尽管已经初步证明客观上同一症状的患者可能具体的损伤机制不尽相同，但是如何评价损伤及预后仍旧处于起步阶段，需要更多的研究建立系统化的评价体系，使得最终 TMS 联合其他技术可以评价出损伤的部位、功能丧失的程度、预后，从而选择可能有效的干预措施。

治疗功能方面，现有的 TMS 治疗各种疾病的研究样本量都较小，刺激方式及参数

也不统一，具体到 TBI 方面，这一问题尤其严重，产生了很多争议。这就需要更多可信度更高的数据来研究刺激的部位、具体的参数及最终的效果。这样才能促进 TMS 真正走向临床治疗，而不是停留于理论。

第四节　脊髓电刺激技术与颅脑损伤

一、脊髓电刺激技术的基本原理

脊髓电刺激（spinal cord stimulation，SCS）最早在 1967 年由 Notermans 提出，是一种用于治疗慢性疼痛的微创治疗方法。作为神经调控治疗方式的一种，Kamai 等在 1982 年将 SCS 用于意识障碍患者的治疗。Kanno 团队对大量患者进行治疗经过对照研究，证明了 SCS 技术在促醒领域的有效性。近年来，对于脊髓电刺激治疗意识障碍的关注逐渐升温。

SCS 手术过程通常包括确定手术指征、手术、术后程控及随访（图 5-2）。手术指征方面，不同的病种选择不尽相同，并且病种的手术指征没有明确共识，我们将在下面逐一介绍。手术方面，通常采用经颈后正中入路，一般以 C5 棘突为中心，切口取 C2~C7，分离肌肉至椎板，咬除 C5 部分椎板和黄韧带，经硬膜外腔将外科刺激电极植入至 C2~C4 水平的颈部椎管硬膜外（视频二维码 5-3）。将脉冲发生器放置于前胸壁，通过皮下隧道将电极与脉冲发生器相连。术中测试是否正常，初始参数一般设定为：频率 5 Hz，电压 2~3 V，脉宽 120~240 μs。频率为 5 Hz 的刺激常常引起双上肢

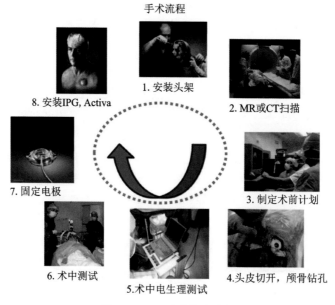

手术流程

1. 安装头架
2. MR或CT扫描
3. 制定术前计划
4. 头皮切开，颅骨钻孔
5. 术中电生理测试
6. 术中测试
7. 固定电极
8. 安装IPG, Activa

图 5-2　SCS 手术基本流程

的肌肉颤动，Yamamoto 等报道此频率刺激对意识恢复有促进作用，术后行颈椎 CT 三维扫描并重建，以判断电极的植入位置（图 5-3）。术后程控及随访方面，SCS 植入术后 2 周左右行 24 h 视频脑电监测，分析不同频率对脑电频谱能量的影响，参考脑电分析的结果和患者的临床反应，确定程控参数，术后 3、6、12 个月进行随访。

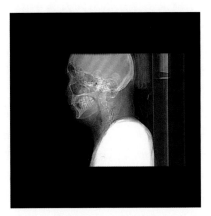

图 5-3　术后复查 CT 观察电极植入位置

视频二维码 5-3

SCS 的作用机制大致可分为 3 个方面：

（1）电刺激直接兴奋相关神经。

（2）将电极置入椎管内以脉冲电流刺激高位颈髓能增加脑血流量，提高脑糖代谢水平，从而引发作为意识相关神经环路的功能变化。这对于缺血性脑病有益。

（3）影响大脑相关脑区的神经递质改变，促进神经递质释放，增强生物信号调制。SCS 技术的具体作用机制并不是十分明确，缺乏大规模和多中心的临床疗效研究，尚需进一步研究，明确其作用机制。

二、脊髓电刺激技术在颅脑损伤中的应用

（一）SCS 促进意识障碍恢复

颅脑损伤患者长期皮质-皮质和皮质-丘脑-皮质网络缺乏信息沟通导致意识障碍（DOC）。VS 和 MCS 患者的脑血流量（CBF）通常低于正常受试者。5 Hz 颈段 SCS 引起脑血流量增加，颈段 SCS 能显著增加大脑半球脑血流量，与 SCS 术前相比，SCS 期间全脑平均 CBF 增加 22.2%。并激活胆碱能上行网状系统，脑内神经递质发生改变，不仅能改善脑循环，缩小脑缺血灶，影像学显示缺血区较术前明显缩小，大脑皮质电生理活动明显改善，还能兴奋大脑皮质促进患者意识恢复。DOC 患者额前皮质血流动力学反应明显增强，额前枕叶皮质连通性明显改善，提示额前皮质在 SCS 对大脑皮质的影响中起重要作用。事实上，前额叶皮质是潜在意识最重要的组成部分之一，选择针对该区域进行干预将间接地改善意识。

意识障碍患者是否需要手术主要通过下列标准判别：①符合 DOC 诊断标准。②患病 3 个月以上（12 个月以内）。③脑皮质结构至少一侧相对完整，脑干结构无严重损

害；无严重颈椎畸形；一般情况及心肺功能可耐受全麻手术。④临床评分为 MCS 或 VS（即使用 CRS-R 量表，患者在盯视或视物追踪及痛觉定位评定中，至少符合其中 1 项，且重复率＞50％）；或临床疑似 MCS 且神经影像学或神经电生理检测中至少有 1 项发现较明确的证据、证实大脑存在意识活动特征的患者。脊髓电刺激手术依赖于神经影像学检查和神经电生理学为依托，为术前提供诊疗依据。头颅 MRI 和静息态血氧水平依赖性功能 MRI（blood oxygenation level-dependent functional MRI，BOLD-fMRI）扫描，以评估患者的脑萎缩和关键脑区损害程度，并计算默认网络激活保留情况。电生理评估包括听觉脑干反应（ABR）、躯体感觉诱发电位（SEP）、P250 疼痛反应和连续脑电图仪的频率分析。脑电图记录显示为一个压缩谱阵列（CSA），采用快速傅立叶变换进行频率分析。我们使用 ABR 评价脑干功能，SEP 评价丘脑皮质功能，并进行连续的脑电图频率分析，确定脑干与大脑皮质的关系，疼痛相关的 P250 分析，评价较高的脑功能，以及 ERP、失匹配负波（mismatch negativity，MMN）检查等。

SCS 手术的促醒概率在 40％左右，主要与接受 SCS 治疗的 DOC 患者中 VS（植物状态）与 MCS（最小意识状态）的比例有关，SCS 对 MCS 患者的效果更为确切。SCS 促醒后效果很明显。一位 DOC 患者在接受 SCS 治疗 3 个月后，意识已经清醒，不仅能自主进食并且能够简单交流，而且还能够认清相册中的亲人及背诵电话号码。另一位脑外伤的 DOC 患者在开始接受 SCS 检查 7 个月后，就能正常交流；12 个月后，他能够旋转魔方，并且他的上肢运动功能完全恢复，但下肢运动功能恢复不足，需要借助轮椅。一位脑内血肿的 DOC 患者在接受 SCS 治疗 6 个月后，他能够正常地交流。他曾左半身瘫痪，但在 SCS 治疗开始后的 12 个月，他能用自己健康的右手弹吉他。

（二）肢体运动功能恢复

5 Hz 颈段 SCS 下，间充质干细胞引起双侧上肢的肌肉抽搐最明显、最强烈。25 Hz 颈段 SCS 间充质干细胞可引起上肢肌肉收缩。MCS 患者在接受 5 Hz 颈 SCS 治疗后，其上肢运动功能的恢复有一定效果。诱发的肌肉抽搐可能是运动功能恢复的重要因素。关于肌肉抽搐的机制：背柱刺激可以激活来自背角的感觉纤维，也可以直接激活背根，这种刺激通过间质激活 a-运动神经元。5 Hz 的刺激可以同步运动神经元的放电，并引起肌肉抽搐。这种重复和诱导的肌肉抽搐在预防肌肉萎缩和关节挛缩（由废用引起）和鼓励运动功能的恢复方面都是有效的，是一种有效的功能性神经康复治疗。间歇性 SCS 可能适合于运动功能的恢复，过度的运动皮质刺激会使四肢僵硬和/或痉挛增加，从而使运动功能恶化。因此，5 Hz 的颈 SCS 比高频颈 SCS 更适神经康复和神经调节。另外颈、胸腰椎刺激对下肢的功能恢复也有帮助。

缓解损伤后慢性顽固性疼痛外伤后患者常合并头颅脊椎和全身多处疼痛，对药物的使用逐渐形成依赖。神经调节为许多与脊柱有关的慢性疼痛的治疗提供了一种替代选择。在临床上，将 SCS 神经调节应用于治疗慢性疼痛已有多年。SCS 除了对脊髓背脊神经元信号的直接调节作用外，一些研究表明，SCS 还对其他中枢神经系统起作用，这也有助于治疗慢性疼痛。胆碱能系统已被证明与 SCS 有关，因此低剂量鞘内药物可将无应答者转化为应答者。同时，SCS 也被证明可以改变四肢的血液流动，在这方面可以用来治疗由血管病因引起的疼痛。功能核磁共振成像已经证明 SCS 可以改变躯体感觉皮质和丘脑的活动，从而也缓解了慢性疼痛。近年来高频刺激、爆发性刺激和背根神经节刺激的技术进步，有望提高我们精准有效治疗疼痛的能力，同时最大限度地减少副作用。

（三）预防痴呆和神经退行性疾病

在许多痴呆症患者和各种神经退行性疾病（如阿尔茨海默病和帕金森病）中，显示脑血流已减少。此外，有证据表明脑血流量的减少会使神经退行性疾病恶化，可从轻度认知障碍发展为完全性阿尔茨海默病。因此，确定早期患者脑血流量减少认知问题可能为医生提供干预和预防进一步脑损伤的机会。增加脑血流量作为预防和治疗认知功能障碍的有效策略。通过 SCS 技术，改善脑血流量，用于治疗认知功能障碍和预防认知恶化的患者的痴呆和神经变性疾病。

（四）通过脑电图反映 SCS 变化

SCS 对 DOC 患者的脑电图信号有着较强的影响作用，MCS 患者额叶和枕叶脑电活动的长期时间整合明显增强（在低频带）。在 SCS 过程中，额叶区域的脑电图复杂程度变化最明显，且与意识水平相关。考虑到脑电图复杂性与意识之间的关系，我们利用排列熵（permutation entropy，PeEn）来描述 SCS 中的脑电图复杂性，PeEn 可能是评价 SCS 调节效果的重要指标，而脑电图复杂性可能是描述 DOC 中 SCS 反应的生物学指标。有研究发现 SCS 直接激活网状结构，刺激丘脑。从脑电图数据中提取的特征可以用来显示脑电活动，有些已经成功地将脑电图应用于 DOC 患者的诊断和预后（图 5-4）。脑电图特征可能有助于揭示 SCS 机制。

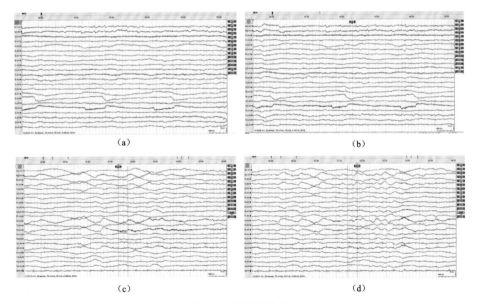

(a)　　　　　　　　　　　　　(b)

(c)　　　　　　　　　　　　　(d)

图 5-4　脑电图变化

(a)、(b) 术前；(c)、(d) 术后 6 个月

三、脊髓电刺激技术应用于颅脑损伤中的问题与展望

（一）增量样本研究

SCS 是治疗 DOC 患者的一种新兴的神经调节技术，有限的样本量和宽泛的患者入选标准是本研究的主要局限性，并且缺乏队列及双盲对照研究。希望随着神经调节技术的发展和多个中心之间患者的数据与经验共享，使 SCS 对 DOC 患者的具体效果将得到充分的研究。

（二）病例筛选与客观纳入指标

病例筛选困难与较少的客观纳入指标一直是 SCS 的阻碍。SCS 对 MCS 患者效果明显，对 VS 患者效果稍差，如何确定适合的患者还需要研究。

（三）血流动力学和脑功能连接的关系

SCS 频率特异性效应具有对血流动力学反应和功能连接的关系。SCS 对 DOC 患者脑血流动力学和功能连接影响方面的研究还不够成熟。希望我们的研究结果将来能对医生设计合理有效的 SCS 编程参数提供一些有用的信息。

参考文献

[1] AJIBOYE A B，WILLETT F R，YOUNG D R，et al. Restoration of reaching and grasping movements through brain-controlled muscle stimulation in a person with tetraplegia：a proof-of-concept demonstration [J]. Lancet (London，England)，2017，389：1821-1830.

[2] AL-HUDHUD G，ALQAHTANI L，ALBAITY H，et al. Analyzing Passive BCI Signals to Control Adaptive Automation Devices [J]. Sensors (Basel，Switzerland)，2019，19：3042.

[3] ALDEHRI M，TEMEL Y，ALNAAMI I，et al. Deep brain stimulation for Alzheimer's Disease：An update [J]. Surgical neurology international，2018，9：58.

[4] ANTCZAK J，KOWALSKA K，KLIMKOWICZ-MROWIEC A，et al. Repetitive transcranial magnetic stimulation for the treatment of cognitive impairment in frontotemporal dementia：an open-label pilot study [J]. Neuropsychiatric disease and treatment，2018，14：749-755.

[5] BAGHERZADEH Y，KHORRAMI A，ZARRINDAST M R，et al. Repetitive transcranial magnetic stimulation of the dorsolateral prefrontal cortex enhances working memory [J]. Experimental brain research，2016，234：1807-1818.

[6] BARKER A T，JALINOUS R，FREESTON I L. Non-invasive magnetic stimulation of human motor cortex [J]. Lancet (London，England)，1985，1：1106-1107.

[7] BENABID A L，POLLAK P，GROSS C，et al. Acute and long-term effects of subthalamic nucleus stimulation in Parkinson's disease [J]. Stereotact Funct Neurosurg，1994，62：76-84.

[8] BENABID A L，POLLAK P，LOUVEAU A，et al. Combined (thalamotomy and stimulation) stereotactic surgery of the VIM thalamic nucleus for bilateral Parkinson disease [J]. Applied neurophysiology，1987，50：344-346.

[9] BEURRIER C，BIOULAC B，AUDIN J，et al. High-frequency stimulation produces a transient

blockade of voltage-gated currents in subthalamic neurons [J]. Journal of neurophysiology，2001，85：1351-1356.

[10] BOCKBRADER M A，FRANCISCO G，LEE R，et al. Brain Computer Interfaces in Rehabilitation Medicine [J]. PM R，2018，10：S233-S243.

[11] BURNS A，ADELI H，BUFORD J A. Brain-computer interface after nervous system injury [J]. Neuroscientist，2014，20：639-651.

[12] CARBALLOSA GONZALEZ M M，BLAYA M O，ALONSO O F，et al. Midbrain raphe stimulation improves behavioral and anatomical recovery from fluid-percussion brain injury [J]. Journal of neurotrauma，2013，30：119-130.

[13] CHAPIN J K，NICOLELIS M A. Principal component analysis of neuronal ensemble activity reveals multidimensional somatosensory representations [J]. J Neurosci Methods，1999，94：121-140.

[14] CHEN R，SPENCER D C，WESTON J，et al. Transcranial magnetic stimulation for the treatment of epilepsy [J]. The Cochrane database of systematic reviews，2016：CD011025.

[15] CHUDY D，DELETIS V，ALMAHARIQ F，et al. Deep brain stimulation for the early treatment of the minimally conscious state and vegetative state：experience in 14 patients [J]. Journal of neurosurgery，2018，128：1189-1198.

[16] CIRILLO P，GOLD A K，NARDI A E，et al. Transcranial magnetic stimulation in anxiety and trauma-related disorders：A systematic review and meta-analysis [J]. Brain and behavior，2019，9：e01284.

[17] DALY J J，WOLPAW J R. Brain - computer interfaces in neurological rehabilitation [J]. The Lancet Neurology，2008，7：1032-1043.

[18] DANDEKAR M P，SAXENA A，SCAINI G，et al. Medial Forebrain Bundle Deep Brain Stimulation Reverses Anhedonic-Like Behavior in a Chronic Model of Depression：Importance of BDNF and Inflammatory Cytokines [J]. Molecular neurobiology，2019，56：4364-4380.

[19] GRAAT I，FIGEE M，DENYS D. The application of deep brain stimulation in the treatment of psychiatric disorders [J]. International review of psychiatry（Abingdon，England），2017，29：178-190.

[20] GUGER C，SPATARO R，PELLAS F，et al. Assessing Command-Following and Communication With Vibro-Tactile P300 Brain-Computer Interface Tools in Patients With Unresponsive Wakefulness Syndrome [J]. Frontiers in neuroscience，2018，12：423.

[21] GULLER Y，GIACINO J. Potential applications of concurrent transcranial magnetic stimulation and functional magnetic resonance imaging in acquired brain injury and disorders of consciousness [J]. Brain Injury，2014，28：1190-1196.

[22] HALLETT M，DI IORIO R，ROSSINI P M，et al. Contribution of transcranial magnetic stimulation to assessment of brain connectivity and networks [J]. Clinical neurophysiology：official journal of the International Federation of Clinical Neurophysiology，2017，128：2125-2139.

[23] HAMID P，MALIK B H，HUSSAIN M L. Noninvasive Transcranial Magnetic Stimulation （TMS）in Chronic Refractory Pain：A Systematic Review [J]. Cureus，2019，11：e6019.

[24] HERMES D，VANSTEENSEL M J，ALBERS A M，et al. Functional MRI-based identification of brain areas involved in motor imagery for implantable brain-computer interfaces [J]. Journal of

neural engineering，2011，8：025007.

[25] HERRINGTON T M，CHENG J J，ESKANDAR E N. Mechanisms of deep brain stimulation [J]. Journal of neurophysiology，2016，115：19-38.

[26] HOY K E，MCQUEEN S，ELLIOT D，et al. A Pilot Investigation of Repetitive Transcranial Magnetic Stimulation for Post-Traumatic Brain Injury Depression：Safety，Tolerability，and Efficacy [J]. Journal of neurotrauma，2019，36：2092-2098.

[27] HUERTA P T，VOLPE B T. Transcranial magnetic stimulation，synaptic plasticity and network oscillations [J]. Journal of neuroengineering and rehabilitation，2009，6：7.

[28] KANNO T，MORITA I，YAMAGUCHI S，et al. Dorsal column stimulation in persistent vegetative state [J]. Neuromodulation，2009，12：33-38.

[29] KLEIH S C，GOTTSCHALT L，TEICHLEIN E，et al. Toward a P300 Based Brain-Computer Interface for Aphasia Rehabilitation after Stroke：Presentation of Theoretical Considerations and a Pilot Feasibility Study [J]. Frontiers in human neuroscience，2016，10：547.

[30] LEBEDEV M A，NICOLELIS M A. Brain-Machine Interfaces：From Basic Science to Neuroprostheses and Neurorehabilitation [J]. Physiol Rev，2017，97：767-837.

[31] LEE D J，GURKOFF G G，IZADI A，et al. Medial septal nucleus theta frequency deep brain stimulation improves spatial working memory after traumatic brain injury [J]. Journal of neurotrauma，2013，30：131-139.

[32] LEE J Y，PARK H J，KIM J H，et al. Effects of low- and high-frequency repetitive magnetic stimulation on neuronal cell proliferation and growth factor expression：A preliminary report [J]. Neuroscience letters，2015，604：167-172.

[33] LIANG Z，LI J，XIA X，et al. Long-Range Temporal Correlations of Patients in Minimally Conscious State Modulated by Spinal Cord Stimulation [J]. Front Physiol，2018，9：1511.

[34] LIBURKINA S P，VASILYEV A N，KAPLAN A Y，et al. Brain-computer interface-based motor imagery training for patients with neurological movement disorders [J]. Zhurnal nevrologii i psikhiatrii imeni S.S. Korsakova，2018，118：63-68.

[35] MCINTYRE C C，GRILL W M，SHERMAN D L，et al. Cellular effects of deep brain stimulation：model-based analysis of activation and inhibition [J]. Journal of neurophysiology，2004，91：1457-1469.

[36] MILEKOVIC T，SARMA A A，BACHER D，et al. Stable long-term BCI-enabled communication in ALS and locked-in syndrome using LFP signals [J]. Journal of neurophysiology，2018，120：343-360.

[37] NEVILLE I S，ZANINOTTO A L，HAYASHI C Y，et al. Repetitive TMS does not improve cognition in patients with TBI：A randomized double-blind trial [J]. Neurology，2019，93：e190-e199.

[38] PANDARINATH C，NUYUJUKIAN P，BLABE C H，et al. High performance communication by people with paralysis using an intracortical brain-computer interface [J]. Elife，2017，6：e18554.

[39] PATIL P G，CARMENA J M，NICOLELIS M A，et al. Ensemble recordings of human subcortical neurons as a source of motor control signals for a brain-machine interface [J]. Neurosurgery，2004，55：27-35.

［40］　PICHIORRI F，MORONE G，PETTI M，et al. Brain-computer interface boosts motor imagery practice during stroke recovery［J］. Ann Neurol，2015，77：851-865.

［41］　REZAEI HADDAD A，LYTHE V，GREEN A L. Deep Brain Stimulation for Recovery of Consciousness in Minimally Conscious Patients After Traumatic Brain Injury：A Systematic Review ［J］. Neuromodulation，2019，22：373-379.

［42］　SALANOVA V. Deep brain stimulation for epilepsy［J］. Epilepsy & behavior：E&B，2018，88S：21-24.

［43］　SCHIFF N D，GIACINO J T，KALMAR K，et al. Behavioural improvements with thalamic stimulation after severe traumatic brain injury［J］. Nature，2007，448：600-603.

［44］　SHIN S S，DIXON C E，OKONKWO D O，et al. Neurostimulation for traumatic brain injury ［J］. Journal of neurosurgery，2014，121：1219-1231.

［45］　SHIN S S，KRISHNAN V，STOKES W，et al. Transcranial magnetic stimulation and environmental enrichment enhances cortical excitability and functional outcomes after traumatic brain injury［J］. Brain Stimul，2018，11：1306-1313.

［46］　SI J，DANG Y，ZHANG Y，et al. Spinal Cord Stimulation Frequency Influences the Hemodynamic Response in Patients with Disorders of Consciousness ［J］. Neurosci Bull，2018，34：659-667.

［47］　SIEGFRIED J，LIPPITZ B. Bilateral chronic electrostimulation of ventroposterolateral pallidum：a new therapeutic approach for alleviating all parkinsonian symptoms ［J］. Neurosurgery，1994，35：1126-1129.

［48］　SPATARO R，HEILINGER A，ALLISON B，et al. Preserved somatosensory discrimination predicts consciousness recovery in unresponsive wakefulness syndrome［J］. Clinical Neurophysiology，2018，129：1130-1136.

［49］　TOMYCZ N D. The proposed use of cervical spinal cord stimulation for the treatment and prevention of cognitive decline in dementias and neurodegenerative disorders［J］. Med Hypotheses，2016，96：83-86.

［50］　TSUBOKAWA T，YAMAMOTO T，KATAYAMA Y，et al. Deep-brain stimulation in a persistent vegetative state：follow-up results and criteria for selection of candidates［J］. Brain Inj，1990，4：315-327.

［51］　VANHOECKE J，HARIZ M. Deep brain stimulation for disorders of consciousness：Systematic review of cases and ethics［J］. Brain Stimul，2017，10：1013-1023.

［52］　VIDAL J J. Toward direct brain-computer communication［J］. Annu Rev Biophys Bioeng，1973，2：157-180.

［53］　WOLPAW J R，MCFARLAND D J. Control of a two-dimensional movement signal by a noninvasive brain-computer interface in humans ［J］. Proc Natl Acad Sci U S A，2004，101：17849-17854.

［54］　WOLPAW J R，MCFARLAND D J，NEAT G W，et al. An EEG-based brain-computer interface for cursor control［J］. Electroencephalogr Clin Neurophysiol，1991，78：252-259.

［55］　XIA X，WANG Y，LI C，et al. Transcranial magnetic stimulation-evoked connectivity reveals modulation effects of repetitive transcranial magnetic stimulation on patients with disorders of consciousness［J］. Neuroreport，2019，30：1307-1315.

［56］ YAMAMOTO T，KATAYAMA Y，OBUCHI T，et al. Spinal cord stimulation for treatment of patients in the minimally conscious state ［J］. Neurol Med Chir (Tokyo)，2012，52：475-481.

［57］ YAMAMOTO T，KATAYAMA Y，OBUCHI T，et al. Deep brain stimulation and spinal cord stimulation for vegetative state and minimally conscious state ［J］. World Neurosurg，2013，80：S30.e31-e39.

［58］ YAMAMOTO T，WATANABE M，OBUCHI T，et al. Spinal Cord Stimulation for Vegetative State and Minimally Conscious State：Changes in Consciousness Level and Motor Function ［J］. Acta Neurochir Suppl，2017，124：37-42.

［59］ YAO S，SONG J，GAO L，et al. Thalamocortical Sensorimotor Circuit Damage Associated with Disorders of Consciousness for Diffuse Axonal Injury Patients ［J］. Journal of the neurological sciences，2015，356：168-174.

［60］ ZHAO J，LI Z，CONG Y，et al. Repetitive transcranial magnetic stimulation improves cognitive function of Alzheimer's disease patients ［J］. Oncotarget，2017，8：33864-33871.